中华口腔医学会组织编写

第四次全国口腔健康流行病学调查报告

主 编 王 兴

副主编 冯希平 李志新

顾 问 陈育德 俞光岩

编 委（以姓氏笔画为序）

马莉莉 中华口腔医学会

王 兴 中华口腔医学会

王 渤 中华口腔医学会

王伟健 北京大学口腔医院

王春晓 中国疾病预防控制中心
慢性非传染性疾病预防控制中心

冯希平 上海交通大学医学院附属第九人民医院

司 燕 北京大学口腔医院

台保军 武汉大学口腔医院

刘雪楠 北京大学口腔医院

孙 正 首都医科大学附属北京口腔医院

李志新 中国疾病预防控制中心
慢性非传染性疾病预防控制中心

林焕彩 中山大学附属口腔医院

岳 林 中华口腔医学会

郑树国 北京大学口腔医院

荣文笙 北京大学口腔医院

胡德瑜 四川大学华西口腔医院

人民卫生出版社

图书在版编目（CIP）数据

第四次全国口腔健康流行病学调查报告 / 王兴主编 . —北京：人民卫生出版社，2018

ISBN 978-7-117-27234-6

Ⅰ.①第… Ⅱ.①王… Ⅲ.①口腔疾病 – 流行病学调查 – 调查报告 – 中国 Ⅳ.①R78

中国版本图书馆 CIP 数据核字（2018）第 175673 号

人卫智网	www.ipmph.com	医学教育、学术、考试、健康，购书智慧智能综合服务平台
人卫官网	www.pmph.com	人卫官方资讯发布平台

第四次全国口腔健康流行病学调查报告

主　　编：王　兴
出版发行：人民卫生出版社（中继线 010-59780011）
地　　址：北京市朝阳区潘家园南里 19 号
邮　　编：100021
E - mail：pmph @ pmph.com
购书热线：010-59787592　010-59787584　010-65264830
印　　刷：保定市中画美凯印刷有限公司
经　　销：新华书店
开　　本：889×1194　1/16　印张：15　插页：2
字　　数：475 千字
版　　次：2018 年 8 月第 1 版　2020 年 8 月第 1 版第 3 次印刷
标准书号：ISBN 978-7-117-27234-6
定　　价：78.00 元

打击盗版举报电话：010-59787491　E-mail：WQ @ pmph.com
（凡属印装质量问题请与本社市场营销中心联系退换）

口腔健康是身心健康的重要标志。口腔疾病是常见病、多发病，危及绝大多数人。它不仅影响咀嚼、发音等生理功能，还与脑卒中、心脏病、糖尿病、消化系统疾病、呼吸系统疾病等全身一系列疾病的发病有着非常密切的关系。

《"健康中国 2030"规划纲要》提出"加强口腔卫生，12 岁儿童患龋率控制在 25% 以内"。《中国防治慢性病中长期规划(2017—2025 年)》要求开展"三减三健"(减盐、减油、减糖、健康口腔、健康体重、健康骨骼)等专项行动，将口腔检查纳入常规体检内容，加大牙周病、龋病等口腔常见病干预力度，实施儿童局部用氟、窝沟封闭等口腔保健措施。

我国分别在 1983、1995 和 2005 年开展过三次全国口腔健康流行病学调查，为掌握我国居民口腔健康状况、制定口腔卫生政策提供了科学依据。为了掌握近 10 年来我国居民口腔健康状况，2015—2017 年，在原国家卫生计生委科教司、疾控局的组织指导下，由中华口腔医学会具体实施，联合中国疾病预防控制中心和全国 35 个口腔医学院校等单位共同完成了第四次全国口腔健康流行病学调查。在各地卫生计生委和相关技术支持单位的共同努力下，经过相关领域权威专家多方论证，完成了《第四次全国口腔健康流行病学调查报告》。

本报告系统阐明了我国不同地区、不同人群的口腔疾病流行状况，城乡居民口腔健康知识、态度、行为以及影响因素。报告的核心内容已于 2017 年 9 月 19 日由原国家卫生计生委新闻发布会发布。调查结果表明，我国儿童患龋率呈明显上升趋势，中老年人牙周健康率明显下降，老年人存留牙数有所增加，居民口腔健康知识水平有一定的提高，但口腔健康行为形成亟待进一步提升。报告一方面反映了由于社会经济发展、饮食结构改变等综合因素导致口腔疾病发生的风险增加；另一方面也反映了随着医药卫生体制改革的不断深化，口腔公共卫生和医疗服务水平在不断提升，我国城乡居民对口腔卫生服务的需求和利用在不断增长。

党的"十九大"报告指出，我国社会主要矛盾已经转化为人民日益增长的美好生活需要和不平衡不充分的发展之间的矛盾。在党中央、国务院的领导下，在社会各界的支持下，在口腔卫生工作者的不懈努力下，我国口腔卫生事业取得了长足的进步和发展，但仍存在地区间、城乡间发展不平衡、不充分的突出问题。我们要以党的"十九大"和习近平新时代中国特色社会主义思想为指导，在"健康中国"伟大战略的指引下，继续推动我国口腔卫生事业的发展，大力提升发展质量和效益，更好地满足居民对口腔健康的需要，为全面实现健康中国及小康社会的宏伟目标作出我们的贡献。

2018 年 8 月 1 日

　　龋病、牙周病等口腔疾病是影响我国居民健康的常见病、多发病,不仅影响咀嚼、发音、容貌等,还与脑卒中、冠心病、糖尿病、消化系统疾病、呼吸系统疾病等全身系统性疾病有非常密切的关系。

　　为了解掌握我国城乡居民口腔健康状况,我国分别在1983、1995、2005年进行了三次全国口腔健康流行病学调查,为不同时期口腔疾病防治策略的制定提供了依据。近10年来,随着我国经济社会的发展,人们饮食习惯的改变,口腔健康状况也随之发生了变化。为此,由原国家卫生和计划生育委员会(以下简称原国家卫生计生委)科教司立项,在原国家卫生计生委疾病预防控制局(以下简称疾控局)的组织指导下,由中华口腔医学会具体组织实施,联合中国疾病预防控制中心慢性非传染性疾病预防控制中心(以下简称中国疾控中心慢病中心)和全国35个口腔医学院校等单位共同开展了第四次全国口腔健康流行病学调查(以下简称流调)。本次调查系统查明了我国不同人群的口腔健康状况、口腔健康知识、态度和行为等,为各级卫生行政部门制定口腔卫生政策和措施提供了依据。

　　本次调查采用世界卫生组织2013年发布的《口腔健康调查基本方法》(第5版)推荐的方法,结合原国家卫生计生委2015年发布的《口腔健康调查　检查方法》,在世界卫生组织首席牙科官员Poul Erik Petersen教授的指导下进行。调查方案经过国内公共卫生专家、医学统计学专家和口腔医学专家的多次讨论,充分考虑了我国居民的口腔健康状况和基本国情后确定。调查对象包括除香港、澳门和台湾地区以外的我国全部31个省市自治区的3~5岁、12~15岁、35~44岁、55~64岁和65~74岁抽样人群,总样本量为172425人。调查内容分为两部分,即口腔健康状况检查和口腔健康问卷调查。口腔健康状况检查包括牙列状况、牙周状况、口腔黏膜状况、氟牙症状况和牙列缺损缺失及修复状况;口腔健康问卷调查包括与口腔健康相关的生活习惯、喂养方式,口腔健康知识、态度和行为状况以及口腔卫生服务利用情况等。

　　本次调查从2015年6月启动,制订调查方案。2015年8月在湖北省进行了第四次全国口腔健康流行病学调查预调查,修订调查方案、技术组成员进行标准一致性检验。2015年8月在北京针对各省市自治区抽样人员开展抽样培训。2015年9月在北京正式启动并对各省市自治区技术负责人、现场调查人员和国家督导组成员开展第四次全国口腔健康流行病学调查的理论培训。2015年10月全国分6个片区对各省市自治区技术负责人、现场调查人员和国家督导组成员开展现场检查的培训以及标准一致性检验。2015年10月—2016年9月全国31个省市自治区开展现场调查,同时,国家督导组对各省市自治区进行现场督导。2016年10月—2017年4月进行调查数据录入、清理和分析。2017年9月原国家卫生计生委向全国发布初步调查结果。

　　在本次调查中,流调队员们展现了巨大的热情和令人感动的奉献精神。大家暂停了各自的临床工作,克服各种困难,废寝忘食地深入社区、农村进行调查。北方地区的调查正值严冬腊月、冰天雪地;西藏、青海地区流调队克服了高原缺氧、地广人稀、组织调查对象的困难;新疆地区流调队员们还常常遭遇突发的地震、大风、暴雨、冰冻等,但各地现场调查队员没有退却,精神抖擞,坚持在调查现场第一线开展工作。疾控中心的人员为确保本次调查顺利进行做了许多艰苦的前期组织和协调工作,每次现场调查前,各地疾控中心都会派出人员先于现场调查队员前往目标地区,收集当地人口情况,抽出样本人群,准备调查场地,并组织受检人群前往检查点接受调查。他们与现场调查队员同进共出,付出了艰苦的努力。国家技术组和督导组专家为保证这次调查的质量,确保收集到的每个数据都科学有效,花出去的每一分钱都合理规范,他们不辞辛苦,连续奋战,奔赴全国各地,对每一个省的现场调查情况进行认真督导。在整个调查过程中,共进行现场调查的质量督导54省次,105人次;财务督导31省次,85人次,合计76省次,参加督导的专家共190人次。

报告主要介绍了第四次全国口腔健康流行病学的调查结果。报告内容分为四部分,包括绪论、调查结果、主要发现和政策建议以及全国口腔健康调查结果统计表。第一部分介绍了本次调查的背景、目的、内容和方法;第二部分介绍了调查对象的基本情况以及3~5岁、12~15岁、35~44岁、55~64岁、65~74岁人群的口腔健康状况和问卷调查结果;第三部分介绍了本次调查的主要发现并结合这些发现提出一些政策建议;第四部分列出了本次调查所有描述性结果的表格。这些结果对了解我国居民口腔健康状况及其影响因素,口腔健康知识、态度、行为和口腔卫生服务利用情况,对于监测口腔健康状况的变化趋势,评估口腔卫生需求,制定中国口腔卫生保健工作规划将提供有价值的科学依据。

本次调查充分体现了科学设计、严密管理、严格质控和紧密合作的特点。口腔医学专家和公共卫生专家全程参与设计,原国家卫生计生委和中华口腔医学会全程关注调查进展。流调技术组专家严格把关,督导组专家认真及时督导,各省市自治区现场调查队员全力以赴,中华口腔医学会与中国疾病预防控制中心紧密合作,圆满完成了本次流调任务。本次流调创造了四个第一:第一次由政府专项基金资助;第一次覆盖了包括西藏自治区在内的中国大陆31个省市自治区;第一次由中华口腔医学会与中国疾病预防控制中心合作,调查的样本量是历次全国口腔健康流行病学调查中最大的。

回顾本次流调的全过程,我们发自内心地对所有参与流调工作的有关领导和专家,对默默工作、无私奉献的基层口腔医学工作者和各地疾病预防控制中心的同志们,对以高度热情和一丝不苟精神参加现场调查的专业人员和数据整理及统计的同志们表示由衷的感谢和崇高的敬意。

王兴　冯希平　李志新

2018 年 8 月

目 录

第一部分 绪 论

第二部分　调 查 结 果

第三部分　主要发现和政策建议

第四部分　全国口腔健康调查结果统计表

第五部分 附 录

第一部分 绪 论

口腔疾病是常见病、多发病。特别是龋病、牙周病患病率极高,危害绝大多数人群。这些口腔疾病不仅严重影响患者的口腔生理功能,而且与全身系统性疾病之间有非常密切的关系。例如冠心病、脑中卒、糖尿病、消化系统疾病、呼吸系统疾病以及早产低出生体重等。为了解和掌握我国城乡居民口腔健康的现状以及口腔健康知识、态度和行为等情况,2015 年由原国家卫生和计划生育委员会(以下简称原国家卫生计生委)科教司立项,原国家卫生计生委疾病预防控制局(以下简称疾控局)指导,中华口腔医学会和中国疾病预防控制中心合作进行了第四次全国口腔健康流行病学调查。

一、调查背景

近年来,随着全球经济社会的变化,受到经济发展、人口迁移和饮食结构改变的影响,世界口腔疾病的分布出现了新的变化,如龋病在经历了一段时间的下降之后,在一些欧美发达国家以及亚洲发展中国家中出现了上升的现象。在我国由于社会经济的快速发展、人民生活水平的不断提高,饮食结构发生了巨大的改变,食品加工越来越精细,含糖食品、含糖饮料的摄入不断增加,这些改变不可避免地增加了龋病发生的风险。同时,我国居民的口腔保健意识仍然不足,良好的口腔卫生观念和口腔卫生习惯还处于较低水平,这些都使我国面临口腔疾病患病率上升的巨大压力。开展第四次全国口腔健康流行病学调查,有助于了解和掌握我国居民口腔健康的最新状况以及影响我国居民口腔健康的危险因素等。

定期开展口腔健康流行病学调查受到各国政府的重视。美国、日本等发达国家都定期开展口腔健康流行病学调查。在此之前,我国分别在 1983、1995、2005 年进行了三次口腔健康流行病学调查,对了解和掌握我国居民口腔健康状况、口腔健康知识、态度和行为情况起到了重要作用,为不同时期口腔卫生政策和口腔疾病防治策略的制定提供了依据。

第四次全国口腔健康流行病学调查由原国家卫生计生委公益性行业科研专项资助,由中华口腔医学会和中国疾病预防控制中心以及全国 35 家口腔医学院校、口腔专科医院和各地疾病预防控制中心共同合作,组织实施完成。

二、调查目的

1. 掌握我国城乡不同年龄人群的口腔健康状况,包括龋病和牙周疾病等口腔常见疾病的患病状况及其影响因素。
2. 了解我国城乡不同人群口腔健康知识、态度和行为状况。
3. 分析我国居民口腔健康状况,口腔健康知识、态度和行为的变化趋势、变化规律及其影响因素。

三、调查方法

所有调查对象均进行口腔检查和问卷调查(3~5 岁儿童家长也作为问卷调查对象)。

口腔检查方法按照原国家卫生计生委发布的《口腔健康调查 检查方法》和世界卫生组织《口腔健康调查基本方法》(第5版)的方法和标准执行,由经过统一培训的口腔执业医师在现场完成。除12~15岁年龄组采取集中讲解、自行填写形式外,其他年龄组均采取面对面询问方法进行调查。

（一）调查内容

第四次全国口腔健康流行病学调查由口腔检查和问卷调查两部分组成。

口腔检查内容包括:牙列状况(冠龋、根龋)、牙周状况(牙龈出血、牙石、牙周袋、附着丧失)、口腔黏膜状况、氟牙症患病状况、牙齿缺失及义齿修复状况。

问卷调查内容包括:口腔疾病的相关危险因素,口腔健康知识、态度与行为,口腔疾病经历,口腔卫生服务利用情况等。各年龄组问卷内容包括:儿童与口腔健康相关的生活习惯、喂养方式、口腔健康问题和就医情况;学生口腔健康知识、态度和行为现状,口腔卫生服务利用,自我感觉的口腔健康问题;中老年人调查除上述内容外,还包括口腔健康相关生活质量状况。

（二）调查对象

本次调查参照世界卫生组织推荐的《口腔健康调查基本方法》(第5版)和原国家卫生计生委2015年发布的《口腔健康调查 检查方法》,进行口腔健康状况调查。调查对象为3~5岁、12~15岁、35~44岁、55~64岁、65~74岁人群5个年龄组。

（三）抽样方法

本次调查地区覆盖全国31个省、自治区、直辖市(不包括台湾、香港、澳门),遵循科学、有效、可行的原则,各省市自治区的样本量实行等额分配。采用多阶段分层抽样方法。第一阶段,采用按人口比例抽样的方法(PPS),每省随机抽取2个区和2个县;第二阶段,每个县(区)随机抽取3所幼儿园、3所中学、3个村(居)委会;第三阶段,采用整群抽样方法,每所幼儿园随机抽取3岁、4岁、5岁儿童,每所中学随机抽取12岁、13岁、14岁、15岁学生,采用配额抽样方法,每个村(居)委会抽取35~44岁、55~64岁、65~74岁居民。

抽样方案和样本量见图1-1:

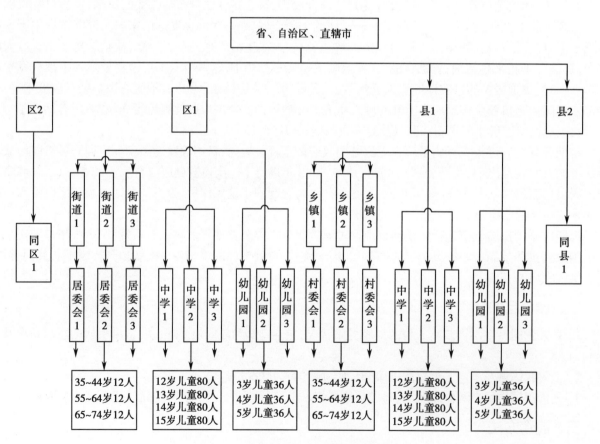

图1-1 全国各年龄组样本抽样示意图

（四）样本量

全国实际调查总人数为 172425 人。其中 3 岁 12390 人，4 岁 13978 人，5 岁 13992 人，12 岁 27821 人，13 岁 30961 人，14 岁 30691 人，15 岁 29128 人，35~44 岁 4410 人、55~64 岁 4623 人，65~74 岁 4431 人。与历次全国口腔健康流行病学调查相比，本次调查覆盖了全国 31 个省市自治区，样本量最大。

四、调查的组织与实施

（一）组织保障

为保证第四次全国口腔健康流行病学调查的顺利实施，本次调查建立了完善的组织保障体系。

1. **项目领导组** 由原国家卫生计生委、中华口腔医学会、中国疾控中心领导组成，负责第四次全国口腔健康流行病学调查的领导工作。各省市自治区（直辖市）也相应成立省级口腔健康流行病学调查领导小组，由省市自治区卫生计生委、项目合作单位、省疾控中心的相关负责人等组成，负责本省市自治区地区的口腔健康流行病学调查的组织、实施、协调工作，确保第四次全国口腔健康流行病学调查如期完成。

2. **设立项目负责人** 国家层面及各省市自治区均设立项目负责人。

3. **专家咨询委员会** 为第四次全国口腔健康流行病学调查的设计、调查质量控制、结果分析等提供技术支持。

4. **项目技术组** 负责口腔健康流行病学调查实施方案制订、人员培训、技术指导、资料分析和总结报告。

5. **项目督导组** 负责对各省市自治区口腔健康流行病学调查工作的督导，督导内容包括机构组成、人员资质、调查进度、技术质量、资料完整情况以及经费管理等。

6. **项目执行组** 由合作单位项目负责人组成，负责推进各省市自治区口腔健康流行病学调查工作的实施。

7. **调查队** 负责完成本省市自治区全部的现场调查。

8. **项目办公室** 包括国家项目办和省市自治区级项目办，负责口腔健康流行病学调查工作的实施、协调以及经费管理等工作。

（二）调查实施

根据原国家卫生计生委文件精神，在调查前制订各省市自治区组织实施本省市自治区项目的相关文件，协调各相关部门。调查人员接受理论和技术培训，完成标准一致性检验。各地疾病预防控制中心根据抽样方案抽取调查对象，并通知调查对象到现场进行口腔检查和问卷调查。调查前准备所需的各种器械和物资，布置调查现场、设置调查流程，做好交叉感染控制。受检者签署知情同意书。调查负责人每天做好工作日志。安排调查资料存放的场所，输入调查数据等。

（三）进度安排

根据原国家卫生计生委相关文件精神，国家项目办和国家技术组专家讨论，确定了项目调查进程（表 1-1）。

表 1-1 第四次全国口腔健康流行病学调查进程

年度	年度任务	年度考核指标	时间安排
2015 年	预调查、培训及现场调查	完成预调查	2015 年 8 月上旬
		完成国家级抽样和省级抽样培训	2015 年 8 月底
		组建各省市自治区口腔健康流行病学调查队伍	2015 年 8 月底
		完成物资准备工作	2015 年 9 月中旬
		实施方案的理论培训	2015 年 9 月中旬
		完成省级抽样	2015 年 9 月底
		区域现场操作培训	2015 年 10 月中旬
		完成数据库软件开发	2015 年 10 月中旬
		开始各省市自治区的现场调查和全国的现场督导	2015 年 10—12 月

续表

年度	年度任务	年度考核指标	时间安排
2016年	完成调查数据录入和清理	完成各省市自治区的现场调查	2016年1—5月
		完成省级资料录入上交	2016年5—6月
		完成全国数据审核、清理	2016年7—12月
2017年	完成统计分析,撰写调查报告	完成数据统计和分析	2017年1—6月
		完成调查报告初稿	2017年6—12月
2018年	完成调查报告,项目验收	完成报告修改和出版	2018年1—3月
		完成项目总结和验收	2018年4—6月

五、调查的质量控制

整个调查过程做到把握质量控制的关键环节,统一调查方案,统一调查人员培训,统一调查中需使用的器材,如探针、检查椅、照明灯等,统一现场调查流程,包括口腔检查和问卷调查现场的布置和程序安排,统一数据录入和质量审核。

(一)口腔检查的质量控制

1. **遴选调查人员** 口腔检查者具有一定业务水平,具体要求为:口腔本科毕业并从事口腔临床工作3年以上,具有口腔执业医师资格;能认真、严格、耐心地进行口腔检查;有团队精神、身体健康、能吃苦耐劳。

记录员由具有一定口腔临床工作经验的医师或护士担任。

2. **培训检查者** 现场调查进行前,检查者接受理论和口腔检查培训。包括熟悉和正确使用调查表,准确掌握各项口腔检查方法和标准,采取统一理论培训和全国六片区的口腔检查技术培训,使检查者掌握调查方案、方法和检查技术。考核合格的检查者授予第四次全国口腔健康流行病学调查口腔检查者证书,持证上岗。

3. **调查前的标准一致性检验** 每名检查者均通过龋病状况和牙周袋深度检查的 Kappa 值检验。检查者之间,龋病状况 Kappa 值达到 0.8 以上、牙周袋深度 Kappa 值达到 0.6 以上才可以成为合格的检查者。各省市自治区检查者在片区培训时除了进行理论学习外,还进行了标准一致性检验,并计算 Kappa 值(表 1-2)。

表 1-2 全国各省市自治区检查者片区培训标准一致性检验结果

省份	龋病 Kappa 值范围		牙周袋 Kappa 值范围	
	最小值	最大值	最小值	最大值
安徽	0.94	1.00	0.60	0.78
北京	0.83	0.93	0.62	0.74
重庆	0.80	0.88	0.64	0.94
福建	0.85	0.94	0.60	0.78
甘肃	0.91	1.00	0.68	0.73
广东	0.83	0.92	0.62	0.92
广西	0.82	0.92	0.61	1.00
贵州	0.82	0.92	0.71	0.87
海南	0.81	0.87	0.63	0.66
河北	0.80	0.86	0.62	0.78
河南	0.86	0.86	0.64	0.78
黑龙江	0.81	0.91	0.62	0.90

省份	龋病 Kappa 值范围		牙周袋 Kappa 值范围	
	最小值	最大值	最小值	最大值
湖北	0.81	0.96	0.62	0.90
湖南	0.85	0.94	0.60	0.83
吉林	0.80	0.90	0.61	0.67
江苏	0.86	0.95	0.62	0.75
江西	0.89	0.95	0.60	0.80
辽宁	0.80	0.89	0.60	0.65
内蒙古	1.00	1.00	0.76	0.78
宁夏	1.00	1.00	0.81	0.94
青海	1.00	1.00	0.61	0.75
山东	0.80	0.83	0.61	0.75
山西	0.83	0.91	0.68	0.97
陕西	0.80	1.00	0.60	0.86
上海	0.89	0.96	0.63	0.72
四川	0.85	0.89	0.66	0.81
天津	0.87	0.94	0.61	0.72
西藏	0.82	0.93	0.62	0.87
新疆	0.80	0.89	0.60	0.75
云南	0.80	0.85	0.67	0.82
浙江	0.89	0.95	0.64	0.94

4. 调查过程中的质量控制 在口腔检查中,调查对象按照 5% 的复查率,接受另一位检查者的复查。复查的项目包括所有口腔检查内容,保留所有复查结果并与原始检查结果作标准一致性检验,并计算 Kappa 值(表 1-3)。

表 1-3 全国复查 5% 的标准一致性检验结果

		全国合计复查 Kappa 值			全国合计复查 Kappa 值
龋病	3~5 岁	0.95	氟牙症	12 岁	0.81
	12~15 岁	0.94	牙周袋	35~44 岁	0.76
	35~44 岁	0.97		55~64 岁	0.80
	55~64 岁	0.98		65~74 岁	0.80
	65~74 岁	0.97			

5. 口腔检查的督导 在整个调查过程中,每省至少接受一次国家督导组的专家督导和省级督导专家督导,督导专家进入调查现场进行现场督导和检查,对每位检查者检查过的至少 5 名调查对象进行复查,各省市自治区检查者在国家督导组专家督导时的标准一致性检验结果(Kappa 值)(表 1-4)。

表 1-4 全国各省市自治区国家级督导时标准一致性检验结果

省份	龋病 Kappa 值范围		牙周 Kappa 值范围	
	最小值	最大值	最小值	最大值
安徽	0.95	1.00	0.68	0.92
北京	0.94	1.00	0.64	0.67
重庆	0.82	0.87	0.72	0.78
福建	0.82	0.86	0.61	0.69
甘肃	0.86	1.00	0.79	0.93
广东	0.87	0.92	0.65	0.93
广西	0.80	1.00	0.64	0.79
贵州	0.89	0.89	0.87	0.95
海南	0.83	0.95	0.69	0.88
河北	0.94	0.98	0.74	0.92
河南	0.83	0.95	0.67	0.68
黑龙江	0.83	0.94	0.62	0.77
湖北	0.62	0.92	0.62	0.84
湖南	0.80	0.96	0.83	0.86
吉林	0.85	1.00	0.71	0.93
江苏	0.85	0.95	0.65	0.85
江西	0.97	0.99	0.65	0.90
辽宁	0.84	0.98	0.65	0.80
内蒙古	0.80	0.97	0.76	1.00
宁夏	0.81	0.92	0.67	0.89
青海	1.00	1.00	0.79	0.90
山东	0.85	1.00	0.79	0.86
山西	0.87	1.00	0.62	0.79
陕西	0.80	0.95	0.65	0.87
上海	0.91	0.95	0.77	0.87
四川	0.80	1.00	0.75	0.88
天津	0.80	0.95	0.74	0.92
西藏	0.86	1.00	0.65	0.76
新疆	0.86	1.00	0.75	0.91
云南	0.95	1.00	0.69	1.00
浙江	0.82	1.00	0.60	0.72

(二)问卷调查的质量控制

1. **遴选问卷调查员** 选择愿意从事调查工作、有责任心、工作认真负责、耐心细致、有一定社会交往能力的口腔医务人员或卫生人员作为调查员。

2. **培训问卷调查员** 每位调查员都接受由第四次全国口腔健康流行病学调查技术组统一组织的培训。培训的内容有:明确调查的目的和意义,了解调查的设计原则和方法,统一调查指标及填写要求,规范询问的程序和方法,明确现场调查工作纪律。培训合格的调查员发给第四次全国口腔健康流行病学调查问卷调查员证书,持证上岗。

3. **问卷调查前的标准一致性检验**　所有问卷调查员培训后都要接受标准一致性检验,培训教师现场模拟问卷过程,演示问卷调查规范用语,每位被培训的问卷调查员填写问卷,每位问卷调查员与培训教师的问卷答案符合率均达到95%以上。

4. **问卷调查过程的质量控制**　建立调查质量核查制度。现场调查中,在每一位调查对象离开现场前,调查员对问卷的各项内容进行全面检查。对12~15岁年龄组的自填问卷,在学生离开问卷调查现场之前核查。问卷调查负责人在调查的当晚检查问卷的完整性和准确性,发现问题及时更正,在认真核实无误后方可签字验收、封存报送。

5. **问卷调查的督导**　每省至少接受一次国家级督导专家进入调查现场进行问卷调查的督导和检查。督导专家对问卷环境、问卷流程、问卷调查员提问方式、规范语言使用情况、已完成问卷的质量和完整性进行检查。

六、数据录入、整理和统计

(一) 原始资料的录入

建立第四次全国口腔健康流行病学调查数据管理系统,每省均建立省级数据录入工作站,各省市自治区数据统一由省级项目办公室专人专机进行录入。每名调查对象的唯一个体编码粘贴在纸质记录表中,采用扫码方式进行个体编码录入。其他所有数据录入采用先后二次录入方式进行。第一次录入完成上传后方可进行第二次录入。录入过程中,对逻辑跳转、正常值范围设定等环节进行了严格的预设和质量控制。第二次录入过程中,系统自动与第一次录入结果进行即时比较,实时发现两次录入不相符数据。发现不相符数据后,系统自动提醒,由录入人员进行即时核查确认,发现第一次录入错误即时更正,以第二次录入结果作为最终结果。

(二) 数据的核对

为确保数据录入的准确性,国家项目办公室在完成最终录入的数据库中,随机抽取100名调查对象,将数据库与原始纸质记录表中所有变量进行一一核对。共核查变量22321个,结果一致率为99.98%。

(三) 数据的清理

分别建立不同年龄组调查对象口腔检查数据库与问卷调查数据库,共7个,分别为3~5岁年龄组口腔检查数据库、3~5岁年龄组家长问卷调查数据库、12~14岁年龄组口腔检查数据库、15岁年龄组口腔检查数据库、12~15岁年龄组问卷调查数据库、35~74岁年龄组口腔检查数据库、35~74岁年龄组问卷调查数据库。

同一调查对象的口腔检查数据库和问卷调查数据库通过个体编码进行连接。将12~14岁数据库和15岁数据库合并为12~15岁数据库。整理形成3个数据库:3~5岁数据库、12~15岁数据库、35~74岁数据库。具体合库说明如下图(图1-2)。

对各数据库个体编码进行查重与缺失清理,对于缺失口腔检查或问卷调查核心指标的观测,统一予以删除。根据"出生年月日""检查年月日"两个变量计算调查对象在调查当日的实际年龄,实际年龄在调查对象年龄标准范围之外的予以删除。对所有变量的缺失值、异常值、逻辑错误进行清理。

经过统一清理,最终形成3个数据库,共包含172425条观测记录,共计675个变量,其中3~5岁组104个变量、12~15岁组230个变量、35~74岁组341个变量。

(四) 数据的统计分析

本次调查数据采用SAS9.4统计软件进行统计分析。本报告主要以性别、城乡作为分层因素,采用率、构成比、均数、标准差等指标对调查样本进行统计描述。

城乡分层:分为城市和农村两层。定义来源于"区"的调查对象为城市人群,来源于"县"的调查对象为农村人群。

性别分层:分为男性和女性两层。3~5岁年龄组问卷调查对象是儿童家长,性别分层依据其子女的性别而定。

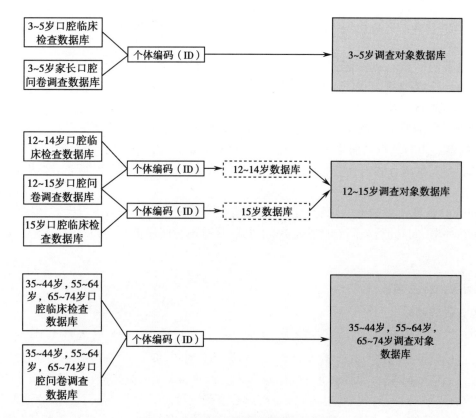

图 1-2 全国各年龄组数据库的合库说明

（五）主要统计指标及定义

口腔检查和问卷调查的主要统计指标及定义（表 1-5，表 1-6）。

表 1-5 口腔检查主要统计指标及定义

统计指标	定义
dt	乳牙龋坏牙数
mt	乳牙因龋缺失牙数
ft	乳牙因龋充填牙数
乳牙龋失补牙数（dmft）	乳牙龋坏、因龋缺失及因龋充填总牙数
乳牙龋均（dmft 均数）	人均乳牙龋坏、因龋缺失及因龋充填牙数
乳牙患龋率（dmft）	患龋人数占受检人数的百分率
DT	恒牙龋坏牙数
MT	恒牙因龋缺失牙数
FT	恒牙因龋充填牙数
DFT	恒牙龋坏及因龋充填总牙数
恒牙龋失补牙数（DMFT）	恒牙龋坏、因龋缺失及因龋充填总牙数
恒牙龋均（DMFT 均数）	人均恒牙龋坏、因龋缺失及因龋充填牙数
恒牙龋均（DFT 均数）	人均恒牙龋坏及因龋充填的牙数
龋补充填比	因龋充填的牙数占患龋牙数及因龋充填牙数总和的百分率
恒牙患龋率（DMFT）	根据龋、失、补牙数计算的患龋人数占受检人数的百分率
恒牙患龋率（DFT）	根据龋、补牙数计算的患龋人数占受检人数的百分率
窝沟封闭率	做过窝沟封闭的人数占受检人数的百分率

统计指标	定义
DRoot	根面龋坏牙数
FRoot	根面因龋充填牙数
DFRoot	根面龋坏及因龋充填总牙数
根龋龋均	人均根面龋坏及因龋充填牙数
根龋患龋率(DFRoot)	有根龋、因根龋充填的人数占受检人数的百分率
牙龈出血检出率	有牙龈出血的人数占受检人数的百分率
牙石检出率	有牙石的人数占受检人数的百分率
牙周袋检出率	有≥4mm 牙周袋的人数占受检人数的百分率
牙周附着丧失检出率	有牙周附着丧失≥4mm 的人数占受检人数的百分率
深牙周袋检出率	有≥6mm 深牙周袋的人数占受检人数的百分率
牙周健康率	全口无牙龈出血、无牙周袋以及无附着丧失或附着丧失不超过 3mm 的人数占受检人数的百分率
氟牙症患病率	患氟牙症的人数占受检人数的百分率
社区氟牙症指数(CFI)	反映一个地区人群中氟牙症流行情况和严重程度的指标
口腔黏膜异常检出率	有任何一种口腔黏膜异常的人数占受检人数的比例(1/10 万)
某种口腔黏膜状况检出率	有某一种口腔黏膜异常的人数占受检人数的比例(1/10 万)
种植义齿修复率	有种植义齿的人数占受检人数的百分率
固定义齿修复率	有固定义齿的人数占受检人数的百分率
可摘局部义齿修复率	有可摘局部义齿的人数占受检人数的百分率
全口义齿修复率	有全口义齿的人数占受检人数的百分率
非正规义齿修复率	有非正规义齿的人数占受检人数的百分率
人均存留牙数	人均全部牙齿数(32 颗)- 人均缺失牙齿数

表 1-6　问卷调查主要统计指标及定义

统计指标	定义
刷牙率	每天刷牙 1 次及以上者占调查人数的百分率
含氟牙膏使用率	在知晓牙膏是否为含氟牙膏的人群中,使用含氟牙膏的人数所占的比例,即使用含氟牙膏的人数 /(使用含氟牙膏的人数 + 没有使用含氟牙膏的人数)
牙线使用率	每天使用牙线的人数占调查人数的百分率
牙签使用率	每天使用牙签的人数占调查人数的百分率
口腔健康知识知晓率	人群中回答正确的知识题目数占人群中知识题目总数的百分率
就医率	曾经有过就医经历的人数占调查人数的百分率
过去 12 个月内就医率	在过去 12 个月中,曾经有过就医经历的人数占调查人数的百分率
过去 12 个月洁治率	在过去 12 个月中,曾经有过洁治经历的人数占调查人数的百分率

第二部分 调查结果

一、调查对象的基本情况

(一) 调查样本的人群分布

本次计划调查 172608 人,实际调查 174929 人,应答率 101.3%。有效样本量 172425 人,有效应答率 98.6%。其中男性 86219 人(占 50.0%),女性 86206 人(占 50.0%),城市 87625 人(占 50.8%),农村 84800 人(占 49.2%)。各年龄(组)调查对象样本量如下(表 2-1):

表 2-1　全国各年龄(组)调查样本量

	小计	性别		城乡	
		男	女	城市	农村
3 岁	12390	6186	6204	6366	6024
4 岁	13978	7028	6950	7031	6947
5 岁	13992	7031	6961	7091	6901
12 岁	27821	13841	13980	14265	13556
13 岁	30961	15516	15445	15745	15216
14 岁	30691	15376	15315	15527	15164
15 岁	29128	14530	14598	14772	14356
35~44 岁	4410	2197	2213	2239	2171
55~64 岁	4623	2292	2331	2342	2281
65~74 岁	4431	2222	2209	2247	2184
合计	172425	86219	86206	87625	84800

(二) 调查样本的民族、受教育程度、职业分布

1. **民族**　3~5 岁年龄组中汉族、藏族、回族、维吾尔族分别占 89.4%,3.4%,2.1%,1.1%;12~15 岁年龄组中,汉族、回族、藏族、维吾尔族、壮族分别占 86.8%,3.3%,3.3%,1.1%,1.0%;35~44 岁,55~64 岁和 65~74 岁 3 个年龄组中,汉族、藏族、回族、维吾尔族分别占 90.3%,3.3%,2.3%,1.0%;其他民族人口所占比例均不足 1%。

2. **受教育程度**　3~5 岁年龄组儿童家长最高学历为本科及以上占 16.7%(城市 22.0%,农村 11.2%);中专或大专占 23.9%(城市 28.2%,农村 19.5%);初中或高中占 43.4%(城市 38.5%,农村 48.4%);小学及以下占 15.9%(城市 11.2%,农村 20.8%)。

12~15 岁年龄组调查对象全部为在校学生,97.9% 的调查对象受教育年限集中在 6、7、8、9 年。

35~44 岁、55~64 岁和 65~74 岁 3 个年龄组中,受教育年限≤6 年的占 42.9%;6 年 < 受教育年限≤12 年的占 44.0%;受教育年限 >12 年的占 13.1%(表 2-2)。

表 2-2　35~44 岁、55~64 岁和 65~74 岁 3 个年龄组调查对象受教育年限分布(%)

	≤6 年	7~12 年	>12 年
35~44 岁	21.7	50.7	27.6
55~64 岁	46.0	47.8	6.2
65~74 岁	60.6	33.6	5.8
合计	42.9	44.0	13.1

3. 职业　3~5 岁年龄组均为托幼机构学龄前儿童;12~15 岁年龄组均为在校学生。35~44 岁、55~64 岁和 65~74 岁 3 个年龄组的职业分布如下(表 2-3)。

表 2-3　35~44 岁、55~64 岁和 65~74 岁 3 个年龄组的职业分布(%)

	机关企事业单位负责人	专业技术人员	办事人员	商业 /服务业人员	农林牧渔生产人员	生产运输设备操作人员	城乡无业 /失业半失业者	离退休人员	军人 /学生 /其他从业者
35~44 岁	5.9	12.6	11.2	12.2	35.6	4.1	11.7	0.7	6.0
55~64 岁	3.0	4.1	3.1	4.0	44.6	5.1	13.8	18.6	3.6
65~74 岁	2.5	2.6	1.2	1.6	45.0	3.6	15.5	26.0	2.0
合计	3.8	6.4	5.1	5.9	41.8	4.3	13.7	15.2	3.8

二、各年龄组口腔检查和问卷调查结果

(一) 3~5 岁年龄组

1. 口腔检查结果

牙列状况

全国 3~5 岁年龄组的乳牙患龋率为 62.5%,乳牙龋均(dmft 均数)为 3.35。全国 3 岁、4 岁、5 岁年龄组的乳牙患龋率分别为 50.8%、63.6%、71.9%(图 2-1),乳牙龋均(dmft 均数)分别为 2.28、3.40、4.24,乳牙患龋状况随年龄增加而加重(图 2-2)。全国 3~5 岁年龄组的龋补充填比为 3.1%,3 岁、4 岁、5 岁年龄组的龋补充填比分别为 1.5%、2.9%、4.1%,也随年龄增加而升高。

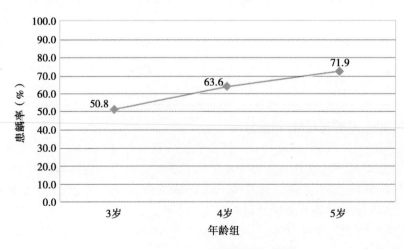

图 2-1　全国 3~5 岁年龄组乳牙患龋率

仅根据龋坏牙数（dt）计算的龋患率在5岁年龄组是70.9%。

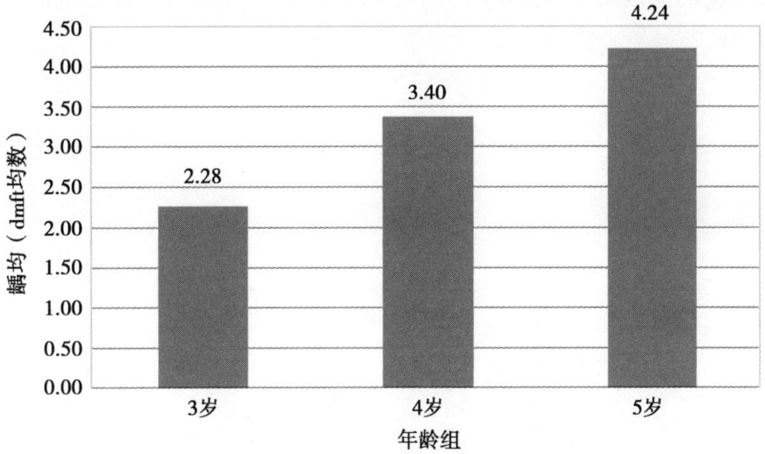

图 2-2　全国 3~5 岁年龄组乳牙龋均

全国3岁、4岁、5岁年龄组乳牙患龋率、龋均（dmft 均数）农村高于城市，龋补充填比则为城市高于农村，全国3岁、4岁、5岁年龄组乳牙患龋率、龋均（dmft 均数）和龋补充填比男女间差别不明显（表2-4）。

表 2-4　全国 3~5 岁年龄组乳牙患龋率、龋均及龋补充填比

			患龋率（%）	龋坏牙数（dt）		龋失牙数（mt）		龋补牙数（ft）		龋失补牙数（dmft）		龋补充填比（%）
				$\bar{x}$	s	$\bar{x}$	s	$\bar{x}$	s	$\bar{x}$	s	
3 岁	城乡	城	48.9	2.08	3.26	0.00	0.06	0.05	0.45	2.13	3.32	2.4
		乡	52.8	2.42	3.48	0.00	0.07	0.02	0.24	2.44	3.50	0.7
	性别	男	50.9	2.27	3.38	0.00	0.08	0.03	0.35	2.30	3.41	1.3
		女	50.6	2.23	3.37	0.00	0.04	0.04	0.37	2.27	3.42	1.7
	合计		50.8	2.25	3.38	0.00	0.07	0.03	0.36	2.28	3.41	1.5
4 岁	城乡	城	61.7	2.99	3.81	0.01	0.11	0.15	0.77	3.14	3.94	4.8
		乡	65.6	3.60	4.29	0.01	0.08	0.05	0.43	3.66	4.33	1.4
	性别	男	63.7	3.37	4.11	0.01	0.10	0.10	0.65	3.47	4.19	2.8
		女	63.6	3.22	4.03	0.01	0.10	0.10	0.61	3.32	4.10	3.0
	合计		63.6	3.29	4.07	0.01	0.10	0.10	0.63	3.40	4.15	2.9
5 岁	城乡	城	70.4	3.78	4.22	0.01	0.16	0.23	0.93	4.03	4.35	5.8
		乡	73.4	4.34	4.54	0.01	0.16	0.11	0.61	4.47	4.60	2.5
	性别	男	72.2	4.09	4.41	0.01	0.15	0.18	0.79	4.27	4.49	4.1
		女	71.6	4.03	4.37	0.01	0.17	0.17	0.78	4.21	4.47	4.1
	合计		71.9	4.06	4.39	0.01	0.16	0.17	0.79	4.24	4.48	4.1
3~5 岁	城乡	城	60.7	2.98	3.86	0.01	0.12	0.15	0.75	3.14	3.99	4.7
		乡	64.4	3.50	4.23	0.01	0.11	0.06	0.46	3.57	4.28	1.7
	性别	男	62.7	3.28	4.08	0.01	0.11	0.10	0.64	3.39	4.16	3.1
		女	62.4	3.19	4.03	0.01	0.12	0.11	0.62	3.31	4.12	3.2
	合计		62.5	3.24	4.06	0.01	0.12	0.11	0.63	3.35	4.14	3.1

在 5 岁患龋儿童中,有 2 颗龋坏牙的人数最多,占 5 岁年龄组的 10.8%,随着龋齿数的增加,人数分布逐渐减少(图 2-3)。75.4% 的龋齿集中在 1/3 儿童中,这部分儿童的龋均(即显著龋病指数 SiC)为 9.61。

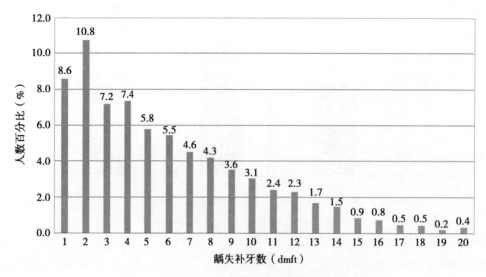

图 2-3　全国 5 岁年龄组乳牙龋失补牙数频数分布

5 岁年龄组龋齿好发的牙位依次为上颌乳中切牙、下颌第二乳磨牙、下颌第一乳磨牙、上颌乳磨牙(图 2-4)。

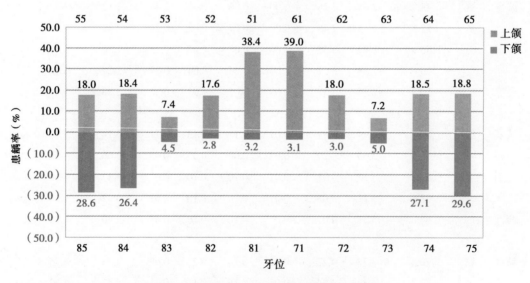

图 2-4　全国 5 岁年龄组乳牙龋齿牙位分布

5 岁年龄组龋均(dmft 均数)构成比分别为龋坏牙(dt)占 95.8%,因龋缺失牙(mt)占 0.2%,因龋充填牙(ft)占 4.0%,其中龋坏牙占的比例最大(图 2-5)。

2. 问卷调查结果

(1) 儿童家长口腔健康知识和态度

全国儿童家长口腔健康知识知晓率为 62.3%,多数家长对口腔疾病有所了解,但是对窝沟封闭和氟化物等预防龋病措施的认知水平较低。72.2% 的人知道"刷牙出血不正常",85.4% 的人知道"细菌可引起牙龈发炎",62.2% 的人知道"刷牙对预防牙龈出血的作用",75.5% 的人知道"细菌可引起龋齿",84.3% 的人知道"吃糖可以导致龋齿",68.8% 的人知道"乳牙龋坏需要治疗"。仅 21.3% 的人知道"窝沟封闭能够预防儿童龋齿",

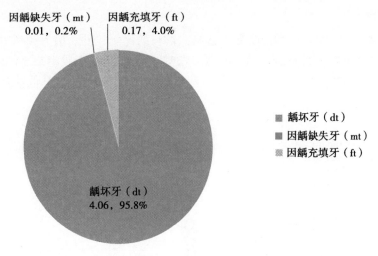

因龋缺失牙（mt）
0.01，0.2%

因龋充填牙（ft）
0.17，4.0%

- 龋坏牙（dt）
- 因龋缺失牙（mt）
- 因龋充填牙（ft）

龋坏牙（dt）
4.06，95.8%

图 2-5　全国 5 岁年龄组乳牙龋失补构成

28.9% 的人知道"氟化物对保护牙齿的作用"。其中,刷牙出血不正常、乳牙龋坏需要治疗、窝沟封闭能够预防儿童龋齿、氟化物对保护牙齿的作用城市家长的知晓率高于农村,其他问题的知晓率城乡间差别不明显(表 2-5)。

表 2-5　全国 3~5 岁年龄组儿童家长口腔健康知识知晓率(%)

	刷牙出血不正常	细菌可引起牙龈发炎	刷牙对预防牙龈出血的作用	细菌可引起龋齿	吃糖可以导致龋齿	乳牙龋坏需要治疗	窝沟封闭能够预防儿童龋齿	氟化物对保护牙齿的作用
城市	75.5	87.4	63.8	77.8	85.2	71.4	24.8	31.9
农村	68.9	83.4	60.6	73.1	83.3	66.0	17.8	25.9
合计	72.2	85.4	62.2	75.5	84.3	68.8	21.3	28.9

　　绝大部分家长对口腔健康持积极态度。97.3% 的人认可"口腔健康对自己的生活很重要",85.5% 的人同意"定期口腔检查十分必要",93.4% 的人认同"预防牙病首先要靠自己",77.8% 的人同意"保护孩子六龄牙很重要",79.0% 的人认为"牙齿好坏不是天生的"。然而,只有 30.7% 的人同意"母亲牙齿不好会影响孩子的牙齿,与自己的保护关系不大"的说法。其中,城市家长对"保护孩子六龄牙很重要"的态度比农村家长积极,其他说法城乡间差别不明显(图 2-6)。

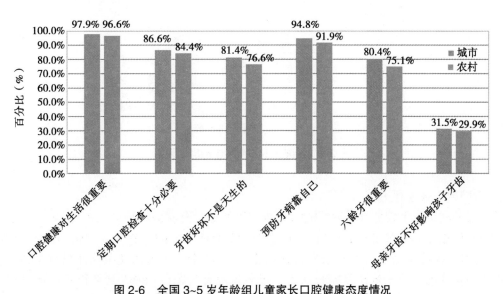

图 2-6　全国 3~5 岁年龄组儿童家长口腔健康态度情况

（2）儿童饮食习惯

进食含糖食品的频率比较高,但睡前吃甜点或喝甜饮料的比例较低。摄入频率每天1次及以上的比例依次为甜饮料63.8%、加糖的牛奶/酸奶/奶粉/茶/咖啡41.5%、甜点心及糖果28.3%,经常睡前吃甜点或喝甜饮料的儿童比例为8.3%。其中,城市儿童摄入甜饮料的比例高于农村,其他饮食习惯城乡间差别不明显(图2-7)。

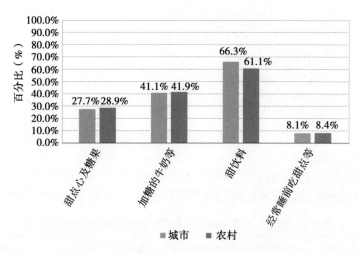

图2-7 全国3~5岁年龄组饮食习惯情况

（3）儿童口腔卫生行为

有良好的口腔卫生习惯的人群所占比例较低。50.1%的3岁儿童、60.8%的4岁儿童、68.1%的5岁儿童从2岁以后才开始刷牙,59.9%的儿童每天刷牙,20.1%的儿童每天刷牙2次及以上,只有12.4%的家长每天帮助孩子刷牙,50.8%的家长从来没有帮助孩子刷过牙,儿童含氟牙膏使用率为38.7%。城市每天刷牙、每天刷牙2次及以上的比例明显高于农村,城市家长(15.1%)每天帮助孩子刷牙的比例高于农村(9.6%),其他口腔健康行为在城乡间差别不明显(图2-8)。

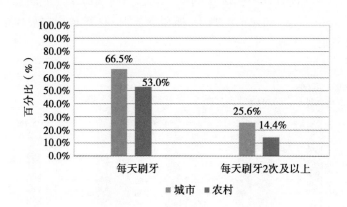

图2-8 全国3~5岁年龄组的刷牙频率

（4）儿童口腔卫生服务利用

口腔卫生服务利用水平较低,以治疗为主,城乡差别明显。有就医经历的只占19.4%,在有就医经历的人中,末次就医距离现在时间在6个月内、6~12个月、12个月以上的分别为48.2%、26.8%、25.0%,虽然过去12个月内有过牙痛或不适经历的儿童为25.8%,但过去12个月内就医儿童比例只有14.6%,过去12个月未就医的原因排在前3位的依次是家长认为孩子牙齿没有问题(71.8%)、牙坏得不严重(12.5%)、不需要(10.0%),末次就医原因按比例从高到低分别为治疗、咨询检查、预防(图2-9)。其中,城市有就医经历、过去

12 个月内就医的比例高于农村,其他就医行为城市和农村间差别不明显(图 2-10)。

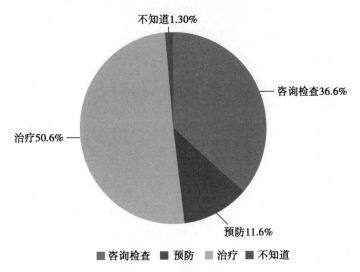

图 2-9　全国 3~5 岁年龄组末次就医原因构成比

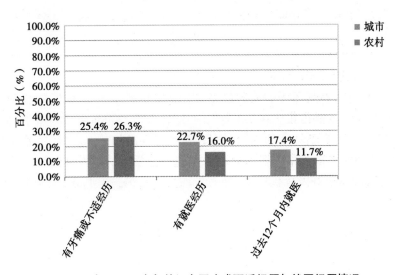

图 2-10　全国 3~5 岁年龄组有牙痛或不适经历与就医经历情况

(二) 12~15 岁年龄组

1. 口腔检查结果

(1) 牙列状况

全国 12~15 岁年龄组的恒牙患龋率为 41.9%,恒牙龋均(DMFT 均数)为 1.04,龋补充填比为 17.5%。全国 12 岁年龄组恒牙患龋率、恒牙龋均(DMFT 均数)、龋补充填比分别为 38.5%、0.86 和 16.5%。全国 15 岁年龄组恒牙患龋率、恒牙龋均(DMFT 均数)和龋补充填比分别为 44.4%、1.20 和 18.5%。

全国 12 岁和 15 岁年龄组恒牙患龋率、龋均(DMFT 均数)为农村高于城市,龋补充填比则为城市高于农村。全国 12 岁和 15 岁年龄组恒牙患龋率、龋均(DMFT 均数)和龋补充填比均呈现女性高于男性(表 2-6)。

表2-6 全国12~15岁年龄组恒牙患龋率、龋均及龋补充填比

			患龋率（%）	DT		MT		FT		DMFT		龋补充填比（%）
				$\bar{x}$	s	$\bar{x}$	s	$\bar{x}$	s	$\bar{x}$	s	
12岁	城乡	城	37.0	0.66	1.28	0.00	0.07	0.16	0.68	0.83	1.48	19.5
		乡	40.0	0.77	1.38	0.00	0.08	0.11	0.54	0.88	1.49	12.5
	性别	男	33.8	0.59	1.17	0.00	0.06	0.10	0.49	0.70	1.30	14.5
		女	43.1	0.84	1.46	0.00	0.08	0.17	0.72	1.02	1.63	16.8
	合计		38.5	0.71	1.33	0.00	0.07	0.14	0.62	0.86	1.48	16.5
15岁	城乡	城	43.3	0.90	1.64	0.01	0.09	0.25	0.98	1.16	1.98	21.7
		乡	45.6	1.04	1.80	0.01	0.11	0.18	0.77	1.23	2.01	14.8
	性别	男	39.1	0.82	1.58	0.01	0.09	0.15	0.68	0.98	1.76	15.5
		女	49.7	1.12	1.85	0.01	0.11	0.28	1.05	1.42	2.18	20.0
	合计		44.4	0.97	1.72	0.01	0.10	0.22	0.88	1.20	1.99	18.5
12~15岁	城乡	城	40.8	0.79	1.47	0.01	0.08	0.20	0.82	1.00	1.72	20.2
		乡	43.0	0.92	1.62	0.01	0.10	0.15	0.67	1.07	1.80	14.0
	性别	男	36.8	0.71	1.39	0.01	0.08	0.13	0.60	0.84	1.55	15.5
		女	47.0	0.99	1.68	0.01	0.10	0.22	0.88	1.23	1.93	18.2
	合计		41.9	0.85	1.55	0.01	0.09	0.18	0.75	1.04	1.76	17.5

仅根据龋坏牙数（dt）计算的龋患率在12岁是34.5%。

在12岁患龋学生中,有1颗龋坏牙的人数最多,占12岁年龄组的16.1%,随着龋齿数的增加,人数分布逐渐减少(图2-11)。94.0%的龋齿集中在1/3学生中,这部分学生的龋均(即显著龋病指数SiC)达2.42。

在15岁患龋学生中,有1颗龋坏牙的人数最多,占15岁年龄组的16.4%,随着龋齿数的增加,人数分布逐渐减少(图2-12)。90.8%的龋齿集中在1/3学生中,这部分学生的龋均(即显著龋病指数SiC)达3.26。

12岁和15岁年龄组的龋齿好发牙位相似,前三位均为下颌第一恒磨牙、上颌第一恒磨牙、下颌第二恒磨牙(图2-13,图2-14)。

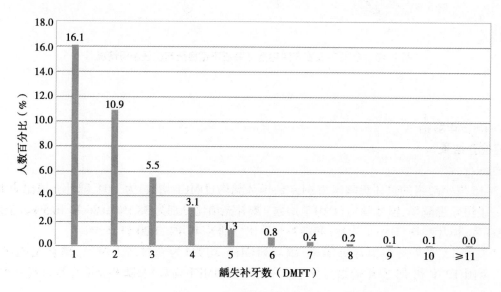

图2-11 全国12岁年龄组恒牙龋失补牙数频数分布

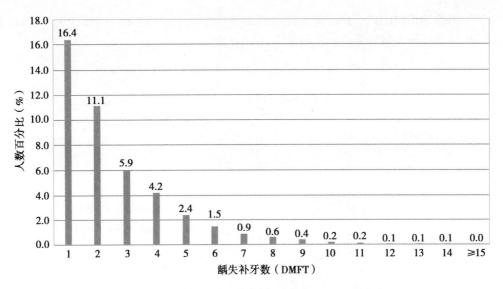

图 2-12　全国 15 岁年龄组恒牙龋失补牙数频数分布

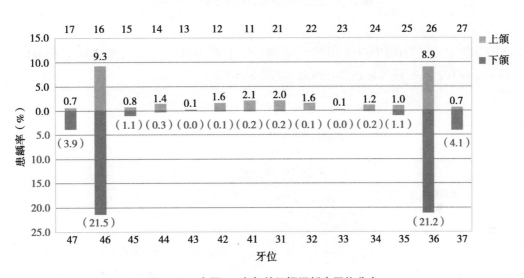

图 2-13　全国 12 岁年龄组恒牙龋齿牙位分布

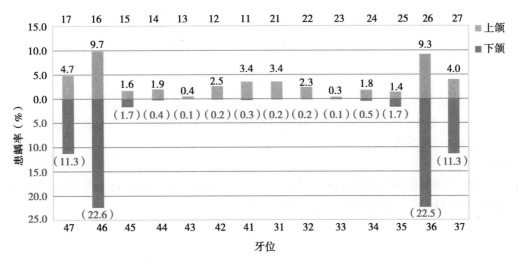

图 2-14　全国 15 岁年龄组恒牙龋齿牙位分布

全国 12 岁年龄组龋均（DMFT 均数）构成比分别为龋坏牙（DT）占 83.4%，因龋缺失牙（MT）占 0.4%，因龋充填牙（FT）占 16.2%，其中龋坏牙占的比例最大（图 2-15）。

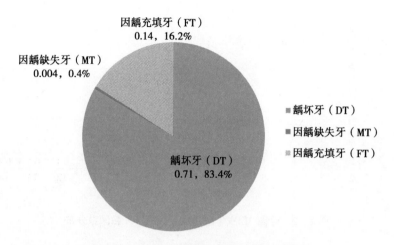

图 2-15 全国 12 岁年龄组恒牙龋失补构成

全国 15 岁年龄组龋均（DMFT 均数）构成比分别为龋坏牙（DT）占 81.3%，因龋缺失牙（MT）占 0.7%，因龋充填牙（FT）占 18.0%，其中龋坏牙占的比例最大（图 2-16）。

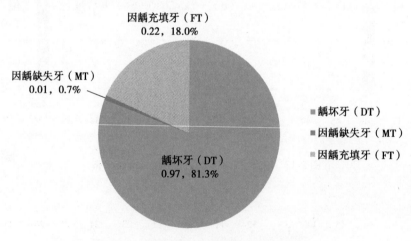

图 2-16 全国 15 岁年龄组恒牙龋失补构成

全国 6.9% 的 12 岁学生接受过窝沟封闭，城、乡分别为 9.0%、4.6%，城市高于农村，男、女分别为 6.3%、7.5%，女性高于男性。全国 4.8% 的 15 岁学生接受过窝沟封闭，城、乡分别为 7.4%、2.2%，城市高于农村，男、女分别为 4.6%、5.0%，女性略高于男性。

（2）牙周状况

12 岁年龄组的牙周健康率为 41.6%，15 岁年龄组的牙周健康率为 34.8%，随着年龄的增加，牙周健康率逐渐下降，55~64 岁年龄组的牙周健康率仅为 5.0%（表 2-7）。

表 2-7　全国各年龄组人群的牙周健康状况（%）

年龄组	牙周健康率	牙龈出血检出率	牙周袋≥4mm 检出率	附着丧失≥4mm 检出率
12 岁	41.6	58.4	—	—
15 岁	34.8	64.7	6.5	0.5
35~44 岁	9.1	87.4	52.7	33.2
55~64 岁	5.0	88.4	69.3	69.9
65~74 岁	9.3	82.6	64.6	74.2

（3）12 岁年龄组

全国 12 岁年龄组的牙周健康率为 41.6%，农村高于城市，女性高于男性。

牙龈出血检出率为 58.4%，人均有牙龈出血的牙数为 4.31 颗，城市高于农村，男性高于女性。

牙石的检出率为 61.3%，人均有牙石的牙数为 3.79 颗，城乡差别不明显，男性高于女性（表 2-8）。

表 2-8　全国 12 岁年龄组牙周健康率、牙龈出血及牙石的检出率

城乡		受检人数	牙周健康率（%）	牙龈出血			牙石		
				检出牙数		检出率（%）	检出牙数		检出率（%）
				$\bar{x}$	s		$\bar{x}$	s	
城乡	城	14265	40.6	4.43	5.97	59.4	3.84	5.03	60.9
	乡	13556	42.7	4.17	5.85	57.3	3.73	4.71	61.6
性别	男	13841	40.7	4.41	5.98	59.3	4.06	5.00	64.1
	女	13980	42.5	4.20	5.85	57.5	3.51	4.74	58.4
合计		27821	41.6	4.31	5.92	58.4	3.79	4.88	61.3

（4）15 岁年龄组

全国 15 岁年龄组的牙周健康率为 34.8%，城市略高于农村，女性高于男性。

牙龈出血检出率为 64.7%，人均有牙龈出血的牙数为 5.77 颗，城乡差别不明显，男性高于女性。

牙石的检出率为 73.6%，农村高于城市，男性高于女性。人均有牙石的牙数为 6.27 颗，城乡差别不明显，男性高于女性。

深牙周袋的检出率为 0.1%，农村高于城市，男女差别不明显。人均有 6mm 及以上牙周袋的牙数为 0 颗。

附着丧失≥4mm 的检出率为 0.5%，人均有 4mm 及以上附着丧失的牙数为 0.01 颗，城乡、男女差别都不明显（表 2-9）。

表 2-9　全国 15 岁年龄组牙周健康率、牙龈出血、牙石、牙周袋、牙附着丧失的检出情况

城乡		牙周健康率（%）	牙龈出血			牙石			牙周袋≥6mm			附着丧失≥4mm		
			检出牙数		检出率（%）	检出牙数		检出率（%）	检出牙数		检出率（%）	检出牙数		检出率（%）
			$\bar{x}$	s		$\bar{x}$	s		$\bar{x}$	s		$\bar{x}$	s	
城乡	城	35.0	5.85	7.14	64.6	6.27	6.77	72.6	0.00	0.03	0.0	0.01	0.29	0.5
	乡	34.6	5.69	7.04	64.7	6.27	6.51	74.6	0.00	0.07	0.2	0.02	0.42	0.5
性别	男	33.6	6.01	7.24	65.9	6.62	6.80	75.2	0.00	0.06	0.1	0.01	0.22	0.5
	女	36.0	5.54	6.93	63.4	5.92	6.46	71.9	0.00	0.05	0.1	0.02	0.45	0.5
合计		34.8	5.77	7.09	64.7	6.27	6.64	73.6	0.00	0.06	0.1	0.01	0.36	0.5

（5）氟牙症状况

全国 12 岁年龄组氟牙症患病率为 13.4%（DI≥1）（图 2-17），在氟牙症患者中有 47.0% 为极轻度氟牙症（DI=1）。

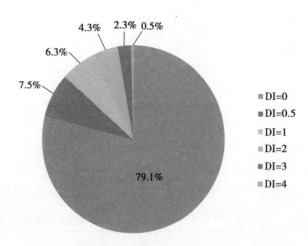

图 2-17　全国 12 岁年龄组氟牙症分级构成比

全国 12 岁年龄组氟牙症患病率农村高于城市，男女差别不明显。全国 12 岁年龄组社区氟牙症指数（community fluorosis index，CFI）为 0.28，农村高于城市，男女差别不明显（表 2-10）。

表 2-10　全国 12 岁年龄组氟牙症患病率及分布状况

		受检人数	DI 记分分布（%）						患病率（%）	CFI
			DI=0	DI=0.5	DI=1	DI=2	DI=3	DI=4		
城乡	城	14265	83.3	6.2	5.2	3.4	1.5	0.4	10.4	0.21
	乡	13556	74.6	8.8	7.5	5.3	3.1	0.7	16.5	0.35
性别	男	13841	79.0	7.3	6.3	4.5	2.4	0.5	13.7	0.28
	女	13980	79.2	7.7	6.4	4.1	2.1	0.5	13.1	0.27
合计		27821	79.1	7.5	6.3	4.3	2.3	0.5	13.4	0.28

2. 问卷调查结果

（1）口腔健康知识和态度

全国 12~15 岁年龄组口腔健康知识知晓率为 60.1%，多数对口腔疾病有所了解，但是对于窝沟封闭和氟化物等预防龋齿适宜技术的认知水平较低。66.1% 的人知道"刷牙出血不正常"，76.4% 的人知道"细菌可引起牙龈发炎"，77.1% 的人知道"刷牙对预防牙龈出血的作用"，57.4% 的人知道"细菌可引起龋齿"，75.5% 的人知道"吃糖可以导致龋齿"，66.4% 的人知道"口腔疾病可能会影响全身健康"，40.4% 的人知道"氟化物对保护牙齿的作用"。仅 21.5% 的人知道"窝沟封闭可保护牙齿"。"窝沟封闭可保护牙齿"的知晓率城市高于农村，其他问题的知晓率城乡差别不明显（表 2-11）。

表 2-11　全国 12~15 岁年龄组口腔健康知识知晓率（%）

	刷牙出血不正常	细菌可引起牙龈发炎	刷牙对预防牙龈出血的作用	细菌可引起龋齿	吃糖可以导致龋齿	氟化物对保护牙齿的作用	窝沟封闭可保护牙齿	口腔疾病可能会影响全身健康
城市	67.4	76.8	77.6	58.0	76.4	42.2	25.4	66.1
农村	64.8	76.0	76.5	56.7	74.6	38.6	17.5	66.8
合计	66.1	76.4	77.1	57.4	75.5	40.4	21.5	66.4

绝大部分对口腔健康持积极态度。94.9% 的人认可"口腔健康对自己的生活很重要",70.9% 的人同意"定期口腔检查十分必要",92.2% 的人认为"牙齿好坏不是天生的",93.9% 的人认同"预防牙病首先要靠自己"。对于以上说法,城乡间差别均不明显(图 2-18)。

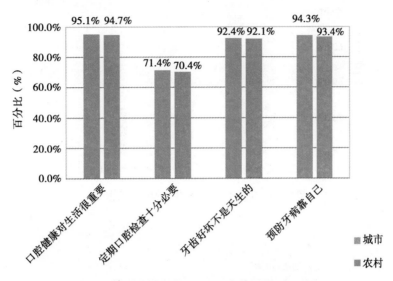

图 2-18　全国 12~15 岁年龄组口腔健康态度情况

(2) 饮食习惯

摄入频率每天 1 次及以上的比例依次为甜点及糖果 33.4%、加糖的牛奶 / 酸奶 / 奶粉 / 茶 / 咖啡 26.2%、甜饮料 16.7%。3 种习惯在城乡间差别均不明显(图 2-19)。

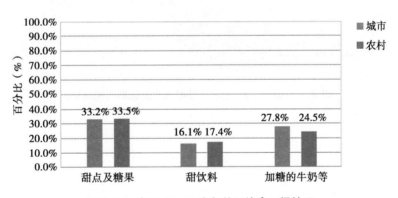

图 2-19　全国 12~15 岁年龄组饮食习惯情况

(3) 口腔卫生行为

有良好的口腔卫生习惯的人群所占比例较低。86.4% 的人每天刷牙,32.6% 的人每天刷牙 2 次及以上,58.0% 的人使用含氟牙膏,仅 0.6% 的人每天使用牙线。其中,除外每天刷牙 2 次及以上的比例城市高于农村,其他行为在城乡间差别均不明显(图 2-20)。

(4) 口腔卫生服务利用

口腔卫生服务利用水平尚可,以治疗为主,城乡差别明显。有就医经历的人为 49.4%,在有就医经历的人中,末次就医距离现在时间在 6 个月内、6~12 个月、12 个月以上的分别为 24.4%、23.2%、52.3%,过去 12 个月内就医人群比例只有 23.6%,末次就医原因按比例从高到低分别为治疗、咨询检查、预防(图 2-21)。其中,城市有就医经历的比例高于农村,其他就医行为城市和农村间差别不明显(图 2-22)。

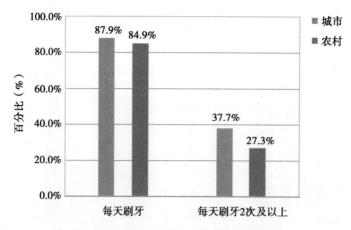

图 2-20　全国 12~15 岁年龄组的刷牙频率

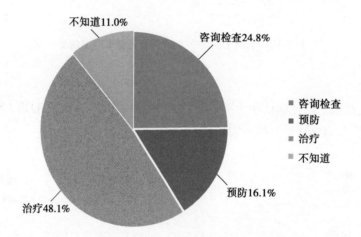

图 2-21　全国 12~15 岁年龄组末次就医原因构成比

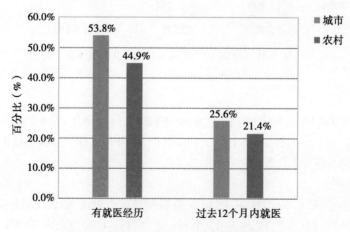

图 2-22　全国 12~15 岁年龄组就医经历情况

（5）口腔健康相关生活质量

口腔问题对生活质量的影响主要体现在进食方面,口腔问题对吃东西产生影响(包括严重和一般影响)的比例最高,为28.4%,其他影响依次为刷牙或漱口(19.0%)、露牙微笑(16.5%)、容易烦恼(16.0%)、人际交往(12.3%)、睡眠(11.4%)、发音(10.0%)、上学(8.5%)和做家务(3.6%)。以上影响在城乡间差别不明显。

（三）35~44 岁年龄组

1. 口腔检查结果

（1）牙列状况

全国35~44岁年龄组恒牙患龋率为89.0%,恒牙龋均(DMFT均数)为4.54,龋补充填比26.6%。恒牙患龋率和龋均(DMFT均数)城乡差别不明显,龋补充填比城市高于农村。恒牙患龋率、龋均(DMFT均数)、龋补充填比均为女性高于男性(表2-12)。35~44岁年龄组所患龋齿中龋、失、补构成比分别为34.5%、53.0%、12.5%。

表2-12　全国35~44岁年龄组恒牙患龋率、龋均及龋补充填比

		受检人数	患龋率(%)	DT		MT		FT		DMFT		龋补充填比(%)
				$\bar{x}$	s	$\bar{x}$	s	$\bar{x}$	s	$\bar{x}$	s	
城乡	城	2239	89.4	1.43	2.32	2.40	2.21	0.67	1.49	4.49	3.74	31.9
	乡	2171	88.7	1.71	2.58	2.41	2.38	0.46	1.38	4.58	4.10	21.2
性别	男	2197	86.2	1.24	2.18	2.31	2.33	0.38	1.13	3.93	3.65	23.5
	女	2213	91.8	1.89	2.66	2.50	2.26	0.75	1.67	5.14	4.08	28.4
合计		4410	89.0	1.57	2.46	2.40	2.30	0.57	1.44	4.54	3.92	26.6

35~44岁年龄组恒牙根龋的患病率为25.4%,农村高于城市,女性高于男性。恒牙根龋龋均为0.57,农村高于城市,女性高于男性(表2-13)。35~44岁年龄组所患根龋中龋补构成比分别为98.2%、1.8%。

表2-13　全国35~44岁年龄组恒牙根龋患龋率及龋均

		受检人数	根龋患龋率(%)	DRoot		FRoot		DFRoot	
				$\bar{x}$	s	$\bar{x}$	s	$\bar{x}$	s
城乡	城	2239	24.8	0.53	1.34	0.01	0.11	0.54	1.34
	乡	2171	29.1	0.67	1.57	0.01	0.12	0.68	1.58
性别	男	2197	22.5	0.48	1.36	0.01	0.13	0.49	1.37
	女	2213	28.3	0.64	1.55	0.02	0.27	0.66	1.58
合计		4410	25.4	0.56	1.46	0.01	0.22	0.57	1.48

（2）牙周状况

全国35~44岁年龄组的牙周健康率为9.1%,城市高于农村,女性高于男性。

牙龈出血检出率为87.4%,人均有牙龈出血的牙数为13.77颗,农村高于城市,男性高于女性。

牙石检出率为96.7%,人均有牙石的牙数为20.09颗,农村高于城市,男性高于女性。

深牙周袋的检出率为6.9%,人均有6mm及以上牙周袋的牙数为0.16颗,城市高于农村,男性高于女性。

附着丧失等于或大于4mm的检出率为33.2%,人均有4mm及以上附着丧失的牙数为1.73颗,农村高于城市,男性高于女性(表2-14)。

表 2-14 全国 35~44 岁年龄组牙周健康率、牙龈出血、牙石、牙周袋、附着丧失情况

		牙周健康率(%)	牙龈出血			牙石			牙周袋≥6mm			附着丧失≥4mm		
			检出牙数		检出率(%)	检出牙数		检出率(%)	检出牙数		检出率(%)	检出牙数		检出率(%)
			$\bar{x}$	s		$\bar{x}$	s		$\bar{x}$	s		$\bar{x}$	s	
城乡	城	10.4	13.26	10.42	86.3	19.16	9.50	95.8	0.19	1.00	7.7	1.62	4.04	30.4
	乡	7.8	14.30	10.44	88.5	21.05	8.79	97.7	0.14	0.82	6.1	1.85	3.95	36.1
性别	男	7.8	14.63	10.70	88.0	21.99	8.61	98.0	0.23	1.06	9.6	2.27	4.70	38.8
	女	10.4	12.93	10.11	86.8	18.20	9.39	95.5	0.10	0.74	4.3	1.20	3.05	27.6
合计		9.1	13.77	10.44	87.4	20.09	9.21	96.7	0.16	0.92	6.9	1.73	4.00	33.2

(3) 口腔黏膜状况

全国 35~44 岁年龄组的口腔黏膜异常检出率为 4195/10 万,农村高于城市,男性高于女性。其中溃疡为最常见的口腔黏膜异常,其检出率为 1655/10 万,农村高于城市,男性高于女性(表 2-15)。

表 2-15 全国 35~44 岁年龄组口腔黏膜异常的检出率(1/10 万)

		受检人数	口腔黏膜异常	恶性肿瘤	白斑	扁平苔藓	溃疡	念珠菌病	脓肿	其他
城乡	城	2239	3841	0	223	179	1608	0	849	1117
	乡	2171	4560	0	184	507	1704	0	461	1796
性别	男	2197	4961	0	364	501	1730	0	546	1957
	女	2213	3434	0	45	181	1582	0	768	949
合计		4410	4195	0	204	340	1655	0	658	1451

(4) 存留牙数及无牙颌

全国 35~44 岁年龄组平均存留牙数为 29.60 颗,城、乡分别为 29.60 颗、29.59 颗,差别不明显;男、女分别为 29.69 颗、29.50 颗,男性略高于女性。全国 35~44 岁年龄组无牙颌率小于 0.01%。

(5) 义齿修复

全国 35~44 岁年龄组中,67.7% 的人牙列完整(不包括第三磨牙),18.6% 有未修复的缺失牙,15.9% 有固定义齿,2.8% 有可摘局部义齿,0.9% 全口义齿,0.2% 有种植义齿,3.0% 有非正规义齿。其中,种植义齿、固定义齿、可摘局部义齿、全口义齿的比例均为城市高于农村,女性高于男性;非正规义齿的比例农村高于城市,男、女差别不明显;有缺牙未修复的比例为农村高于城市,女性略高于男性(表 2-16)。

表 2-16 全国 35~44 岁年龄组义齿修复状况

		种植义齿(%)	固定义齿(%)	可摘局部义齿(%)	全口义齿(%)	非正规义齿(%)	有缺牙未修复(%)
城乡	城	0.2	17.1	3.0	1.0	2.1	16.5
	乡	0.1	14.6	2.6	0.7	4.0	20.8
性别	男	0.1	13.0	2.7	0.7	3.0	18.3
	女	0.2	18.7	2.9	1.0	3.0	18.9
合计		0.2	15.9	2.8	0.9	3.0	18.6

2. 问卷调查结果

(1) 口腔健康知识和态度

全国 35~44 岁年龄组口腔健康知识知晓率为 62.5%,多数人对口腔疾病有所了解,但是对于窝沟封闭和氟化物等预防龋齿适宜技术的认知水平较低。68.7% 的人知道"刷牙出血不正常",80.9% 的人知道"细菌可引起牙龈发炎",58.2% 的人知道"刷牙对预防牙龈出血的作用",74.8% 的人知道"细菌可引起龋齿",83.6%

的人知道"吃糖可以导致龋齿",83.9%的人知道"口腔疾病可能会影响全身健康",31.4%的人知道"氟化物对保护牙齿的作用"。仅18.7%的人知道"窝沟封闭可以保护牙齿"。除对"吃糖可以导致龋齿"的知晓率城乡间差别不明显外,其他问题的知晓率均是城市明显高于农村(表2-17)。

表2-17　全国35~44岁年龄组口腔健康知识知晓率(%)

	刷牙出血不正常	细菌可引起牙龈发炎	刷牙对预防牙龈出血的作用	细菌可引起龋齿	吃糖可以导致龋齿	氟化物对保护牙齿的作用	窝沟封闭可保护牙齿	口腔疾病可能会影响全身健康
城市	73.2	85.1	62.6	79.6	86.1	39.2	24.1	87.4
农村	64.0	76.6	53.7	69.9	81.1	23.4	13.2	80.1
合计	68.7	80.9	58.2	74.8	83.6	31.4	18.7	83.9

绝大部分人对口腔健康持积极态度。95.2%的人认可"口腔健康对自己的生活很重要",83.1%的人同意"定期口腔检查十分必要",72.9%的人认为"牙齿好坏不是天生的",93.3%的人认同"预防牙病首先要靠自己"。其中,"定期口腔检查十分必要"、"预防牙病首先要靠自己"的认知态度城市明显好于农村。其他说法城乡间差别不明显(图2-23)。

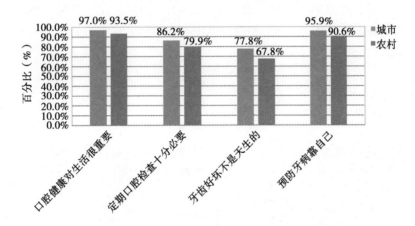

图2-23　全国35~44岁年龄组口腔健康态度情况

(2) 饮食习惯

摄入频率每天1次及以上的比例依次为加糖的牛奶/酸奶/奶粉/茶/咖啡15.5%、甜点及糖果9.6%、甜饮料4.9%。前者城市明显高于农村,后两个习惯城乡间差别不明显(图2-24)。

(3) 口腔卫生行为

有良好的口腔卫生习惯的人群所占比例较低。93.2%的人每天刷牙,47.8%的人每天刷牙2次及以上,72.8%的人使用含氟牙膏,22.9%的人每天使用牙签,2.0%的人每天使用牙线。其中,除外每天刷牙、每天刷牙2次及以上的比例,以及含氟牙膏使用率(城市74.8%,农村69.5%)城市高于农村,其他口腔健康行为在城乡间差别不明显(图2-25)。

(4) 口腔卫生服务利用

口腔卫生服务利用水平尚可,以治疗为主,城乡差

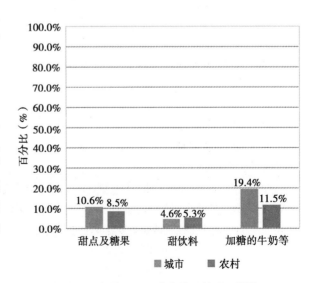

图2-24　全国35~44岁年龄组饮食习惯情况

别明显。有就医经历的人为 56.9%,在有就医经历的人中,末次就医距离现在时间在 6 个月内、6~12 个月、12 个月以上的分别为 20.6%、14.3%、65.1%,过去 12 个月内就医人群比例只有 19.8%,只有 7.9% 的人过去 12 个月接受过洁治,过去 12 个月未就医的原因排在前 3 位的为牙齿没有问题(65.1%)、牙病不重(20.8%)、没有时间(10.8%),末次就医原因按比例从高到低分别为治疗、咨询检查、预防(图 2-26)。其中,城市有就医经历、过去 12 个月内就医的比例高于农村,其他就医行为城市和农村间差别不明显(图 2-27)。

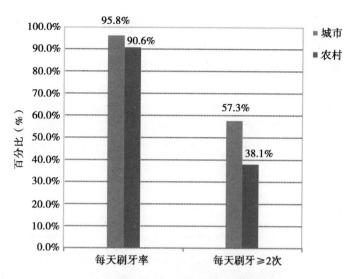

图 2-25 全国 35~44 岁年龄组的刷牙频率

(5) 口腔健康对相关生活质量的影响

口腔问题对生活质量的影响主要体现在进食方面,口腔问题中对冷、热、甜敏感(包括很经常和经常)的比例最高,为 16.3%,其他影响依次为担心或关注口腔问题(12.2%)、限制食物数量和种类(8.8%)、咀嚼困难(6.2%)、外观不满意(6.0%)、用药缓解不适(3.5%)、进食时口腔不适(3.4%)、人前进食不适(2.0%)、人前紧张或不自在(1.8%)、吞咽困难(1.8%)、限制与他人交往(1.1%)、妨碍说话(1.0%)。以上影响在城市和农村间差别不明显。

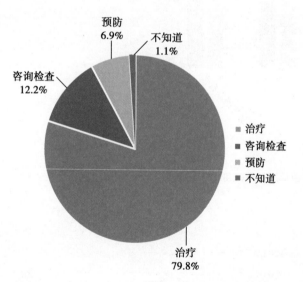

图 2-26 全国 35~44 岁年龄组末次就医原因构成比

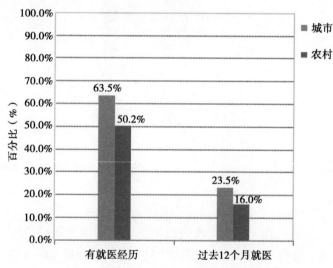

图 2-27 全国 35~44 岁年龄组就医经历情况

(四) 55~64 岁年龄组

1. 口腔检查结果

(1) 牙列状况

全国 55~64 岁年龄组恒牙患龋率 95.6%,恒牙龋均(DMFT 均数)为 8.69,龋补充填比 16.9%。恒牙龋均(DMFT 均数)农村高于城市,龋补充填比城市高于农村。恒牙患龋率、龋均(DMFT 均数)、龋补充填比均为女性高于男性(表 2-18)。55~64 岁年龄组所患龋齿中龋、失、补构成比分别为 28.3%、65.9%、5.8%。

表 2-18　全国 55~64 岁年龄组恒牙患龋率、龋均及龋补充填比

		受检人数	患龋率(%)	DT		MT		FT		DMFT		龋补充填比(%)
				$\bar{x}$	s	$\bar{x}$	s	$\bar{x}$	s	$\bar{x}$	s	
城乡	城	2342	95.4	2.15	2.99	5.54	5.87	0.67	1.59	8.36	6.90	23.8
	乡	2281	95.7	2.77	3.65	5.92	6.39	0.34	1.13	9.03	7.48	10.9
性别	男	2292	94.5	2.12	3.07	5.86	6.43	0.37	1.17	8.35	7.21	14.9
	女	2331	96.7	2.79	3.57	5.60	5.82	0.63	1.57	9.03	7.18	18.4
合计		4623	95.6	2.46	3.35	5.73	6.13	0.50	1.39	8.69	7.20	16.9

55~64 岁年龄组恒牙根龋的患病率为 51.0%,农村高于城市,女性高于男性。恒牙根龋龋均为 1.66,农村高于城市,女性高于男性(表 2-19)。55~64 岁年龄组所患根龋中龋、补构成比分别为 96.4%、3.6%。

表 2-19　全国 55~64 岁年龄组恒牙根龋患龋率及龋均

		受检人数	根龋患龋率(%)	DRoot		FRoot		DFRoot	
				$\bar{x}$	s	$\bar{x}$	s	$\bar{x}$	s
城乡	城	2342	47.3	1.34	2.41	0.09	0.58	1.43	2.48
	乡	2281	54.8	1.88	3.04	0.03	0.31	1.90	3.05
性别	男	2292	49.6	1.46	2.57	0.05	0.48	1.52	2.62
	女	2331	52.4	1.74	2.91	0.06	0.46	1.81	2.93
合计		4623	51.0	1.60	2.75	0.06	0.47	1.66	2.79

(2) 牙周状况

全国 55~64 岁年龄组的牙周健康率为 5.0%,城市高于农村,女性高于男性。

牙龈出血的检出率为 88.4%,人均有牙龈出血的牙数为 13.87 颗,农村高于城市,男女差别不明显。

牙石检出率为 96.4%,人均有牙石的牙数为 19.46 颗,城乡差别不明显,男性高于女性。

深牙周袋的检出率为 15.1%,人均有 6mm 及以上牙周袋的牙数为 0.36 颗,城市高于农村,男性高于女性。

附着丧失≥4mm 的检出率为 69.9%,人均有 4mm 及以上附着丧失的牙数为 5.17 颗,农村高于城市,男性高于女性(表 2-20)。

表 2-20　全国 55~64 岁年龄组牙周健康率、牙龈出血、牙石、牙周袋、附着丧失情况

		牙周健康率(%)	牙龈出血			牙石			牙周袋≥6mm			附着丧失≥4mm		
			检出牙数		检出率(%)	检出牙数		检出率(%)	检出牙数		检出率(%)	检出牙数		检出率(%)
			$\bar{x}$	s		$\bar{x}$	s		$\bar{x}$	s		$\bar{x}$	s	
城乡	城	5.6	13.54	9.96	87.8	19.01	8.90	96.5	0.41	1.38	16.3	4.88	6.00	67.4
	乡	4.5	14.22	10.10	89.1	19.91	8.87	96.2	0.31	1.28	13.9	5.47	6.27	72.5
性别	男	3.9	13.93	10.22	88.4	20.56	8.73	97.0	0.52	1.64	19.6	6.30	6.74	76.4
	女	6.1	13.82	9.86	88.5	18.38	8.93	95.8	0.21	0.92	10.7	4.06	5.25	63.6
合计		5.0	13.87	10.04	88.4	19.46	8.90	96.4	0.36	1.34	15.1	5.17	6.14	69.9

(3) 口腔黏膜状况

全国 55~64 岁年龄组的口腔黏膜异常检出率为 6792/10 万,农村高于城市,男性高于女性。其中溃疡为最常见的口腔黏膜异常,其检出率为 2077/10 万,城市高于农村,女性高于男性。恶性肿瘤检出率为 43/10

万(表2-21)。

表2-21　全国55~64岁年龄组口腔黏膜异常的检出率(1/10万)

		受检人数	口腔黏膜异常	恶性肿瘤	白斑	扁平苔藓	溃疡	念珠菌病	脓肿	其他
城乡	城	2342	6746	0	512	640	2263	0	1494	1964
	乡	2281	6839	88	219	833	1885	44	1973	1885
性别	男	2292	7417	87	698	873	1963	44	1527	2400
	女	2331	6178	0	43	601	2188	0	1931	1459
合计		4623	6792	43	368	735	2077	22	1730	1925

(4) 存留牙数及无牙颌

全国55~64岁年龄组平均存留牙数为26.27颗,城、乡分别为26.46颗、26.08颗,城市略高于农村;男、女分别为26.14颗、26.40颗,女性略高于男性。全国55~64岁年龄组无牙颌率为1.1%。

(5) 义齿修复

55~64岁年龄组中,33.8%的人牙列完整(不包括第三磨牙),38.9%有未修复的缺失牙,24.6%有固定义齿,13.6%有可摘局部义齿,1.9%有全口义齿,0.1%有种植义齿,9.6%有非正规义齿。其中种植义齿、可摘局部义齿的比例均为城市高于农村,男性高于女性;固定义齿的比例为城市高于农村,女性高于男性;全口义齿的比例为农村高于城市,男、女差别不明显;非正规义齿和有缺牙未修复的比例为农村高于城市,男性高于女性(表2-22)。

表2-22　全国55~64岁年龄组义齿修复状况

		种植义齿(%)	固定义齿(%)	可摘局部义齿(%)	全口义齿(%)	非正规义齿(%)	有缺牙未修复(%)
城乡	城	0.1	25.5	14.6	1.5	7.5	36.7
	乡	0.0	23.7	12.5	2.4	11.8	41.1
性别	男	0.2	21.5	13.7	1.9	9.9	40.1
	女	0.0	27.7	13.5	1.9	9.3	37.7
合计		0.1	24.6	13.6	1.9	9.6	38.9

2. 问卷调查结果

(1) 口腔健康知识和态度

全国55~64岁年龄组口腔健康知识知晓率为51.0%,除了对刷牙预防牙龈出血的正确认知率较低外,对其他口腔疾病的患病知识多数人能够正确了解,但是对于窝沟封闭和氟化物等预防龋齿适宜技术的作用认知水平还较低。51.9%的人知道"刷牙出血不正常",70.2%的人知道"细菌可引起牙龈发炎",43.9%的人知道"刷牙对预防牙龈出血的作用",67.0%的人知道"细菌可引起龋齿",77.9%的人知道"吃糖可以导致龋齿",79.1%的人知道"口腔疾病可能会影响全身健康"。仅11.2%的人知道"氟化物对保护牙齿的作用",7.1%的人知道"窝沟封闭可以保护牙齿"。除"窝沟封闭可保护牙齿"的知晓率城乡差别不明显外,其他问题的知晓率均是城市明显高于农村(表2-23)。

表2-23　全国55~64岁年龄组口腔健康知识知晓率(%)

	刷牙出血不正常	细菌可引起牙龈发炎	刷牙对预防牙龈出血的作用	细菌可引起龋齿	吃糖可以导致龋齿	氟化物对保护牙齿的作用	窝沟封闭可保护牙齿	口腔疾病可能会影响全身健康
城市	58.7	77.5	49.4	73.5	80.8	14.5	8.5	84.9
农村	44.9	62.8	38.4	60.4	74.9	7.9	5.6	73.3
合计	51.9	70.2	43.9	67.0	77.9	11.2	7.1	79.1

绝大部分人对口腔健康持积极态度。92.2%的人认可"口腔健康对自己的生活很重要",81.5%的人同意"定期口腔检查十分必要",54.0%的人认为"牙齿好坏不是天生的",88.6%的人认同"预防牙病首先要靠自己"。"口腔健康对自己的生活很重要"、"定期口腔检查十分必要"、"预防牙病首先要靠自己"的认知态度城市明显好于农村,其他说法城乡间差别不明显(图2-28)。

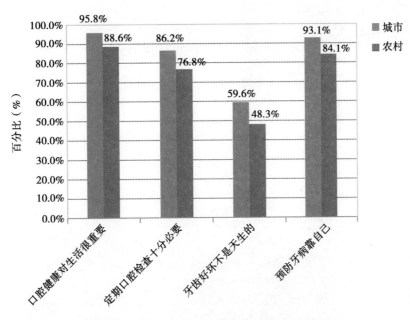

图 2-28 全国 55~64 岁年龄组口腔健康态度情况

(2) 饮食习惯

摄入频率每天 1 次及以上的比例依次为加糖的牛奶 / 酸奶 / 奶粉 / 茶 / 咖啡 14.2%、甜点及糖果 7.7%、甜饮料 2.3%。前者城市明显高于农村,后两个习惯城乡间差别不明显(图 2-29)。

(3) 口腔卫生行为

有良好的口腔卫生习惯的人群所占比例较低。85.8%的人每天刷牙,30.6%的人每天刷牙 2 次及以上,56.0%的人使用含氟牙膏,31.5%的人每天使用牙签,仅 0.9%的人每天使用牙线。其中,除外每天刷牙、每天刷牙 2 次及以上的比例、及含氟牙膏使用率(城市 59.2%,农村 50.9%)城市高于农村,其他口腔健康行为在城乡间差别不明显(图 2-30)。

(4) 口腔卫生服务利用

口腔卫生服务利用水平尚可,以治疗为主,城乡差别明显。有就医经历的人为 64.5%,在

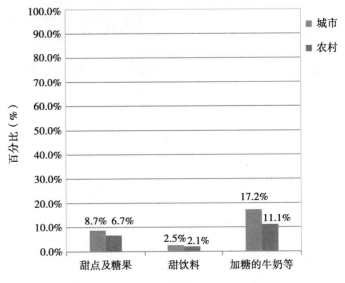

图 2-29 全国 55~64 岁年龄组饮食习惯情况

有就医经历的人中,末次就医距离现在时间在 6 个月内、6~12 个月、12 个月以上的分别为 19.1%、12.0%、69.0%,过去 12 个月内就医人群比例只有 20.0%,只有 3.5%的人过去 12 个月接受过洁治,过去 12 个月未就医的原因排在前 3 位的为牙齿没有问题(52.6%)、牙病不重(31.4%)、经济困难(9.8%),末次就医原因按比例从高到低分别为治疗、咨询检查、预防(图 2-31)。其中,城市有就医经历、过去 12 个月就医的比例高于农村(图 2-32),过去 12 个月未就医的原因排在前 3 位的城市和农村也有所不同,城市为牙齿没有问题(54.5%)、牙病

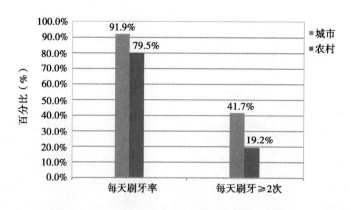

图 2-30 全国 55~64 岁年龄组的刷牙频率

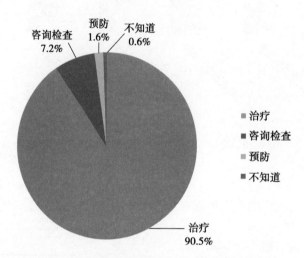

图 2-31 全国 55~64 岁年龄组末次就医原因构成比

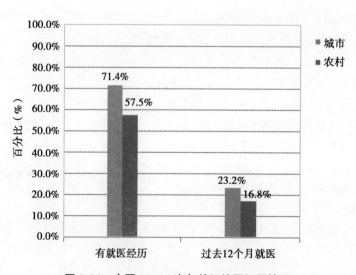

图 2-32 全国 55~64 岁年龄组就医经历情况

不重(30.8%)、其他(7.9%),农村为牙齿没有问题(50.7%)、牙病不重(32.0%)、经济困难(11.7%),其他就医行为城市和农村间差别不明显。

(五) 65~74 岁年龄组

1. 口腔检查结果

(1) 牙列状况

全国 65~74 岁年龄组恒牙患龋率 98.0%,恒牙龋均(DMFT 均数)13.33,龋补充填比 12.8%。恒牙患龋率、龋均(DMFT 均数)城乡差别不明显,龋补充填比城市高于农村。恒牙患龋率、龋均(DMFT 均数)、龋补充填比均为女性高于男性(表 2-24)。65~74 岁年龄组所患龋齿中龋、失、补构成比分别为 25.0%、71.3%、3.7%。

表 2-24 全国 65~74 岁年龄组恒牙患龋率、龋均及龋补充填比

		受检人数	患龋率(%)	DT		MT		FT		DMFT		龋补充填比(%)
				$\bar{x}$	s	$\bar{x}$	s	$\bar{x}$	s	$\bar{x}$	s	
城乡	城	2247	98.4	3.02	3.81	8.99	8.29	0.70	1.70	12.71	8.96	18.8
	乡	2184	97.7	3.65	4.48	10.04	8.99	0.27	0.99	13.96	9.64	6.9
性别	男	2222	97.8	3.00	3.84	9.51	8.70	0.36	1.10	12.87	9.23	10.7
	女	2209	98.3	3.67	4.45	9.50	8.61	0.61	1.66	13.78	9.39	14.3
合计		4431	98.0	3.33	4.17	9.50	8.66	0.49	1.41	13.33	9.32	12.8

65~74 岁年龄组恒牙根龋的患病率为 61.9%,农村略高于城市,女性高于男性。恒牙根龋龋均为 2.64,城市高于农村,女性高于男性(表 2-25)。65~74 岁年龄组所患根龋中龋补构成比分别为 97.0%、3.0%。

表 2-25 全国 65~74 岁年龄组恒牙根龋患龋率及龋均

		受检人数	根龋患龋率(%)	DRoot		FRoot		DFRoot	
				$\bar{x}$	s	$\bar{x}$	s	$\bar{x}$	s
城乡	城	2247	60.1	2.23	3.35	0.14	0.82	2.37	3.44
	乡	2184	63.9	2.90	4.04	0.03	0.25	2.93	4.04
性别	男	2222	59.2	2.36	3.50	0.08	0.57	2.44	3.54
	女	2209	64.7	2.76	3.92	0.09	0.66	2.85	3.95
合计		4431	61.9	2.56	3.72	0.09	0.61	2.64	3.76

(2) 牙周状况

全国 65~74 岁年龄组的牙周健康率为 9.3%,农村高于城市,女性高于男性。

牙龈出血的检出率为 82.6%,农村高于城市,男女差别不明显。人均有牙龈出血的牙数 11.25 颗,城乡、男女差别均不明显。

牙石的检出率为 90.3%,人均有牙石的牙数 15.57 颗,城乡差别不明显,男性高于女性。

深牙周袋的检出率为 14.7%,人均有 6mm 及以上牙周袋的牙数为 0.33 颗,城市高于农村,男性高于女性。

附着丧失≥4mm 的检出率为 74.2%,人均有 4mm 及以上附着丧失的牙数为 5.63 颗,农村高于城市,男性高于女性(表 2-26)。

表 2-26 全国 65~74 岁年龄组牙周健康率、牙龈出血、牙石、牙周袋、附着丧失情况

		牙周健康率(%)	牙龈出血			牙石			牙周袋≥6mm			附着丧失≥4mm		
			检出牙数		检出率(%)	检出牙数		检出率(%)	检出牙数		检出率(%)	检出牙数		检出率(%)
			$\bar{x}$	s		$\bar{x}$	s		$\bar{x}$	s		$\bar{x}$	s	
城乡	城	8.8	11.17	9.57	81.9	15.63	9.49	90.6	0.37	1.46	15.9	5.46	5.89	73.7
	乡	9.8	11.33	9.44	83.2	15.52	9.82	90.1	0.28	1.03	13.6	5.82	6.31	74.6
性别	男	8.7	11.33	9.66	82.5	16.29	9.64	90.5	0.38	1.30	16.6	6.53	6.54	77.6
	女	9.8	11.16	9.35	82.6	14.86	9.63	90.1	0.27	1.22	12.9	4.73	5.48	70.7
合计		9.3	11.25	9.51	82.6	15.57	9.66	90.3	0.33	1.26	14.7	5.63	6.10	74.2

(3) 口腔黏膜状况

全国 65~74 岁年龄组的口腔黏膜异常检出率为 6455/10 万,城市高于农村,男性高于女性。其中脓肿为最常见的口腔黏膜异常,其检出率为 2031/10 万,城市高于农村,女性高于男性。恶性肿瘤检出率为 23/10 万(表 2-27)。

表 2-27 全国 65~74 岁年龄组口腔黏膜异常的检出率(1/10 万)

		受检人数	口腔黏膜异常	恶性肿瘤	白斑	扁平苔藓	溃疡	念珠菌病	脓肿	其他
城乡	城	2247	6631	45	312	712	1513	1	2270	1914
	乡	2184	6273	0	458	595	1877	0	1786	1969
性别	男	2222	6706	45	495	630	1395	1	1890	2295
	女	2209	6202	0	272	679	1992	0	2173	1584
合计		4431	6455	23	384	654	1693	1	2031	1941

(4) 存留牙数及无牙颌

全国 65~74 岁年龄组平均存留牙数为 22.50 颗,城、乡分别为 23.01 颗、21.96 颗,城市高于农村;男、女分别为 22.49 颗、22.50 颗,差别不明显。全国 65~74 岁年龄组无牙颌率为 4.5%。

(5) 义齿修复

65~74 岁年龄组中,18.3% 的人牙列完整(不包括第三磨牙),47.7% 有未修复的缺失牙,26.3% 有固定义齿,20.4% 有可摘局部义齿,5.3% 有全口义齿,0.3% 有种植义齿,13.1% 有非正规义齿。其中种植义齿、固定义齿、可摘局部义齿的比例均为城市高于农村,女性高于男性;全口义齿、非正规义齿的比例为农村高于城市,男性略高于女性;有缺牙未修复的比例为农村高于城市,女性略高于男性(表 2-28)。65~74 岁有缺失牙的人群中修复的比例为 63.2%。

表 2-28 全国 65~74 岁年龄组义齿修复状况

		种植义齿(%)	固定义齿(%)	可摘局部义齿(%)	全口义齿(%)	非正规义齿(%)	有缺牙未修复(%)
城乡	城	0.4	28.4	23.0	4.9	10.9	44.2
	乡	0.2	24.1	17.7	5.7	15.2	51.3
性别	男	0.2	24.5	19.7	5.4	13.5	47.6
	女	0.4	28.1	21.1	5.2	12.6	47.8
合计		0.3	26.3	20.4	5.3	13.1	47.7

2. 问卷调查结果

(1) 口腔健康知识和态度

全国 65~74 岁年龄组口腔健康知识知晓率为 47.6%,多数人对口腔疾病知识有所了解,但是对于窝沟

封闭和氟化物等预防龋齿适宜技术的作用认知水平还较低。47.7%的人知道"刷牙出血不正常",63.8%的人知道"细菌可引起牙龈发炎",40.2%的人知道"刷牙对预防牙龈出血的作用",63.1%的人知道"细菌可引起龋齿",75.1%的人知道"吃糖可以导致龋齿",76.9%的人知道"口腔疾病可能会影响全身健康"。仅8.5%的人知道"氟化物对保护牙齿的作用",5.2%的人知道"窝沟封闭可以保护牙齿"。其中,除"窝沟封闭可保护牙齿"的知晓率城乡间差别不明显外,其他问题的知晓率均城市明显高于农村(表2-29)。

表 2-29 全国 65~74 岁年龄组口腔健康知识知晓率(%)

	刷牙出血不正常	细菌可引起牙龈发炎	刷牙对预防牙龈出血的作用	细菌可引起龋齿	吃糖可以导致龋齿	氟化物对保护牙齿的作用	窝沟封闭可保护牙齿	口腔疾病可能会影响全身健康
城市	55.8	73.4	45.6	72.1	79.3	11.1	6.7	82.2
农村	39.4	54.0	34.6	53.8	70.8	5.8	3.7	71.5
合计	47.7	63.8	40.2	63.1	75.1	8.5	5.2	76.9

绝大部分人对口腔健康持积极态度。89.7%的人认可"口腔健康对自己的生活很重要"。77.0%的人同意"定期口腔检查十分必要",49.8%的人认为"牙齿好坏不是天生的",86.5%的人认同"预防牙病首先要靠自己"。"口腔健康对自己的生活很重要"、"定期口腔检查十分必要"、"预防牙病首先要靠自己"的认知态度城市明显好于农村,其他说法城乡间差别不明显(图2-33)。

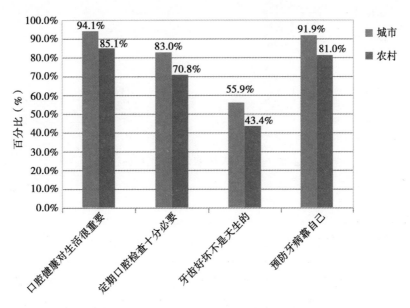

图 2-33 全国 65~74 岁年龄组口腔健康态度情况

(2) 饮食习惯

摄入频率每天1次及以上的比例依次为加糖的牛奶/酸奶/奶粉/茶/咖啡15.5%、甜点及糖果8.0%、甜饮料2.3%。前者城市明显高于农村,后两个习惯城市和农村间差别不明显(图2-34)。

(3) 口腔卫生行为

有良好的口腔卫生习惯的人群所占比例较低。80.9%的人每天刷牙,30.1%的人每天刷牙2次及以上,45.7%的人使用含氟牙膏,30.1%的人每天使用牙签,仅0.8%的人每天使用牙线。其中,除外每天刷牙、每天刷牙2次及以上的比例、及含氟牙膏使用率(城市48.8%,农村40.1%)城市高于农村,其他口腔健康行为在城乡间差别不明显(图2-35)。

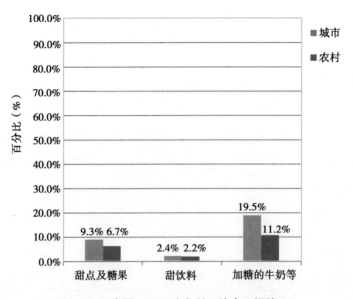

图 2-34 全国 65~74 岁年龄组饮食习惯情况

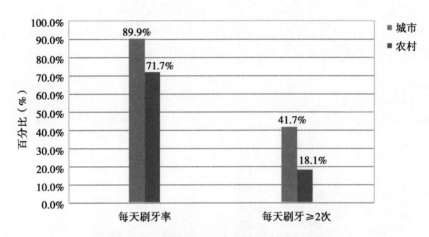

图 2-35 全国 65~74 岁年龄组的刷牙频率

(4) 口腔卫生服务利用

口腔卫生服务利用以治疗为主,城乡差别明显。有就医经历的人为 69.1%,在有就医经历的人中,末次就医距离现在时间在 6 个月内、6~12 个月、12 个月以上的分别为 18.4%、11.3%、70.4%,过去 12 个月内就医人群比例只有 20.5%,只有 2.2% 的人过去 12 个月接受过洁治,过去 12 个月未就医的原因排在前 3 位的为牙齿没有问题(49.6%)、牙病不重(32.1%)、经济困难(12.1%),末次就医原因按比例从高到低分别为治疗、咨询检查、预防(图 2-36)。其中,城市有就医经历、末次就医距离现在 6 个月以内(城市 20.6%,农村 15.6%)、过去 12 个月内就医的比例高于农村(图 2-37),过去 12 个月未就医的原因排在前 3 位的城市与农村也有所不同,城市为牙齿没有问题(54.1%)、牙病不重(30.6%)、其他(10.9%),农村为牙齿没有问题(45.5%)、牙病不重(33.5%)、经济困难(15.0%),其他就医行为城市和农村间差别不明显。

(5) 口腔健康对相关生活质量的影响

口腔问题对生活质量的影响主要体现在进食方面,口腔问题对限制食物数量和种类(包括很经常和经常)的比例最高,为 31.0%,其他影响依次为咀嚼困难(28.9%)、冷、热、甜敏感(21.2%)、担心或关注口腔问题(15.0%)、进食时口腔不适(9.8%)、用药缓解不适(8.2%)、外观不满意(7.8%)、吞咽困难(6.3%)、妨碍说话(5.7%)、人前进食不适(4.1%)、限制与他人交往(3.0%)和人前紧张或不自在(2.9%)。以上影响在城市和农村间差别不明显。

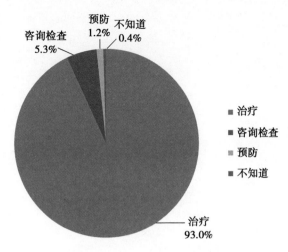

图 2-36　全国 65~74 岁年龄组末次就医原因构成比

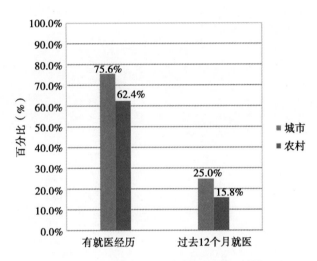

图 2-37　全国 65~74 岁年龄组就医经历情况

第三部分 主要发现和政策建议

一、主要发现

(一) 我国儿童患龋呈快速增长趋势

在过去的 10 年间,我国 5 岁年龄组乳牙和 12 岁年龄组恒牙龋病患病水平都呈明显的上升趋势,其中 5 岁年龄组乳牙患龋率从 66.0% 上升到 71.9%,上升了 5.9 个百分点,龋均从 3.50 上升到 4.24,上升了 0.74。12 岁年龄组恒牙患龋率从 28.9% 上升到 38.5%,上升了 9.6 个百分点,龋均从 0.54 上升到 0.86,上升了 0.32 (表 3-1)。

表 3-1　2005—2015 年儿童龋病患病状况变化趋势

年龄组	患龋率(%)		龋均	
	2005	2015	2005	2015
5 岁	66.0	71.9	3.50	4.24
12 岁	28.9	38.5	0.54	0.86

本次流调在学龄前儿童增加了 3 岁、4 岁两个年龄组,不仅可以了解 3~5 岁年龄组龋病的变化趋势,还发现 3 岁年龄组乳牙龋患病状况已经较为严重,形势严峻。我国 3~5 岁儿童乳牙龋患病率处于非常高的水平,3 岁年龄组达到 50.8%,5 岁年龄组高达 71.9%,所以乳牙龋防治工作应该关口前移,加强低龄儿童龋的综合防治。而且 5 岁年龄组因龋充填牙仅占 4.0%,大部分处于龋坏牙状态(95.8%),没有治疗,应引起高度重视。

从世界范围来看,各国龋病患病水平差别悬殊,世界卫生组织(WHO)将 12 岁年龄组恒牙龋均作为衡量龋病患病水平的重要标准,将龋病患病水平分为 4 个等级(表 3-2)。本次调查我国 12 岁年龄组恒牙龋均为 0.86,在世界上尚属于较低水平(图 3-1)。1980—2015 年的 35 年间,全球龋病患病状况呈现前 20 年间显著下降,后 15 年间缓慢上升的趋势。相对而言,我国龋病的患病状况一直处于较低水平,但是和 10 年前相比,平均每人增加了 0.32 颗龋齿,上升了 59.3%,上升幅度较大,值得重视(图 3-2)。国务院办公厅印发《中国防治慢性病中长期规划(2017—2025 年)》中提出"12 岁儿童患龋率控制在 30% 以内"的目标,要达到这一目标任务艰巨。

表 3-2　WHO 龋病流行程度评价指标(12 岁)

龋均(DMFT 均数)	等级	龋均(DMFT 均数)	等级
<1.2	很低	2.7~4.4	中
1.2~2.6	低	>4.4	高

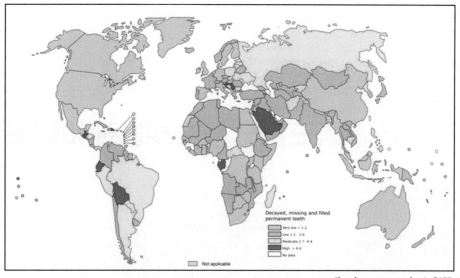

图 3-1 2014 年全球龋病患病水平(12 岁年龄组龋均)

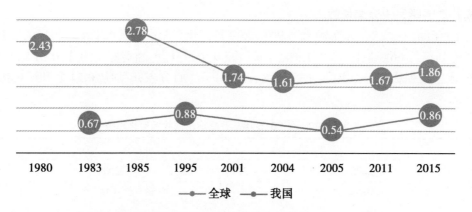

图 3-2 全球和我国 12 岁年龄组龋均变化趋势(1980—2015 年)

(二)中老年人牙周健康状况较差

在 2005—2015 年的 10 年间,我国 35~44 岁年龄组和 65~74 岁年龄组的牙周健康率明显下降,牙龈出血、深牙周袋的检出率和检出牙数明显上升(表 3-3)。

表 3-3 2005—2015 年中老年人牙周健康状况变化趋势

| | 牙周健康率(%) | | 牙龈出血 | | | | 深牙周袋(≥6mm) | | | |
| | | | 检出率(%) | | 检出牙数 | | 检出率(%) | | 检出牙数 | |
	2005	2015	2005	2015	2005	2015	2005	2015	2005	2015
35~44 岁	14.5	9.1	77.3	87.4	8.77	13.77	5.7	6.9	0.12	0.14
65~74 岁	14.1	9.3	68.0	82.6	6.18	11.25	11.4	14.7	0.20	0.33

(三)老年人存留牙数有所增加

在 2005—2015 年的 10 年间,中老年人无牙颌率出现明显下降的趋势,35~44 岁年龄组无牙颌率从 0.06% 下降到 0.01% 以下,65~74 岁年龄组无牙颌率从 6.82% 下降到 4.50%(表 3-4)。同时,中老年人存留牙数都有明显上升,65~74 岁年龄组存留牙数增加了 1.53 颗(表 3-5,图 3-3)。

表 3-4　2005—2015 年中老年人无牙颌率变化趋势（%）

		35~44 岁		65~74 岁	
		2005 年	2015 年	2005 年	2015 年
城乡	城	0.03	0.00	5.57	3.79
	乡	0.08	0.00	8.07	5.22
性别	男	0.04	0.00	6.29	4.55
	女	0.07	0.00	7.35	4.44
合计		0.06	0.00	6.82	4.50

表 3-5　2005—2015 年中老年人存留牙数变化趋势

		35~44 岁		65~74 岁	
		2005 年	2015 年	2005 年	2015 年
城乡	城	29.32	29.60	21.98	23.01
	乡	29.48	29.59	19.96	21.96
性别	男	29.60	29.69	21.30	22.49
	女	29.21	29.60	20.64	22.50
合计		29.40	29.60	20.97	22.50

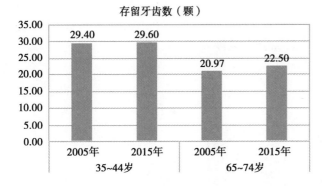
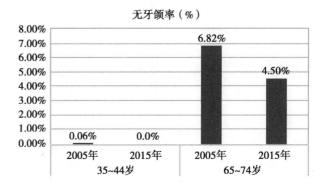

图 3-3　中老年人存留牙数及无牙颌率变化趋势（2005—2015 年）

（四）居民口腔卫生服务利用率提高

在 2005—2015 年的 10 年间，我国各年龄组的龋补充填比都有明显提高（图 3-4）。12 岁年龄组的窝沟封闭率从 1.5% 提高到 5.7%（图 3-5）。

（五）居民口腔健康知识水平和口腔健康行为均有所改善

在 2005—2015 年的 10 年间，我国居民口腔健康知识水平有一定的提高。本次调查发现，我国居民（指本次调查人群）口腔健康知识知晓率为 60.1%，在调查人群中 84.9% 的人对口腔保健持积极态度。

5 岁儿童家长对"窝沟封闭可以预防龋齿"的知晓率明显上升，而对"乳牙坏了是否需要治疗"的知晓率略有下降（图 3-6）。

12 岁年龄组口腔健康知识水平有明显的提高，尤其是对"刷牙出血是否正常"、"细菌可引起牙龈发炎"、"刷牙对预防牙龈出血的作用"以及"细菌可引起龋齿"的知晓率明显提高。但对"吃糖可以导致龋齿"和"氟化物对保护牙齿的作用"的知晓率略有下降（图 3-7）。

35~44 岁年龄组对"刷牙出血是否正常"的知晓率从 64.4% 提高到 68.7%。

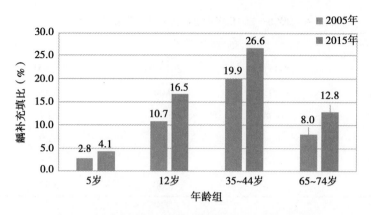

图 3-4　2005—2015 年各年龄组龋补充填比变化趋势

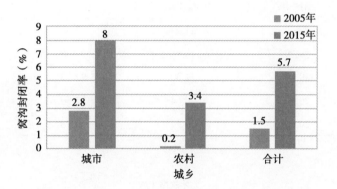

图 3-5　2005—2015 年 12 岁年龄组窝沟封闭率变化趋势

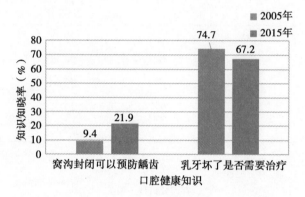

图 3-6　2005—2015 年 5 岁儿童家长口腔健康知识知晓率的变化趋势

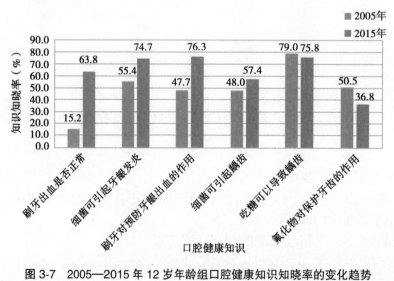

图 3-7　2005—2015 年 12 岁年龄组口腔健康知识知晓率的变化趋势

　　在过去的 10 年间,我国居民口腔健康行为状况都有一定的改善。各年龄组每天 2 次刷牙率、含氟牙膏使用率以及牙线使用率都有所上升(表 3-6)。但每天 2 次刷牙率在任何一个年龄组中都没有超过 50%,牙线使用率依然非常低。本次调查发现,5 岁和 12 岁儿童、中老年人(指本次调查的 35~44 岁年龄组、55~64 岁年龄组、65~74 岁年龄组)每天两次刷牙率分别为 24.1%、31.9%、36.1%。5 岁和 12 岁儿童、中年人(指本次调查的 35~44 岁年龄组、55~64 岁年龄组、65~74 岁年龄组)含氟牙膏使用率分别为 42.1%、55.0%、61.0%。

表 3-6 2005—2015 年各年龄组口腔卫生习惯的变化趋势(%)

	刷牙率		每天 2 次刷牙率		含氟牙膏使用率		牙线使用率	
	2005	2015	2005	2015	2005	2015	2005	2015
5 岁	80.4	66.7	21.8	24.1	39.5	42.1	—	—
12 岁	81.8	82.8	28.4	31.9	45.9	55.0	1.4*	1.2**
35~44 岁	89.3	93.2	34.6	47.8	46.3	72.8	0.6	2.0
65~74 岁	75.2	80.9	25.8	30.1	26.5	45.7	0.4	0.8

*2005 年 1.4% 经常用

**2015 年 0.6% 每周用,0.6% 每天用

二、政策建议

口腔疾病是影响我国居民健康的常见病、多发病,且与全身许多系统性疾病关系非常密切。为推进健康中国战略,切实维护我国居民口腔健康与全身健康,满足人民群众日益增长的口腔健康需求。根据第四次全国口腔健康流行病学调查主要发现,对今后我国的口腔卫生工作提出如下建议:

(一) 建立和健全口腔疾病综合防控体系

1. 加强机构体系的建设

(1) 深化部门协作,形成口腔疾病防治工作合力。在政府主导下,加强卫生行政部门与财政、教育、社保、民政等相关部门的协作,促进将口腔健康融入多部门政策。口腔专业防治机构与疾控机构、妇幼保健机构等建立分工合作机制,协同开展口腔疾病防治工作。

(2) 在国家层面设立口腔中心,协助卫生行政部门制定口腔疾病防治规划,全面推进全民口腔健康管理。

(3) 设置区域性口腔卫生和省级口腔疾病防治指导中心,充分发挥口腔专科医院和综合医院口腔科、民营口腔医疗机构以及疾病预防控制等专业机构作用,开展口腔疾病防治技术指导和技术培训,为群众提供规范的口腔健康服务。

(4) 加强基层口腔疾病防治网络的建设,在社区卫生服务中心和乡镇卫生院设置口腔疾病防治科室,建立居民口腔健康档案、开展口腔健康教育和口腔疾病预防干预,以保证居民平等享有基本口腔卫生服务。

2. 加强专业人员队伍的建设

加强对口腔疾病防治专业人员的培养与培训,提升广大口腔病防治工作者尤其是基层口腔卫生工作人员的口腔疾病防治能力,更好的为广大居民服务,提高居民的口腔健康水平。

应在口腔专科医院设口腔预防科并配置口腔预防专业人员;在综合医院口腔科及其他口腔医疗机构配置从事口腔疾病预防的专业人员;在社区卫生服务中心和乡镇卫生院配置口腔助理执业医师开展口腔疾病的初级预防。

(二) 针对重点人群开展口腔疾病综合防控策略

针对孕产妇、儿童、老年人等重点人群和龋病、牙周疾病等重点疾病,因地制宜,探索推广口腔疾病防治适宜技术。

1. 从孕妇和婴幼儿开始预防乳牙龋病

第四次流调结果显示,3 岁年龄组乳牙患龋率达到了 50.8%,患龋形势极为严峻。乳牙龋预防关口需前移至孕妇和婴幼儿。

(1) 开展孕期口腔健康教育:让每一个准妈妈了解正确的口腔健康知识,避免不良的喂养、饮食和口腔卫生习惯,从源头预防龋病的发生。这项工作需要口腔专业人员与妇产、妇幼机构、社区卫生服务中心及乡镇卫生院等联合完成。

(2) 加强对 0~3 岁婴幼儿口腔疾病的预防:要充分发挥妇幼机构、社区卫生服务中心、乡镇卫生院的作

用,让孩子的主要看护人了解正确的喂养、饮食和口腔卫生习惯,做好定期口腔检查,并将其纳入基本公共卫生服务之中。

2. 加强儿童口腔疾病综合干预

(1) 学龄前儿童:进一步扩大全国儿童口腔疾病综合干预项目范围,针对学龄前儿童及家长,加强口腔健康知识传播,提高家长的口腔健康意识,促进家长关注儿童口腔健康,促进儿童口腔健康行为习惯的建立。指导家长帮助儿童进行菌斑控制,推广含氟牙膏的使用。通过免费口腔检查和龋病风险评估,针对儿童的龋病患病风险采用口腔卫生指导,局部应用含氟涂料、早期龋齿充填等龋病综合管理措施,预防龋病的发生,遏制龋病的进一步发展。加强宣传,鼓励及早进行牙颌畸形的矫正。

(2) 学龄儿童:联合教育等部门组织开展学校儿童口腔健康促进项目,把口腔健康教育的内容纳入到健康教育内容中。提高儿童口腔健康素养,掌握口腔健康基本知识和龋病、牙周病、牙颌畸形的防治,促进儿童养成良好的饮食和口腔卫生习惯。采取窝沟封闭、局部用氟等适宜技术,在有条件的地区,实现窝沟封闭适龄儿童全覆盖。定期进行口腔健康检查。对早期龋进行充填治疗。

3. 中老年人以牙周疾病防治为重点　倡导全方位口腔清洁,提倡使用牙线、牙间隙刷,将口腔洁治纳入医保,倡导定期口腔洁治,维护牙周健康。重视牙根护理,预防根面龋。保留健康牙齿,及时修复失牙,恢复口腔功能,有效提升老年生活质量。

(三) 加强全民口腔健康教育,提高居民口腔健康素养

以 9·20 "全国爱牙日"为契机,将口腔健康教育集中宣传与日常宣传相结合,积极开展口腔健康教育与口腔健康促进活动。

建立健全口腔健康教育体系,充分发挥口腔专业人员的积极性和技术指导作用,充分利用口腔专业机构、学术团体、社会组织的优势并争取企业界的支持,积极开展覆盖全人群,贯穿全生命周期的口腔健康教育,提高我国全民口腔健康意识,普及口腔保健知识。广泛开展和推进规范化、科学化的口腔健康科学普及工作,大力推广科学刷牙、使用含氟牙膏刷牙、饭后漱口等口腔保健常识,引导人民群众树立正确的口腔健康观念,养成科学的口腔健康行为。

(四) 加强动态监测,科学评估口腔健康状况

1. 加强口腔疾病防治信息的收集、分析、利用,将口腔健康流行病学的核心指标纳入中国居民健康指标的常规监测体系,及时掌握居民口腔健康基本状况,并开展口腔健康与全身健康关系的研究。

2. 将全国口腔健康流行病学调查制度化,每 10 年开展一次,动态监测我国居民口腔疾病发病及分布特征以及变化趋势,为制定我国口腔疾病防控规划、具体措施、调整防治策略以及评价规划的实施效果提供科学依据。

(五) 统筹多方资源,建立健全口腔健康服务保障体系

加大对口腔健康工作的投入,逐步建立政府、社会和个人多元化资金筹措机制,对农村和贫困地区加大保障支持力度。完善现有的居民医疗保险和社会保障制度,满足人们基本的口腔保健需求,将龋病、牙髓病和牙周病等重点口腔疾病的防治,尤其是针对儿童口腔疾病的预防措施纳入国家基本医疗保险中。

第四部分 全国口腔健康调查结果统计表

表 4-1　全国各年龄组调查对象民族分布

			调查人数	汉族		藏族		回族		维吾尔族		壮族		其他民族	
				人数	构成比(%)	人数	构成比(%)	人数	构成比(%)	人数	构成比(%)	人数	构成比(%)	人数	构成比(%)
3~5岁	城市	男	10283	9122	88.7	351	3.4	211	2.1	199	1.9	62	0.6	338	3.3
		女	10205	9029	88.5	339	3.3	188	1.8	219	2.1	64	0.6	366	3.6
		合计	20488	18151	88.6	690	3.4	399	1.9	418	2.0	126	0.6	704	3.4
	农村	男	9962	9022	90.6	348	3.5	225	2.3	10	0.1	12	0.1	345	3.5
		女	9910	8914	89.9	341	3.4	225	2.3	8	0.1	7	0.1	415	4.2
		合计	19872	17936	90.3	689	3.5	450	2.3	18	0.1	19	0.1	760	3.8
	合计	男	20245	18144	89.6	699	3.5	436	2.2	209	1.0	74	0.4	683	3.4
		女	20115	17943	89.2	680	3.4	413	2.1	227	1.1	71	0.4	781	3.9
		合计	40360	36087	89.4	1379	3.4	849	2.1	436	1.1	145	0.4	1464	3.6
12~15岁	城市	男	30120	25661	85.2	977	3.2	1012	3.4	609	2.0	585	1.9	1276	4.2
		女	30189	25544	84.6	1012	3.4	1062	3.5	614	2.0	572	1.9	1385	4.6
		合计	60309	51205	84.9	1989	3.3	2074	3.4	1223	2.0	1157	1.9	2661	4.4
	农村	男	29143	25950	89.0	954	3.3	932	3.2	29	0.1	21	0.1	1257	4.3
		女	29149	25846	88.7	981	3.4	892	3.1	30	0.1	29	0.1	1371	4.7
		合计	58292	51796	88.9	1935	3.3	1824	3.1	59	0.1	50	0.1	2628	4.5
	合计	男	59263	51611	87.1	1931	3.3	1944	3.3	638	1.1	606	1.0	2533	4.3
		女	59338	51390	86.6	1993	3.4	1954	3.3	644	1.1	601	1.0	2756	4.6
		合计	118601	103001	86.8	3924	3.3	3898	3.3	1282	1.1	1207	1.0	5289	4.5

续表

			调查人数	汉族		藏族		回族		维吾尔族		壮族		其他民族	
				人数	构成比（%）	人数	构成比（%）	人数	构成比（%）	人数	构成比（%）	人数	构成比（%）	人数	构成比（%）
35~44岁	城市	男	1099	971	88.4	31	2.8	31	2.8	22	2.0	13	1.2	31	2.8
		女	1140	988	86.7	43	3.8	34	3.0	21	1.8	12	1.1	42	3.7
		合计	2239	1959	87.5	74	3.3	65	2.9	43	1.9	25	1.1	73	3.3
	农村	男	1098	999	91.0	38	3.5	23	2.1	2	0.2	0	0.0	36	3.3
		女	1073	984	91.7	33	3.1	22	2.1	2	0.2	2	0.2	30	2.8
		合计	2171	1983	91.3	71	3.3	45	2.1	4	0.2	2	0.1	66	3.0
	合计	男	2197	1970	89.7	69	3.1	54	2.5	24	1.1	13	0.6	67	3.0
		女	2213	1972	89.1	76	3.4	56	2.5	23	1.0	14	0.6	72	3.3
		合计	4410	3942	89.4	145	3.3	110	2.5	47	1.1	27	0.6	139	3.2
55~64岁	城市	男	1158	1030	88.9	36	3.1	34	2.9	21	1.8	7	0.6	30	2.6
		女	1184	1063	89.8	36	3.0	33	2.8	22	1.9	7	0.6	23	1.9
		合计	2342	2093	89.4	72	3.1	67	2.9	43	1.8	14	0.6	53	2.3
	农村	男	1134	1047	92.3	35	3.1	23	2.0	3	0.3	0	0.0	26	2.3
		女	1147	1065	92.9	41	3.6	12	1.0	1	0.1	0	0.0	28	2.4
		合计	2281	2112	92.6	76	3.3	35	1.5	4	0.2	0	0.0	54	2.4
	合计	男	2292	2077	90.6	71	3.1	57	2.5	24	1.0	7	0.3	56	2.4
		女	2331	2128	91.3	77	3.3	45	1.9	23	1.0	7	0.3	51	2.2
		合计	4623	4205	91.0	148	3.2	102	2.2	47	1.0	14	0.3	107	2.3
65~74岁	城市	男	1127	998	88.6	36	3.2	34	3.0	23	2.0	5	0.4	31	2.8
		女	1120	1000	89.3	35	3.1	28	2.5	20	1.8	8	0.7	29	2.6
		合计	2247	1998	88.9	71	3.2	62	2.8	43	1.9	13	0.6	60	2.7
	农村	男	1095	1002	91.5	44	4.0	17	1.6	2	0.2	0	0.0	30	2.7
		女	1089	1011	92.8	31	2.8	24	2.2	1	0.1	0	0.0	22	2.0
		合计	2184	2013	92.2	75	3.4	41	1.9	3	0.1	0	0.0	52	2.4
	合计	男	2222	2000	90.0	80	3.6	51	2.3	25	1.1	5	0.2	61	2.7
		女	2209	2011	91.0	66	3.0	52	2.4	21	1.0	8	0.4	51	2.3
		合计	4431	4011	90.5	146	3.3	103	2.3	46	1.0	13	0.3	112	2.5

表 4-2 全国 35~44 岁、55~64 岁、65~74 岁年龄组调查对象职业分布

			调查人数	机关/企事业单位负责人		专业技术人员		办事员		商业/服务人员		农林牧渔业生产人员		生产运输设备操作人员		其他从业人员		无业、失业、半失业		离退休	
				人数	构成比(%)	人数	构成比(%)	人数	构成比(%)	人数	构成比(%)	人数	构成比(%)	人数	构成比(%)	人数	构成比(%)	人数	构成比(%)	人数	构成比(%)
35~44岁	城市	男	1099	79	7.2	189	17.2	163	14.8	192	17.5	133	12.1	85	7.7	106	9.6	146	13.3	6	0.5
		女	1140	75	6.6	198	17.4	216	18.9	158	13.9	134	11.8	45	3.9	79	6.9	222	19.5	13	1.1
		合计	2239	154	6.9	387	17.3	379	16.9	350	15.6	267	11.9	130	5.8	185	8.3	368	16.4	19	0.8
	农村	男	1098	60	5.5	106	9.7	55	5.0	102	9.3	640	58.3	37	3.4	44	4.0	48	4.4	6	0.5
		女	1073	44	4.1	64	6.0	60	5.6	86	8.0	661	61.6	16	1.5	34	3.2	101	9.4	7	0.7
		合计	2171	104	4.8	170	7.8	115	5.3	188	8.7	1301	59.9	53	2.4	78	3.6	149	6.9	13	0.6
	合计	男	2197	139	6.3	295	13.4	218	9.9	294	13.4	773	35.2	122	5.6	150	6.8	194	8.8	12	0.5
		女	2213	119	5.4	262	11.8	276	12.5	244	11.0	795	35.9	61	2.8	113	5.1	323	14.6	20	0.9
		合计	4410	258	5.9	557	12.6	494	11.2	538	12.2	1568	35.6	183	4.1	263	6.0	517	11.7	32	0.7
55~64岁	城市	男	1158	43	3.7	69	6.0	76	6.6	73	6.3	216	18.7	81	7.0	84	7.3	198	17.1	318	27.5
		女	1184	31	2.6	69	5.8	35	3.0	49	4.1	223	18.8	65	5.5	44	3.7	287	24.2	381	32.2
		合计	2342	74	3.2	138	5.9	111	4.7	122	5.2	439	18.7	146	6.2	128	5.5	485	20.7	699	29.8
	农村	男	1134	37	3.3	39	3.4	25	2.2	38	3.4	789	69.6	44	3.9	28	2.5	56	4.9	78	6.9
		女	1147	30	2.6	12	1.0	9	0.8	26	2.3	835	72.8	47	4.1	9	0.8	97	8.5	82	7.1
		合计	2281	67	2.9	51	2.2	34	1.5	64	2.8	1624	71.2	91	4.0	37	1.6	153	6.7	160	7.0
	合计	男	2292	80	3.5	108	4.7	101	4.4	111	4.8	1005	43.8	125	5.5	112	4.9	254	11.1	396	17.3
		女	2331	61	2.6	81	3.5	44	1.9	75	3.2	1058	45.4	112	4.8	53	2.3	384	16.5	463	19.9
		合计	4623	141	3.0	189	4.1	145	3.1	186	4.0	2063	44.6	237	5.1	165	3.6	638	13.8	859	18.6
65~74岁	城市	男	1127	42	3.7	53	4.7	22	2.0	20	1.8	206	18.3	65	5.8	29	2.6	178	15.8	512	45.4
		女	1120	13	1.2	41	3.7	21	1.9	20	1.8	231	20.6	49	4.4	36	3.2	295	26.3	414	37.0
		合计	2247	55	2.4	94	4.2	43	1.9	40	1.8	437	19.4	114	5.1	65	2.9	473	21.1	926	41.2
	农村	男	1095	28	2.6	16	1.5	7	0.6	16	1.5	751	68.6	24	2.2	12	1.1	103	9.4	138	12.6
		女	1089	29	2.7	7	0.6	2	0.2	16	1.5	808	74.2	20	1.8	12	1.1	109	10.0	86	7.9
		合计	2184	57	2.6	23	1.1	9	0.4	32	1.5	1559	71.4	44	2.0	24	1.1	212	9.7	224	10.3
	合计	男	2222	70	3.2	69	3.1	29	1.3	36	1.6	957	43.1	89	4.0	41	1.8	281	12.6	650	29.3
		女	2209	42	1.9	48	2.2	23	1.0	36	1.6	1039	47.0	69	3.1	48	2.2	404	18.3	500	22.6
		合计	4431	112	2.5	117	2.6	52	1.2	72	1.6	1996	45.0	158	3.6	89	2.0	685	15.5	1150	26.0

表4-3 全国35~44岁、55~64岁、65~74岁年龄组调查对象受教育年限分布

			调查人数	0年 人数	0年 构成比(%)	1~6年 人数	1~6年 构成比(%)	7~9年 人数	7~9年 构成比(%)	10~12年 人数	10~12年 构成比(%)	13~18年 人数	13~18年 构成比(%)	19年以上 人数	19年以上 构成比(%)	其他 人数	其他 构成比(%)
35~44岁	城市	男	1099	20	1.8	100	9.1	291	26.5	251	22.8	429	39.0	7	0.6	1	0.1
		女	1140	46	4.0	129	11.3	239	21.0	262	23.0	454	39.8	10	0.9	0	0.0
		合计	2239	66	2.9	229	10.2	530	23.7	513	22.9	883	39.4	17	0.8	1	0.0
	农村	男	1098	60	5.5	222	20.2	434	39.5	203	18.5	172	15.7	7	0.6	0	0.0
		女	1073	149	13.9	232	21.6	415	38.7	138	12.9	136	12.7	3	0.3	0	0.0
		合计	2171	209	9.6	454	20.9	849	39.1	341	15.7	308	14.2	10	0.5	1	0.0
	合计	男	2197	80	3.6	322	14.7	725	33.0	454	20.7	601	27.4	14	0.6	1	0.0
		女	2213	195	8.8	361	16.3	654	29.6	400	18.1	590	26.7	13	0.6	0	0.0
		合计	4410	275	6.2	683	15.5	1379	31.3	854	19.4	1191	27.0	27	0.6	1	0.0
55~64岁	城市	男	1158	61	5.3	252	21.8	429	37.0	288	24.9	125	10.8	1	0.1	2	0.2
		女	1184	204	17.2	259	21.9	370	31.3	270	22.8	77	6.5	4	0.3	0	0.0
		合计	2342	265	11.3	511	21.8	799	34.1	558	23.8	202	8.6	5	0.2	2	0.1
	农村	男	1134	167	14.7	365	32.2	375	33.1	172	15.2	54	4.8	1	0.1	0	0.0
		女	1147	456	39.8	362	31.6	208	18.1	98	8.5	22	1.9	1	0.1	0	0.0
		合计	2281	623	27.3	727	31.9	583	25.6	270	11.8	76	3.3	2	0.1	0	0.0
	合计	男	2292	228	9.9	617	26.9	804	35.1	460	20.1	179	7.8	2	0.1	2	0.1
		女	2331	660	28.3	621	26.6	578	24.8	368	15.8	99	4.2	5	0.2	0	0.0
		合计	4623	888	19.2	1238	26.8	1382	29.9	828	17.9	278	6.0	7	0.2	2	0.0
65~74岁	城市	男	1127	95	8.4	328	29.1	367	32.6	191	16.9	145	12.9	1	0.1	0	0.0
		女	1120	241	21.5	401	35.8	287	25.6	122	10.9	64	5.7	4	0.4	1	0.1
		合计	2247	336	15.0	729	32.4	654	29.1	313	13.9	209	9.3	5	0.2	1	0.0
	农村	男	1095	206	18.8	505	46.1	260	23.7	94	8.6	30	2.7	0	0.0	0	0.0
		女	1089	491	45.1	420	38.6	134	12.3	30	2.8	14	1.3	0	0.0	0	0.0
		合计	2184	697	31.9	925	42.4	394	18.0	124	5.7	44	2.0	0	0.0	0	0.0
	合计	男	2222	301	13.5	833	37.5	627	28.2	285	12.8	175	7.9	1	0.0	2	0.1
		女	2209	732	33.1	821	37.2	421	19.1	152	6.9	78	3.5	4	0.2	0	0.0
		合计	4431	1033	23.3	1654	37.3	1048	23.7	437	9.9	253	5.7	5	0.1	1	0.0

表 4-4　全国 3 岁年龄组乳牙患龋率、龋均及龋补充填比

		受检人数	患龋率(%)	dt			mt			ft			dmft		龋补充填比(%)
				$\bar{x}$	s	构成比(%)	$\bar{x}$	s	构成比(%)	$\bar{x}$	s	构成比(%)	$\bar{x}$	s	
城市	男	3183	49.4	2.12	3.28	97.8	0.00	0.08	0.2	0.04	0.43	2.1	2.17	3.33	2.1
	女	3183	48.4	2.04	3.25	97.2	0.00	0.03	0.0	0.06	0.47	2.7	2.10	3.31	2.8
	合计	6366	48.9	2.08	3.26	97.5	0.00	0.06	0.1	0.05	0.45	2.4	2.13	3.32	2.4
农村	男	3003	52.5	2.42	3.48	99.2	0.00	0.09	0.2	0.02	0.26	0.6	2.44	3.49	0.6
	女	3021	53.0	2.42	3.49	99.2	0.00	0.05	0.1	0.02	0.22	0.7	2.44	3.51	0.7
	合计	6024	52.8	2.42	3.48	99.2	0.00	0.07	0.1	0.02	0.24	0.7	2.44	3.50	0.7
合计	男	6186	50.9	2.27	3.38	98.5	0.00	0.08	0.2	0.03	0.35	1.3	2.30	3.41	1.3
	女	6204	50.6	2.23	3.37	98.2	0.00	0.04	0.1	0.04	0.37	1.7	2.27	3.42	1.7
	合计	12390	50.8	2.25	3.38	98.4	0.00	0.07	0.1	0.03	0.36	1.5	2.28	3.41	1.5

表 4-5　全国 4 岁年龄组乳牙患龋率、龋均及龋补充填比

		受检人数	患龋率(%)	dt			mt			ft			dmft		龋补充填比(%)
				$\bar{x}$	s	构成比(%)	$\bar{x}$	s	构成比(%)	$\bar{x}$	s	构成比(%)	$\bar{x}$	s	
城市	男	3522	61.4	3.04	3.84	95.1	0.01	0.10	0.2	0.15	0.81	4.7	3.20	3.96	4.7
	女	3509	62.0	2.93	3.79	95.0	0.01	0.13	0.2	0.15	0.73	4.8	3.08	3.91	4.8
	合计	7031	61.7	2.99	3.81	95.1	0.01	0.11	0.2	0.15	0.77	4.8	3.14	3.94	4.8
农村	男	3506	66.0	3.69	4.35	98.6	0.01	0.09	0.2	0.05	0.42	1.2	3.74	4.39	1.2
	女	3441	65.3	3.51	4.24	98.4	0.00	0.07	0.1	0.05	0.45	1.5	3.57	4.27	1.5
	合计	6947	65.6	3.60	4.29	98.5	0.01	0.08	0.1	0.05	0.43	1.4	3.66	4.33	1.4
合计	男	7028	63.7	3.37	4.11	97.0	0.01	0.10	0.2	0.10	0.65	2.8	3.47	4.19	2.8
	女	6950	63.6	3.22	4.03	96.8	0.01	0.10	0.2	0.10	0.61	3.0	3.32	4.10	3.0
	合计	13978	63.6	3.29	4.07	96.9	0.01	0.10	0.2	0.10	0.63	2.9	3.40	4.15	2.9

表 4-6　全国 5 岁年龄组乳牙患龋率、龋均及龋补充填比

		受检人数	患龋率(%)	dt			mt			ft			dmft		龋补充填比(%)
				$\bar{x}$	s	构成比(%)	$\bar{x}$	s	构成比(%)	$\bar{x}$	s	构成比(%)	$\bar{x}$	s	
城市	男	3578	69.9	3.77	4.25	93.8	0.01	0.12	0.2	0.24	0.94	6.0	4.02	4.38	6.0
	女	3513	70.9	3.79	4.19	93.8	0.02	0.19	0.5	0.23	0.91	5.7	4.04	4.33	5.7
	合计	7091	70.4	3.78	4.22	94.0	0.01	0.16	0.2	0.23	0.93	5.7	4.03	4.35	5.8
农村	男	3453	74.5	4.41	4.54	97.1	0.02	0.17	0.4	0.11	0.59	2.4	4.53	4.60	2.3
	女	3448	72.3	4.27	4.54	97.3	0.01	0.15	0.2	0.11	0.62	2.5	4.40	4.61	2.6
	合计	6901	73.4	4.34	4.54	97.3	0.01	0.16	0.2	0.11	0.61	2.5	4.47	4.60	2.5
合计	男	7031	72.2	4.09	4.41	95.6	0.01	0.15	0.2	0.18	0.79	4.2	4.27	4.49	4.1
	女	6961	71.6	4.03	4.37	95.7	0.01	0.17	0.2	0.17	0.78	4.0	4.21	4.47	4.1
	合计	13992	71.9	4.06	4.39	95.8	0.01	0.16	0.2	0.17	0.79	4.0	4.24	4.48	4.1

表 4-7　全国 3~5 岁年龄组乳牙患龋率、龋均及龋补充填比

		受检人数	患龋率(%)	dt			mt			ft			dmft		龋补充填比(%)
				$\bar{x}$	s	构成比(%)	$\bar{x}$	s	构成比(%)	$\bar{x}$	s	构成比(%)	$\bar{x}$	s	
城市	男	10283	60.6	3.01	3.89	95.1	0.01	0.10	0.2	0.15	0.77	4.7	3.17	4.00	4.7
	女	10205	60.8	2.95	3.84	95.0	0.01	0.14	0.3	0.15	0.74	4.7	3.10	3.97	4.7
	合计	20488	60.7	2.98	3.86	95.0	0.01	0.12	0.2	0.15	0.75	4.7	3.14	3.99	4.7
农村	男	9962	64.9	3.56	4.25	98.2	0.01	0.12	0.3	0.06	0.45	1.6	3.62	4.30	1.6
	女	9910	64.0	3.44	4.20	98.0	0.01	0.10	0.2	0.06	0.47	1.8	3.51	4.25	1.8
	合计	19872	64.4	3.50	4.23	98.1	0.01	0.11	0.2	0.06	0.46	1.7	3.57	4.28	1.7
合计	男	20245	62.7	3.28	4.08	96.7	0.01	0.11	0.2	0.10	0.64	3.1	3.39	4.16	3.1
	女	20115	62.4	3.19	4.03	96.6	0.01	0.12	0.2	0.11	0.62	3.2	3.31	4.12	3.2
	合计	40360	62.5	3.24	4.06	96.6	0.01	0.12	0.2	0.11	0.63	3.1	3.35	4.14	3.1

表 4-8　全国 3~5 岁年龄组儿童家长问卷调查应答者分布（%）

		调查人数	父亲	母亲	祖父/外祖父	祖母/外祖母
城市	男	10283	19.9	60.4	6.3	13.5
	女	10205	19.5	60.8	6.0	13.7
	合计	20488	19.7	60.6	6.2	13.6
农村	男	9962	20.1	56.4	8.5	15.1
	女	9910	19.1	56.7	8.3	15.9
	合计	19872	19.6	56.5	8.4	15.5
合计	男	20245	20.0	58.4	7.4	14.3
	女	20115	19.3	58.8	7.1	14.8
	合计	40360	19.6	58.6	7.3	14.5

表 4-9　全国 3 岁年龄组平均出生体重与 6 个月内喂养方式分布

		调查人数	出生体重（斤）		6 个月内喂养方式（%）				
			$\bar{x}$	s	完全母乳喂养	母乳喂养为主	完全人工喂养	人工喂养为主	母乳喂养与人工喂养各半
城市	男	3183	6.66	1.01	40.8	19.9	12.2	7.8	19.5
	女	3183	6.47	0.97	42.1	19.8	13.4	7.9	16.8
	合计	6366	6.56	0.99	41.4	19.8	12.8	7.8	18.1
农村	男	3003	6.69	1.01	44.1	19.4	12.6	8.0	15.9
	女	3021	6.49	0.97	43.9	20.3	12.5	7.6	15.8
	合计	6024	6.59	1.00	44.0	19.9	12.5	7.8	15.9
合计	男	6186	6.67	1.01	42.4	19.6	12.4	7.9	17.7
	女	6204	6.48	0.97	43.0	20.0	12.9	7.7	16.3
	合计	12390	6.58	0.99	42.7	19.8	12.7	7.8	17.0

表 4-10　全国 4 岁年龄组平均出生体重与 6 个月内喂养方式分布

		调查人数	出生体重（斤）		6 个月内喂养方式（%）				
			$\bar{x}$	s	完全母乳喂养	母乳喂养为主	完全人工喂养	人工喂养为主	母乳喂养与人工喂养各半
城市	男	3522	6.61	1.03	40.4	20.2	12.1	9.0	18.3
	女	3509	6.46	1.00	41.2	20.6	12.5	8.6	17.2
	合计	7031	6.53	1.01	40.8	20.4	12.3	8.8	17.7
农村	男	3506	6.67	1.00	44.0	19.9	12.1	7.2	16.8
	女	3441	6.41	0.97	43.4	21.6	13.0	8.0	14.0
	合计	6947	6.54	1.00	43.7	20.8	12.6	7.6	15.4
合计	男	7028	6.64	1.01	42.2	20.1	12.1	8.1	17.5
	女	6950	6.43	0.99	42.3	21.1	12.7	8.3	15.6
	合计	13978	6.54	1.00	42.2	20.6	12.4	8.2	16.6

表 4-11　全国 5 岁年龄组平均出生体重与 6 个月内喂养方式分布

		调查人数	出生体重（斤）		6 个月内喂养方式（%）				
			$\bar{x}$	s	完全母乳喂养	母乳喂养为主	完全人工喂养	人工喂养为主	母乳喂养与人工喂养各半
城市	男	3578	6.63	1.03	41.7	20.8	11.9	7.7	17.9
	女	3513	6.44	1.01	43.5	20.8	12.1	7.8	15.8
	合计	7091	6.54	1.03	42.6	20.8	12.0	7.8	16.9
农村	男	3453	6.63	1.04	44.9	20.3	12.1	7.8	14.8
	女	3448	6.44	1.01	45.2	20.5	13.0	6.0	15.3
	合计	6901	6.54	1.03	45.1	20.4	12.5	6.9	15.0
合计	男	7031	6.63	1.03	43.3	20.6	12.0	7.8	16.4
	女	6961	6.44	1.01	44.4	20.6	12.5	6.9	15.5
	合计	13992	6.54	1.03	43.8	20.6	12.3	7.3	16.0

表 4-12　全国 3~5 岁年龄组平均出生体重与 6 个月内喂养方式分布

		调查人数	出生体重（斤）		6 个月内喂养方式（%）				
			$\bar{x}$	s	完全母乳喂养	母乳喂养为主	完全人工喂养	人工喂养为主	母乳喂养与人工喂养各半
城市	男	10283	6.63	1.02	41.0	20.3	12.0	8.2	18.5
	女	10205	6.46	0.99	42.3	20.4	12.6	8.1	16.6
	合计	20488	6.54	1.01	41.6	20.4	12.3	8.1	17.6
农村	男	9962	6.66	1.02	44.3	19.9	12.2	7.7	15.8
	女	9910	6.45	0.99	44.2	20.8	12.8	7.2	15.0
	合计	19872	6.55	1.01	44.3	20.4	12.5	7.4	15.4
合计	男	20245	6.65	1.02	42.6	20.1	12.1	7.9	17.2
	女	20115	6.45	0.99	43.2	20.6	12.7	7.7	15.8
	合计	40360	6.55	1.01	42.9	20.4	12.4	7.8	16.5

表 4-13 全国 3 岁年龄组饮食习惯 (%)

		调查人数	甜点心及糖果						甜饮料						加糖的牛奶／酸奶／奶粉／茶／咖啡						睡前吃甜点或喝甜饮料		
			每天≥2次	每天1次	每周2~6次	每周1次	每月1~3次	很少/从不	每天≥2次	每天1次	每周2~6次	每周1次	每月1~3次	很少/从不	每天≥2次	每天1次	每周2~6次	每周1次	每月1~3次	很少/从不	经常	偶尔	从不
城市	男	3183	13.6	14.5	13.7	28.1	20.6	9.5	46.8	20.3	13.0	11.6	5.8	2.5	29.5	11.3	8.5	17.6	24.6	8.5	9.0	53.1	37.9
	女	3183	11.3	13.4	14.6	29.0	22.0	9.7	45.5	21.5	12.8	12.4	5.4	2.4	28.8	11.2	8.3	19.3	22.9	9.6	9.2	54.0	36.8
	合计	6366	12.4	13.9	14.1	28.6	21.3	9.6	46.1	20.9	12.9	12.0	5.6	2.5	29.2	11.3	8.4	18.4	23.7	9.0	9.1	53.6	37.4
农村	男	3003	14.8	14.0	13.5	26.6	20.8	10.3	41.2	20.0	13.9	13.7	7.3	4.0	30.0	10.5	8.1	18.7	23.3	9.5	9.3	54.0	36.7
	女	3021	14.2	11.7	13.9	28.4	20.8	11.0	43.1	20.4	12.3	13.4	6.9	3.9	28.3	11.5	7.9	19.8	22.0	10.4	8.4	54.0	37.6
	合计	6024	14.5	12.8	13.7	27.5	20.8	10.7	42.1	20.2	13.1	13.5	7.1	4.0	29.2	11.0	8.0	19.2	22.7	10.0	8.9	54.0	37.1
合计	男	6186	14.1	14.2	13.6	27.4	20.7	9.9	44.0	20.1	13.4	12.6	6.5	3.2	29.7	10.9	8.3	18.1	23.9	9.0	9.1	53.5	37.3
	女	6204	12.7	12.6	14.2	28.7	21.4	10.4	44.3	21.0	12.6	12.9	6.1	3.2	28.6	11.3	8.1	19.5	22.5	10.0	8.8	54.0	37.2
	合计	12390	13.4	13.4	13.9	28.1	21.1	10.1	44.2	20.6	13.0	12.7	6.3	3.2	29.2	11.1	8.2	18.8	23.2	9.5	9.0	53.8	37.2

表 4-14 全国 4 岁年龄组饮食习惯 (%)

		调查人数	甜点心及糖果						甜饮料						加糖的牛奶／酸奶／奶粉／茶／咖啡						睡前吃甜点或喝甜饮料		
			每天≥2次	每天1次	每周2~6次	每周1次	每月1~3次	很少/从不	每天≥2次	每天1次	每周2~6次	每周1次	每月1~3次	很少/从不	每天≥2次	每天1次	每周2~6次	每周1次	每月1~3次	很少/从不	经常	偶尔	从不
城市	男	3522	12.7	15.7	14.6	27.8	20.8	8.5	41.4	23.5	14.9	12.5	5.5	2.4	28.5	12.1	9.4	18.8	23.3	7.9	8.5	55.6	35.9
	女	3509	11.6	15.2	14.4	29.8	19.7	9.4	43.7	23.2	13.3	11.5	6.0	2.4	28.6	12.3	9.9	19.6	22.2	7.4	7.7	55.0	37.3
	合计	7031	12.1	15.4	14.5	28.8	20.2	8.9	42.5	23.3	14.1	12.0	5.7	2.4	28.6	12.2	9.6	19.2	22.8	7.7	8.1	55.3	36.6
农村	男	3506	15.1	13.6	14.5	26.2	20.7	10.0	38.6	21.7	14.6	14.7	7.5	2.9	28.5	11.2	9.6	20.5	22.6	7.7	9.3	53.5	37.2
	女	3441	15.2	14.1	14.5	26.0	20.2	10.0	40.6	21.0	12.9	14.3	7.9	3.3	29.5	12.3	9.1	20.3	21.2	7.6	8.4	54.0	37.7
	合计	6947	15.1	13.9	14.5	26.1	20.4	10.0	39.6	21.3	13.8	14.5	7.7	3.1	29.0	11.7	9.3	20.4	21.9	7.7	8.8	53.7	37.4
合计	男	7028	13.9	14.7	14.5	27.0	20.7	9.2	40.0	22.6	14.7	13.6	6.5	2.6	28.5	11.6	9.5	19.7	22.9	7.8	8.9	54.6	36.5
	女	6950	13.4	14.7	14.5	27.9	19.9	9.7	42.2	22.1	13.1	12.9	6.9	2.9	29.1	12.3	9.5	19.9	21.7	7.5	8.0	54.5	37.5
	合计	13978	13.6	14.7	14.5	27.4	20.3	9.5	41.1	22.3	13.9	13.2	6.7	2.8	28.8	12.0	9.5	19.8	22.3	7.7	8.5	54.5	37.0

表4-15　全国5岁年龄组饮食习惯(%)

	调查人数	甜点心及糖果						甜饮料						加糖的牛奶/酸奶/奶粉/茶/饮料						睡前吃甜点喝甜饮料		
		每天≥2次	每天1次	每周2~6次	每周1次	每月1~3次	很少/从不	每天≥2次	每天1次	每周2~6次	每周1次	每月1~3次	很少/从不	每天≥2次	每天1次	每周2~6次	每周1次	每月1~3次	很少/从不	经常	偶尔	从不
城市 男	3578	13.3	15.7	16.6	28.7	18.0	7.8	40.6	25.0	14.5	12.1	5.6	2.2	29.1	12.8	9.5	20.0	22.3	6.3	6.8	55.0	38.2
城市 女	3513	12.7	16.3	16.6	27.8	18.7	8.0	43.1	23.7	13.6	12.2	5.2	2.2	29.3	13.0	10.2	20.6	20.2	6.7	7.5	55.1	37.4
城市 合计	7091	13.0	16.0	16.6	28.2	18.3	7.9	41.8	24.3	14.1	12.2	5.4	2.2	29.2	12.9	9.8	20.3	21.3	6.5	7.2	55.0	37.8
农村 男	3453	16.3	15.5	14.4	27.9	17.2	8.7	38.2	21.6	15.6	13.8	7.4	3.4	30.8	12.7	9.5	20.0	20.7	6.3	7.7	54.6	37.6
农村 女	3448	14.9	13.6	16.5	26.9	19.3	8.8	39.6	21.0	14.9	14.0	7.0	3.5	31.5	14.2	10.2	18.6	20.1	5.5	7.5	54.6	37.9
农村 合计	6901	15.6	14.6	15.5	27.4	18.3	8.7	38.9	21.3	15.2	13.9	7.2	3.4	31.1	13.4	9.8	19.3	20.4	5.9	7.6	54.6	37.8
合计 男	7031	14.7	15.6	15.5	28.3	17.6	8.2	39.4	23.3	15.0	12.9	6.5	2.8	29.9	12.8	9.5	20.0	21.5	6.3	7.2	54.8	38.0
合计 女	6961	13.8	15.0	16.5	27.3	19.0	8.4	41.4	22.4	14.2	13.1	6.1	2.8	30.4	13.6	10.2	19.6	20.2	6.1	7.5	54.8	37.6
合计 合计	13992	14.3	15.3	16.0	27.8	18.3	8.3	40.4	22.8	14.6	13.0	6.3	2.8	30.1	13.2	9.8	19.8	20.9	6.2	7.4	54.8	37.8

表4-16　全国3~5岁年龄组饮食习惯(%)

	调查人数	甜点心及糖果						甜饮料						加糖的牛奶/酸奶/奶粉/茶/咖啡						睡前吃甜点或喝甜饮料		
		每天≥2次	每天1次	每周2~6次	每周1次	每月1~3次	很少/从不	每天≥2次	每天1次	每周2~6次	每周1次	每月1~3次	很少/从不	每天≥2次	每天1次	每周2~6次	每周1次	每月1~3次	很少/从不	经常	偶尔	从不
城市 男	10283	13.2	15.3	15.0	28.2	19.8	8.6	42.7	23.0	14.2	12.1	5.7	2.3	29.0	12.1	9.2	18.9	23.4	7.5	8.1	54.6	37.3
城市 女	10205	11.9	15.0	15.2	28.8	20.0	9.0	44.0	22.8	13.2	12.0	5.5	2.4	28.9	12.2	9.5	19.8	21.7	7.8	8.1	54.7	37.2
城市 合计	20488	12.5	15.2	15.1	28.5	19.9	8.8	43.4	22.9	13.7	12.0	5.6	2.4	29.0	12.1	9.3	19.3	22.5	7.7	8.1	54.7	37.3
农村 男	9962	15.4	14.4	14.2	26.9	19.5	9.6	39.2	21.2	14.7	14.1	7.4	3.4	29.7	11.5	9.1	19.8	22.1	7.8	8.8	54.1	37.2
农村 女	9910	14.8	13.2	15.0	27.0	20.1	9.9	41.0	20.8	13.4	13.9	7.3	3.6	29.8	12.7	9.1	19.5	21.1	7.7	8.1	54.2	37.7
农村 合计	19872	15.1	13.8	14.6	27.0	19.8	9.8	40.1	21.0	14.1	14.0	7.4	3.5	29.8	12.1	9.1	19.7	21.6	7.7	8.4	54.1	37.5
合计 男	20245	14.3	14.9	14.6	27.6	19.6	9.1	41.0	22.1	14.4	13.1	6.5	2.9	29.4	11.8	9.1	19.3	22.8	7.6	8.4	54.3	37.3
合计 女	20115	13.3	14.1	15.1	28.0	20.1	9.4	42.6	21.8	13.3	12.9	6.4	2.9	29.4	12.4	9.3	19.7	21.4	7.8	8.1	54.5	37.4
合计 合计	40360	13.8	14.5	14.8	27.8	19.8	9.3	41.8	22.0	13.9	13.0	6.5	2.9	29.4	12.1	9.2	19.5	22.1	7.7	8.3	54.4	37.4

表 4-17　全国 3 岁年龄组刷牙率及刷牙次数

		调查人数	每天刷牙		每天刷牙次数（%）			
			人数	刷牙率（%）	2 次及以上	1 次	<1 次	偶尔刷或不刷
城市	男	3183	1800	56.6	19.1	37.4	7.2	36.3
	女	3183	1913	60.1	20.8	39.3	6.9	33.0
	合计	6366	3713	58.3	19.9	38.4	7.0	34.6
农村	男	3003	1274	42.4	9.9	32.6	7.8	49.8
	女	3021	1401	46.4	12.3	34.1	9.2	44.5
	合计	6024	2675	44.4	11.1	33.3	8.5	47.1
合计	男	6186	3074	49.7	14.6	35.1	7.5	42.9
	女	6204	3314	53.4	16.7	36.8	8.0	38.6
	合计	12390	6388	51.6	15.6	35.9	7.7	40.7

表 4-18　全国 4 岁年龄组刷牙率及刷牙次数

		调查人数	每天刷牙		每天刷牙次数（%）			
			人数	刷牙率（%）	2 次及以上	1 次	<1 次	偶尔刷或不刷
城市	男	3522	2312	65.6	24.6	41.1	7.5	26.9
	女	3509	2393	68.2	26.4	41.8	6.6	25.2
	合计	7031	4705	66.9	25.5	41.4	7.0	26.1
农村	男	3506	1850	52.8	13.9	38.9	8.3	38.9
	女	3441	1894	55.0	15.5	39.5	9.0	36.0
	合计	6947	3744	53.9	14.7	39.2	8.6	37.5
合计	男	7028	4162	59.2	19.2	40.0	7.9	32.9
	女	6950	4287	61.7	21.0	40.7	7.7	30.6
	合计	13978	8449	60.4	20.1	40.3	7.8	31.7

表 4-19　全国 5 岁年龄组刷牙率及刷牙次数

		调查人数	每天刷牙		每天刷牙次数（%）			
			人数	刷牙率（%）	2 次及以上	1 次	<1 次	偶尔刷或不刷
城市	男	3578	2635	66.4	23.7	42.6	7.2	26.5
	女	3513	2574	73.3	31.0	42.3	5.9	20.8
	合计	7091	5209	73.5	30.8	42.6	5.5	21.0
农村	男	3453	2007	58.1	16.5	41.6	9.1	32.8
	女	3448	2112	61.3	17.8	43.4	8.8	30.0
	合计	6901	4119	59.7	17.1	42.5	8.9	31.4
合计	男	7031	4642	66.0	23.7	42.3	7.1	26.9
	女	6961	4686	67.3	24.5	42.9	7.3	25.3
	合计	13992	9328	66.7	24.1	42.6	7.2	26.1

表 4-20 全国 3~5 岁年龄组刷牙率及刷牙次数

		调查人数	每天刷牙		每天刷牙次数（%）			
			人数	刷牙率（%）	2次及以上	1次	<1次	偶尔刷或不刷
城市	男	10283	6747	65.6	25.0	40.6	6.5	27.8
	女	10205	6880	67.4	26.2	41.2	6.5	26.1
	合计	20488	13627	66.5	25.6	40.9	6.5	27.0
农村	男	9962	5131	51.5	13.6	37.9	8.4	40.1
	女	9910	5407	54.6	15.3	39.2	9.0	36.5
	合计	19872	10538	53.0	14.4	38.6	8.7	38.3
合计	男	20245	11878	58.7	19.4	39.3	7.5	33.9
	女	20115	12287	61.1	20.9	40.2	7.7	31.2
	合计	40360	24165	59.9	20.1	39.8	7.6	32.5

表 4-21 全国 3 岁年龄组开始刷牙年龄分布（%）

		调查人数	开始刷牙年龄分布					偶尔刷或不刷
			半岁	1岁	2岁	3岁	不记得	
城市	男	3183	1.6	5.6	26.7	27.6	2.2	36.3
	女	3183	1.5	7.1	29.2	27.0	2.2	33.0
	合计	6366	1.6	6.3	27.9	27.3	2.2	34.6
农村	男	3003	0.6	2.9	17.4	25.2	4.1	49.8
	女	3021	0.5	3.9	19.9	26.8	4.4	44.5
	合计	6024	0.5	3.4	18.7	26.0	4.3	47.1
合计	男	6186	1.1	4.3	22.2	26.5	3.1	42.8
	女	6204	1.0	5.5	24.7	26.9	3.3	38.6
	合计	12390	1.1	4.9	23.4	26.7	3.2	40.7

表 4-22 全国 4 岁年龄组开始刷牙年龄分布（%）

		调查人数	开始刷牙年龄分布						偶尔刷或不刷
			半岁	1岁	2岁	3岁	4岁	不记得	
城市	男	3522	1.4	5.3	20.7	35.1	9.1	1.6	26.9
	女	3509	1.5	6.3	22.6	34.1	8.9	1.3	25.2
	合计	7031	1.5	5.8	21.6	34.6	9.0	1.5	26.1
农村	男	3506	0.7	2.3	13.9	30.2	11.0	2.9	38.9
	女	3441	0.7	3.1	16.0	31.5	10.3	2.4	36.0
	合计	6947	0.7	2.7	14.9	30.9	10.7	2.6	37.5
合计	男	7028	1.1	3.8	17.3	32.7	10.1	2.2	32.9
	女	6950	1.1	4.7	19.3	32.8	9.6	1.9	30.6
	合计	13978	1.1	4.2	18.3	32.7	9.8	2.0	31.7

表 4-23　全国 5 岁年龄组开始刷牙年龄分布（%）

		调查人数	开始刷牙年龄分布							偶尔刷或不刷
			半岁	1 岁	2 岁	3 岁	4 岁	5 岁	不记得	
城市	男	3578	1.4	4.3	17.3	33.4	16.4	4.9	1.1	21.3
	女	3513	1.5	5.7	19.9	32.8	14.5	3.5	1.3	20.7
	合计	7091	1.5	5.0	18.6	33.1	15.5	4.2	1.2	21.0
农村	男	3453	0.6	1.9	10.4	28.4	17.8	7.1	1.1	32.8
	女	3448	0.6	2.5	12.0	29.5	18.0	6.3	1.1	30.0
	合计	6901	0.6	2.2	11.2	28.9	17.9	6.7	1.1	31.4
合计	男	7031	1.0	3.1	13.9	30.9	17.1	6.0	1.1	26.9
	女	6961	1.0	4.1	16.0	31.1	16.3	4.9	1.2	25.3
	合计	13992	1.0	3.6	15.0	31.0	16.7	5.4	1.2	26.1

表 4-24　全国 3 岁年龄组有刷牙习惯儿童家长帮助孩子刷牙的频率

		调查人数	每天刷牙人数	家长帮助孩子刷牙的频率（%）				
				每天	每周	有时	偶尔	从没做过
城市	男	3183	1800	22.3	2.0	16.4	14.5	44.8
	女	3183	1913	20.6	1.4	18.8	16.1	43.2
	合计	6366	3713	21.4	1.7	17.6	15.3	44.0
农村	男	3003	1274	13.0	0.9	12.5	12.0	61.6
	女	3021	1401	12.0	1.3	15.3	12.5	58.8
	合计	6024	2675	12.5	1.1	13.9	12.3	60.2
合计	男	6186	3074	17.7	1.5	14.5	13.3	53.0
	女	6204	3314	16.4	1.3	17.1	14.4	50.8
	合计	12390	6388	17.1	1.4	15.8	13.8	51.9

表 4-25　全国 4 岁年龄组有刷牙习惯儿童家长帮助孩子刷牙的频率

		调查人数	每天刷牙人数	家长帮助孩子刷牙的频率（%）				
				每天	每周	有时	偶尔	从没做过
城市	男	3522	2312	15.9	1.8	19.8	21.8	40.8
	女	3509	2393	13.6	1.6	20.6	23.8	40.5
	合计	7031	4705	14.7	1.7	20.2	22.8	40.6
农村	男	3506	1850	10.6	1.3	14.2	16.0	57.8
	女	3441	1894	9.5	1.2	14.8	17.5	57.1
	合计	6947	3744	10.0	1.3	14.5	16.7	57.4
合计	男	7028	4162	13.2	1.6	17.0	18.9	49.3
	女	6950	4287	11.5	1.4	17.7	20.7	48.7
	合计	13978	8449	12.4	1.5	17.4	19.8	49.0

表 4-26 全国 5 岁年龄组有刷牙习惯儿童家长帮助孩子刷牙的频率

		调查人数	每天刷牙人数	家长帮助孩子刷牙的频率(%)				
				每天	每周	有时	偶尔	从没做过
城市	男	3578	2635	9.5	1.6	20.2	25.0	43.7
	女	3513	2574	9.8	1.5	19.3	24.0	45.3
	合计	7091	5209	9.7	1.6	19.8	24.5	44.5
农村	男	3453	2007	7.4	0.8	14.8	18.0	59.0
	女	3448	2112	6.1	1.0	15.8	18.4	58.7
	合计	6901	4119	6.7	0.9	15.3	18.2	58.9
合计	男	7031	4642	8.5	1.2	17.6	21.6	51.2
	女	6961	4686	8.0	1.2	17.6	21.2	51.9
	合计	13992	9328	8.2	1.2	17.6	21.4	51.6

表 4-27 全国 3~5 岁年龄组有刷牙习惯儿童家长帮助孩子刷牙的频率

		调查人数	每天刷牙人数	家长帮助孩子刷牙的频率(%)				
				每天	每周	有时	偶尔	从没做过
城市	男	10283	6747	15.6	1.8	18.9	20.6	43.0
	女	10205	6880	14.5	1.5	19.6	21.5	43.0
	合计	20488	13627	15.1	1.6	19.3	21.1	43.0
农村	男	9962	5131	10.2	1.0	13.9	15.5	59.4
	女	9910	5407	9.1	1.1	15.3	16.3	58.2
	合计	19872	10538	9.6	1.1	14.6	15.9	58.8
合计	男	20245	11878	13.0	1.4	16.4	18.1	51.1
	女	20115	12287	11.8	1.3	17.5	18.9	50.5
	合计	40360	24165	12.4	1.4	17.0	18.5	50.8

表 4-28 全国 3 岁年龄组牙膏使用情况

		调查人数	每天刷牙人数	使用牙膏(%)			使用牙膏人数	使用含氟牙膏(%)			含氟牙膏使用率(%)
				是	否	不知道		是	否	不知道	
城市	男	3183	1800	93.2	6.1	0.7	1890	15.3	32.1	52.6	32.3
	女	3183	1913	95.2	4.4	0.4	2030	16.3	29.9	53.8	35.2
	合计	6366	3713	94.2	5.2	0.6	3920	15.8	31.0	53.2	33.8
农村	男	3003	1274	94.6	4.4	1.1	1425	13.3	24.4	62.4	35.3
	女	3021	1401	94.2	4.5	1.4	1580	12.4	24.6	63.0	33.6
	合计	6024	2675	94.3	4.4	1.2	3005	12.8	24.5	62.7	34.4
合计	男	6186	3074	93.8	5.3	0.9	3315	14.4	28.8	56.8	33.4
	女	6204	3314	94.7	4.4	0.8	3610	14.6	27.6	57.9	34.6
	合计	12390	6388	94.3	4.9	0.9	6925	14.5	28.1	57.4	34.0

表 4-29　全国 4 岁年龄组牙膏使用情况

		调查人数	每天刷牙人数	使用牙膏(%)			使用牙膏人数	使用含氟牙膏(%)			含氟牙膏使用率(%)
				是	否	不知道		是	否	不知道	
城市	男	3522	2312	96.4	2.7	1.0	2483	18.4	27.5	54.1	40.2
	女	3509	2393	97.3	1.9	0.8	2552	16.2	27.2	56.6	37.3
	合计	7031	4705	96.8	2.3	0.9	5035	17.3	27.3	55.4	38.7
农村	男	3506	1850	97.2	1.6	1.2	2081	13.4	23.8	62.8	36.0
	女	3441	1894	96.8	1.7	1.5	2132	15.2	21.7	63.2	41.1
	合计	6947	3744	97.0	1.7	1.4	4213	14.3	22.7	63.0	38.6
合计	男	7028	4162	96.7	2.2	1.1	4564	16.1	25.8	58.1	38.5
	女	6950	4287	97.1	1.8	1.1	4684	15.7	24.7	59.6	38.9
	合计	13978	8449	96.9	2.0	1.1	9248	15.9	25.2	58.8	38.7

表 4-30　全国 5 岁年龄组牙膏使用情况

		调查人数	每天刷牙人数	使用牙膏(%)			使用牙膏人数	使用含氟牙膏(%)			含氟牙膏使用率(%)
				是	否	不知道		是	否	不知道	
城市	男	3578	2635	97.9	1.3	0.9	2756	19.0	25.0	56.0	43.1
	女	3513	2574	97.3	1.7	1.0	2711	18.0	26.0	56.0	40.9
	合计	7091	5209	97.6	1.5	0.9	5467	18.5	25.5	56.0	42.0
农村	男	3453	2007	98.0	0.9	1.1	2276	15.0	20.5	64.5	42.3
	女	3448	2112	97.1	1.2	1.6	2345	15.8	21.6	62.6	42.2
	合计	6901	4119	97.6	1.1	1.4	4621	15.4	21.0	63.6	42.2
合计	男	7031	4642	97.9	1.1	1.0	5032	17.2	23.0	59.9	42.8
	女	6961	4686	97.2	1.5	1.3	5056	17.0	23.9	59.1	41.5
	合计	13992	9328	97.6	1.3	1.1	10088	17.1	23.4	59.5	42.1

表 4-31　全国 3~5 岁年龄组牙膏使用情况

		调查人数	每天刷牙人数	使用牙膏(%)			使用牙膏人数	使用含氟牙膏(%)			含氟牙膏使用率(%)
				是	否	不知道		是	否	不知道	
城市	男	10283	6747	96.1	3.1	0.9	7129	17.8	27.8	54.4	39.1
	女	10205	6880	96.7	2.5	0.8	7293	16.9	27.5	55.6	38.0
	合计	20488	13627	96.4	2.8	0.8	14422	17.3	27.6	55.0	38.6
农村	男	9962	5131	96.8	2.0	1.1	5782	14.0	22.6	63.4	38.2
	女	9910	5407	96.2	2.3	1.5	6057	14.7	22.4	62.9	39.6
	合计	19872	10538	96.5	2.1	1.3	11839	14.3	22.5	63.2	38.9
合计	男	20245	11878	96.4	2.6	1.0	12911	16.1	25.5	58.4	38.7
	女	20115	12287	96.5	2.4	1.1	13350	15.9	25.2	58.9	38.7
	合计	40360	24165	96.5	2.5	1.1	26261	16.0	25.3	58.7	38.7

表 4-32 全国 3 岁年龄组过去 12 个月内牙痛或不适的经历（%）

		调查人数	从来没有	有时有	经常有	不清楚
城市	男	3183	79.5	14.8	1.3	4.4
	女	3183	80.0	14.5	1.2	4.3
	合计	6366	79.8	14.6	1.2	4.4
农村	男	3003	78.8	14.7	1.5	5.0
	女	3021	77.7	16.1	1.4	4.8
	合计	6024	78.2	15.4	1.5	4.9
合计	男	6186	79.2	14.7	1.4	4.7
	女	6204	78.9	15.3	1.3	4.6
	合计	12390	79.0	15.0	1.3	4.6

表 4-33 全国 4 岁年龄组过去 12 个月内牙痛或不适的经历（%）

		调查人数	从来没有	有时有	经常有	不清楚
城市	男	3522	72.8	21.2	2.1	3.9
	女	3509	72.4	21.7	2.4	3.5
	合计	7031	72.6	21.5	2.2	3.7
农村	男	3506	71.3	22.0	2.5	4.3
	女	3441	69.2	23.2	2.9	4.7
	合计	6947	70.3	22.6	2.7	4.5
合计	男	7028	72.0	21.6	2.3	4.1
	女	6950	70.8	22.4	2.6	4.1
	合计	13978	71.4	22.0	2.5	4.1

表 4-34 全国 5 岁年龄组过去 12 个月内牙痛或不适的经历（%）

		调查人数	从来没有	有时有	经常有	不清楚
城市	男	3578	62.1	31.0	3.4	3.6
	女	3513	60.0	33.5	3.4	3.1
	合计	7091	61.0	32.2	3.4	3.3
农村	男	3453	62.1	29.6	4.4	3.9
	女	3448	58.4	32.8	4.2	4.6
	合计	6901	60.3	31.2	4.3	4.3
合计	男	7031	62.1	30.3	3.9	3.8
	女	6961	59.2	33.2	3.8	3.8
	合计	13992	60.6	31.7	3.8	3.8

表 4-35 全国 3~5 岁年龄组过去 12 个月内牙痛或不适的经历（%）

		调查人数	从来没有	有时有	经常有	不清楚
城市	男	10283	71.1	22.6	2.3	3.9
	女	10205	70.5	23.5	2.3	3.6
	合计	20488	70.8	23.1	2.3	3.8
农村	男	9962	70.4	22.4	2.8	4.4
	女	9910	68.0	24.4	2.9	4.7
	合计	19872	69.2	23.4	2.9	4.5
合计	男	20245	70.8	22.5	2.6	4.2
	女	20115	69.3	23.9	2.6	4.2
	合计	40360	70.0	23.2	2.6	4.2

表 4-36 全国 3 岁年龄组就医率及末次看牙时间分布

| | | 调查人数 | 有就医经历 | | 末次看牙时间（%） | | |
			人数	就医率（%）	<6 个月	6~12 个月	>12 个月
城市	男	3183	536	16.8	47.2	32.6	20.1
	女	3183	517	16.2	55.9	21.9	22.2
	合计	6366	1053	16.5	51.5	27.4	21.2
农村	男	3003	312	10.4	45.5	25.3	29.2
	女	3021	340	11.3	46.2	22.6	31.2
	合计	6024	652	10.8	45.9	23.9	30.2
合计	男	6186	848	13.7	46.6	30.0	23.5
	女	6204	857	13.8	52.0	22.2	25.8
	合计	12390	1705	13.8	49.3	26.0	24.6

表 4-37 全国 4 岁年龄组就医率及末次看牙时间分布

| | | 调查人数 | 有就医经历 | | 末次看牙时间（%） | | |
			人数	就医率（%）	<6 个月	6~12 个月	>12 个月
城市	男	3522	757	21.5	43.7	29.4	27.0
	女	3509	760	21.7	48.8	28.4	22.8
	合计	7031	1517	21.6	46.2	28.9	24.9
农村	男	3506	533	15.2	44.5	26.3	29.3
	女	3441	524	15.2	44.7	28.6	26.7
	合计	6947	1057	15.2	44.6	27.4	28.0
合计	男	7028	1290	18.4	44.0	28.1	27.9
	女	6950	1284	18.5	47.1	28.5	24.4
	合计	13978	2574	18.4	45.5	28.3	26.2

表 4-38 全国 5 岁年龄组就医率及末次看牙时间分布

		调查人数	有就医经历		末次看牙时间（%）		
			人数	就医率（%）	<6 个月	6~12 个月	>12 个月
城市	男	3578	1039	29.1	52.9	23.9	23.2
	女	3513	1039	29.6	50.4	25.9	23.7
	合计	7091	2078	29.3	51.7	24.9	23.4
农村	男	3453	730	21.1	48.4	25.5	26.2
	女	3448	748	21.7	45.2	29.8	25.0
	合计	6901	1478	21.4	46.8	27.7	25.6
合计	男	7031	1769	25.2	51.0	24.5	24.4
	女	6961	1787	25.7	48.2	27.5	24.2
	合计	13992	3556	25.4	49.6	26.0	24.3

表 4-39 全国 3~5 岁年龄组就医率及末次看牙时间分布

		调查人数	有就医经历		末次看牙时间（%）		
			人数	就医率（%）	<6 个月	6~12 个月	>12 个月
城市	男	10283	2332	22.7	48.6	27.7	23.7
	女	10205	2316	22.7	51.1	25.8	23.1
	合计	20488	4648	22.7	49.9	26.7	23.4
农村	男	9962	1575	15.8	46.5	25.7	27.8
	女	9910	1612	16.3	45.2	27.9	26.9
	合计	19872	3187	16.0	45.8	26.8	27.3
合计	男	20245	3907	19.3	47.7	26.9	25.4
	女	20115	3928	19.5	48.7	26.7	24.6
	合计	40360	7835	19.4	48.2	26.8	25.0

表 4-40　全国 3 岁年龄组过去 12 个月内就医情况

		调查人数	调查人群中平均看牙总费用(元)		过去 12 个月内就医		末次看牙原因 (%)				过去 12 个月内就医人数中平均看牙总费用(元)		个人支付比例 (%)	
			$\bar{x}$	s	人数	率(%)	咨询检查	预防	治疗	不知道	$\bar{x}$	s	$\bar{x}$	s
城市	男	3183	19.28	150.81	428	13.4	52.6	15.2	30.4	1.9	247.52	486.07	74.77	41.98
	女	3183	28.33	272.00	402	12.6	48.5	19.4	31.1	1.0	354.98	902.26	76.05	41.96
	合计	6366	23.81	219.94	830	13.0	50.6	17.2	30.7	1.4	301.89	728.33	75.40	41.94
农村	男	3003	14.03	149.13	221	7.4	46.6	10.0	40.7	2.7	265.00	596.35	80.95	39.07
	女	3021	14.95	213.69	234	7.7	49.6	12.8	36.3	1.3	347.51	975.98	73.51	42.73
	合计	6024	14.49	184.34	455	7.6	48.1	11.4	38.5	2.0	302.11	789.59	77.45	40.93
合计	男	6186	16.73	150.01	649	10.5	50.5	13.4	33.9	2.2	254.35	531.23	77.05	40.99
	女	6204	21.82	245.41	636	10.3	48.9	17.0	33.0	1.1	352.45	926.60	75.17	42.19
	合计	12390	19.28	203.46	1285	10.4	49.7	15.2	33.5	1.6	301.97	750.80	76.14	41.56

表 4-41　全国 4 岁年龄组过去 12 个月内就医情况

		调查人数	调查人群中平均看牙总费用(元)		过去 12 个月内就医		末次看牙原因 (%)				过去 12 个月内就医人数中平均看牙总费用(元)		个人支付比例 (%)	
			$\bar{x}$	s	人数	率(%)	咨询检查	预防	治疗	不知道	$\bar{x}$	s	$\bar{x}$	s
城市	男	3522	53.22	363.81	552	15.7	35.3	12.5	51.6	0.5	583.88	1070.28	81.72	35.93
	女	3509	51.78	324.33	587	16.7	33.9	12.8	52.3	1.0	488.46	883.58	81.84	36.55
	合计	7031	52.50	344.64	1139	16.2	34.6	12.6	52.0	0.8	532.66	974.96	81.79	36.24
农村	男	3506	18.66	163.08	377	10.8	39.0	11.7	48.5	0.8	271.51	565.20	77.42	39.87
	女	3441	29.10	549.62	384	11.2	38.8	10.7	48.7	1.8	422.57	2058.21	78.08	39.33
	合计	6947	23.84	403.80	761	11.0	38.9	11.2	48.6	1.3	346.41	1504.12	77.75	39.56
合计	男	7028	35.98	282.63	929	13.2	36.8	12.2	50.4	0.6	449.93	902.23	79.87	37.70
	女	6950	40.56	450.30	971	14.0	35.8	11.9	50.9	1.3	462.82	1456.63	80.38	37.67
	合计	13978	38.25	375.47	1900	13.6	36.3	12.1	50.6	1.0	456.63	1221.86	80.14	37.67

表 4-42　全国 5 岁年龄组过去 12 个月内就医情况

| | | 调查人数 | 调查人群中平均看牙总费用(元) | | 过去12个月内就医 | | 未次看牙原因(%) | | | | 过去12个月内就医人数中平均看牙总费用(元) | | 个人支付比例(%) | |
			$\bar{x}$	s	人数	率(%)	咨询检查	预防	治疗	不知道	$\bar{x}$	s	$\bar{x}$	s
城市	男	3578	76.93	460.08	798	22.3	29.1	9.1	60.5	1.3	514.51	1091.93	89.09	29.09
	女	3513	67.69	383.67	793	22.6	31.6	10.1	57.1	1.3	486.28	924.88	86.27	32.48
	合计	7091	72.35	423.94	1591	22.4	30.3	9.6	58.8	1.3	501.03	1015.20	87.74	30.77
农村	男	3453	32.66	276.15	539	15.6	29.7	8.9	59.9	1.5	307.30	796.62	85.78	32.25
	女	3448	29.28	192.07	561	16.3	31.7	9.8	57.2	1.2	275.81	529.36	82.59	35.21
	合计	6901	30.97	237.87	1100	15.9	30.7	9.4	58.5	1.4	291.58	676.22	84.19	33.77
合计	男	7031	55.19	381.62	1337	19.0	29.3	9.1	60.3	1.3	430.20	987.33	87.74	30.44
	女	6961	48.66	304.82	1354	19.5	31.7	10.0	57.1	1.3	396.18	787.04	84.70	33.70
	合计	13992	51.94	345.56	2691	19.2	30.5	9.5	58.7	1.3	413.65	895.38	86.26	32.09

表 4-43　全国 3~5 岁年龄组过去 12 个月内就医情况

| | | 调查人数 | 调查人群中平均看牙总费用(元) | | 过去12个月内就医 | | 未次看牙原因(%) | | | | 过去12个月内就医人群中平均看牙总费用(元) | | 个人支付比例(%) | |
			$\bar{x}$	s	人数	率(%)	咨询检查	预防	治疗	不知道	$\bar{x}$	s	$\bar{x}$	s
城市	男	10283	50.96	355.73	1778	17.3	36.7	11.6	50.5	1.2	474.70	989.10	83.64	34.90
	女	10205	49.94	331.89	1782	17.5	36.2	13.1	49.6	1.1	457.10	907.02	82.47	36.36
	合计	20488	50.46	344.06	3560	17.4	36.4	12.4	50.1	1.2	465.86	948.57	83.05	35.64
农村	男	9962	22.12	206.28	1137	11.4	36.1	10.0	52.4	1.5	287.29	690.68	82.12	36.38
	女	9910	24.85	362.85	1179	11.9	37.6	10.7	50.3	1.4	335.98	1295.24	79.47	38.13
	合计	19872	23.48	294.94	2316	11.7	36.8	10.4	51.3	1.5	311.08	1031.31	80.81	37.27
合计	男	20245	36.77	292.26	2915	14.4	36.4	11.0	51.3	1.3	397.87	883.72	83.02	35.51
	女	20115	37.58	347.71	2961	14.7	36.7	12.1	49.9	1.2	409.06	1079.16	81.28	37.09
	合计	40360	37.17	321.09	5876	14.6	36.6	11.6	50.6	1.3	403.43	985.57	82.15	36.31

表 4-44 全国 3 岁年龄组过去 12 个月未就医的原因

| | | 调查人数 | 过去 12 个月未就医 | | 过去 12 个月未就医的原因（%）# | | | | | | | | | | | | |
			人数	率（%）	没有问题	牙坏得不严重	不需要	看不起	不方便	没有时间	害怕看牙	附近没有牙医	害怕传染病	没有信得过的牙医	挂号难	在幼儿园看	其他
城市	男	3183	2755	86.6	77.6	9.8	7.9	1.0	1.6	4.6	3.9	0.9	1.5	2.0	0.8	4.2	6.4
	女	3183	2781	87.4	78.4	10.0	7.5	0.6	1.6	5.3	4.5	1.0	1.2	2.8	0.7	3.1	5.4
	合计	6366	5536	87.0	78.0	9.9	7.7	0.8	1.6	4.9	4.2	1.0	1.3	2.4	0.7	3.7	5.9
农村	男	3003	2782	92.6	76.2	11.0	8.5	1.1	2.2	4.9	3.6	2.2	0.9	2.3	0.4	2.2	7.2
	女	3021	2787	92.3	75.7	10.1	8.4	1.5	2.0	5.0	3.2	2.1	0.9	2.3	0.7	2.0	7.5
	合计	6024	5569	92.4	76.0	10.5	8.5	1.3	2.1	4.9	3.4	2.1	0.9	2.3	0.6	2.1	7.4
合计	男	6186	5537	89.5	76.9	10.4	8.2	1.0	1.9	4.7	3.7	1.6	1.2	2.1	0.6	3.2	6.8
	女	6204	5568	89.7	77.0	10.1	8.0	1.1	1.8	5.1	3.9	1.6	1.0	2.6	0.7	2.6	6.4
	合计	12390	11105	89.6	77.0	10.2	8.1	1.1	1.9	4.9	3.8	1.6	1.1	2.4	0.6	2.9	6.6

#：多项选择题结果

表 4-45 全国 4 岁年龄组过去 12 个月未就医的原因

| | | 调查人数 | 过去 12 个月未就医 | | 过去 12 个月未就医的原因（%）# | | | | | | | | | | | | |
			人数	率（%）	没有问题	牙坏得不严重	不需要	看不起	不方便	没有时间	害怕看牙	附近没有牙医	害怕传染病	没有信得过的牙医	挂号难	在幼儿园看	其他
城市	男	3522	2970	84.3	72.8	11.4	9.1	0.7	1.6	4.6	4.7	1.3	1.5	2.6	0.8	4.9	6.1
	女	3509	2922	83.3	72.9	11.8	9.2	1.1	1.5	4.3	4.5	1.3	1.6	2.9	1.1	5.4	6.4
	合计	7031	5892	83.8	72.9	11.6	9.2	0.9	1.6	4.5	4.6	1.3	1.6	2.7	0.9	5.2	6.2
农村	男	3506	3129	89.2	70.5	13.4	9.7	1.2	2.1	5.1	4.3	2.2	1.6	2.4	0.4	3.0	7.3
	女	3441	3057	88.8	70.8	13.2	8.6	1.2	2.7	5.7	4.5	2.3	1.3	2.4	0.3	3.2	6.9
	合计	6947	6186	89.0	70.6	13.3	9.1	1.2	2.4	5.4	4.4	2.2	1.5	2.4	0.3	3.1	7.1
合计	男	7028	6099	86.8	71.6	12.4	9.4	1.0	1.9	4.9	4.5	1.8	1.6	2.5	0.6	3.9	6.7
	女	6950	5979	86.0	71.8	12.6	8.9	1.1	2.1	5.0	4.5	1.8	1.5	2.6	0.7	4.3	6.7
	合计	13978	12078	86.4	71.7	12.5	9.2	1.0	2.0	4.9	4.5	1.8	1.5	2.5	0.6	4.1	6.7

#：多项选择题结果

表 4-46　全国 5 岁年龄组过去 12 个月未就医的原因

| | | 调查人数 | 过去12个月未就医 | | 过去12个月未就医的原因（%）# | | | | | | | | | | | | |
			人数	率（%）	没有问题	牙坏得不严重	不需要	看不起	不方便	没有时间	害怕看牙	附近没有牙医	害怕传染病	没有信得过的牙医	挂号难	在幼儿园看	其他
城市	男	3578	2780	77.7	70.2	12.8	11.3	0.8	1.8	5.1	4.6	1.3	1.7	2.2	1.0	6.4	6.6
	女	3513	2720	77.4	66.8	13.6	13.4	0.9	2.1	5.3	5.3	1.6	1.5	3.2	0.9	7.3	5.8
	合计	7091	5500	77.6	68.5	13.2	12.3	0.8	1.9	5.2	4.9	1.5	1.6	2.7	1.0	6.8	6.2
农村	男	3453	2914	84.4	65.8	16.1	13.0	1.8	2.5	6.2	3.8	2.4	0.9	2.4	0.7	2.9	6.8
	女	3448	2887	83.7	65.1	16.1	12.9	1.1	2.3	5.4	5.1	1.7	0.9	2.3	0.5	3.4	7.4
	合计	6901	5801	84.1	65.4	16.1	12.9	1.4	2.4	5.8	4.5	2.1	0.9	2.3	0.6	3.1	7.1
合计	男	7031	5694	81.0	67.9	14.5	12.2	1.3	2.1	5.7	4.2	1.8	1.3	2.3	0.8	4.6	6.7
	女	6961	5607	80.5	65.9	14.9	13.1	1.0	2.2	5.4	5.2	1.7	1.2	2.7	0.7	5.3	6.6
	合计	13992	11301	80.8	66.9	14.7	12.7	1.1	2.2	5.5	4.7	1.8	1.2	2.5	0.8	4.9	6.7

#：多项选择题结果

表 4-47　全国 3~5 岁年龄组过去 12 个月未就医的原因

| | | 调查人数 | 过去12个月未就医 | | 过去12个月未就医的原因（%）# | | | | | | | | | | | | |
			人数	率（%）	没有问题	牙坏得不严重	不需要	看不起	不方便	没有时间	害怕看牙	附近没有牙医	害怕传染病	没有信得过的牙医	挂号难	在幼儿园看	其他
城市	男	10283	8505	82.7	73.5	11.4	9.4	0.8	1.7	4.8	4.4	1.2	1.6	2.3	0.8	5.2	6.4
	女	10205	8423	82.5	72.8	11.8	10.0	0.9	1.7	5.0	4.7	1.3	1.4	3.0	0.9	5.3	5.8
	合计	20488	16928	82.6	73.1	11.6	9.7	0.8	1.7	4.9	4.6	1.3	1.5	2.6	0.9	5.2	6.1
农村	男	9962	8825	88.6	70.7	13.5	10.4	1.4	2.3	5.4	3.9	2.3	1.2	2.3	0.5	2.7	7.1
	女	9910	8731	88.1	70.5	13.2	10.0	1.2	2.3	5.4	4.3	2.0	1.0	2.3	0.5	2.9	7.3
	合计	19872	17556	88.3	70.6	13.4	10.2	1.3	2.3	5.4	4.1	2.1	1.1	2.3	0.5	2.8	7.2
合计	男	20245	17330	85.6	72.1	12.5	9.9	1.1	2.0	5.1	4.2	1.7	1.4	2.3	0.7	3.9	6.7
	女	20115	17154	85.3	71.6	12.5	10.0	1.1	2.0	5.2	4.5	1.7	1.2	2.6	0.7	4.1	6.6
	合计	40360	34484	85.4	71.8	12.5	10.0	1.1	2.0	5.1	4.3	1.7	1.3	2.5	0.7	4.0	6.7

#：多项选择题结果

表 4-48　全国 3 岁年龄组儿童家长对全身健康和口腔健康的评价（%）

		调查人数	全身健康					牙齿和口腔健康				
			很好	较好	一般	较差	很差	很好	较好	一般	较差	很差
城市	男	3183	30.8	44.6	22.5	1.8	0.3	22.7	39.2	30.5	5.7	1.9
	女	3183	33.6	44.5	20.2	1.6	0.1	24.4	39.1	29.0	6.1	1.4
	合计	6366	32.2	44.6	21.3	1.7	0.2	23.5	39.1	29.8	5.9	1.7
农村	男	3003	28.5	38.9	29.5	2.8	0.3	22.7	35.9	33.5	6.2	1.7
	女	3021	29.1	41.7	26.6	2.0	0.5	21.8	38.0	32.1	6.5	1.6
	合计	6024	28.8	40.3	28.1	2.4	0.4	22.3	37.0	32.8	6.3	1.6
合计	男	6186	29.7	41.9	25.9	2.2	0.3	22.7	37.6	32.0	5.9	1.8
	女	6204	31.4	43.2	23.3	1.8	0.3	23.1	38.5	30.5	6.3	1.5
	合计	12390	30.6	42.5	24.6	2.0	0.3	22.9	38.1	31.2	6.1	1.7

表 4-49　全国 4 岁年龄组儿童家长对全身健康和口腔健康的评价（%）

		调查人数	全身健康					牙齿和口腔健康				
			很好	较好	一般	较差	很差	很好	较好	一般	较差	很差
城市	男	3522	30.5	42.9	24.6	1.8	0.3	19.7	36.0	34.2	7.9	2.2
	女	3509	31.1	44.1	23.0	1.7	0.2	19.9	38.9	30.8	8.2	2.2
	合计	7031	30.8	43.5	23.8	1.7	0.2	19.8	37.4	32.5	8.1	2.2
农村	男	3506	28.6	37.8	30.1	2.9	0.5	20.4	32.8	35.2	8.5	3.1
	女	3441	29.6	39.8	28.2	1.9	0.5	21.5	33.6	34.0	8.0	2.8
	合计	6947	29.1	38.8	29.1	2.4	0.5	20.9	33.2	34.6	8.3	3.0
合计	男	7028	29.6	40.3	27.3	2.4	0.4	20.0	34.4	34.7	8.2	2.7
	女	6950	30.4	42.0	25.5	1.8	0.3	20.7	36.3	32.4	8.1	2.5
	合计	13978	30.0	41.1	26.4	2.1	0.4	20.4	35.3	33.5	8.2	2.6

表 4-50　全国 5 岁年龄组儿童家长对全身健康和口腔健康的评价（%）

		调查人数	全身健康					牙齿和口腔健康				
			很好	较好	一般	较差	很差	很好	较好	一般	较差	很差
城市	男	3578	31.2	43.0	23.8	1.6	0.3	18.7	34.7	34.6	9.5	2.5
	女	3513	32.5	42.1	22.9	2.1	0.3	19.3	33.6	34.4	9.6	3.2
	合计	7091	31.9	42.6	23.4	1.9	0.3	19.0	34.1	34.5	9.5	2.8
农村	男	3453	27.9	37.4	31.5	2.8	0.4	17.8	31.5	37.4	9.6	3.7
	女	3448	29.3	38.9	28.9	2.5	0.4	18.7	30.8	37.0	10.0	3.4
	合计	6901	28.6	38.2	30.2	2.6	0.4	18.3	31.2	37.2	9.8	3.6
合计	男	7031	29.6	40.3	27.6	2.2	0.3	18.3	33.1	36.0	9.5	3.1
	女	6961	30.9	40.5	25.9	2.3	0.4	19.0	32.2	35.7	9.8	3.3
	合计	13992	30.2	40.4	26.7	2.3	0.4	18.6	32.7	35.8	9.7	3.2

表 4-51 全国 3~5 岁年龄组儿童家长对全身健康和口腔健康的评价(%)

		调查人数	全身健康					牙齿和口腔健康				
			很好	较好	一般	较差	很差	很好	较好	一般	较差	很差
城市	男	10283	30.9	43.5	23.7	1.7	0.3	20.3	36.5	33.2	7.8	2.2
	女	10205	32.4	43.5	22.1	1.8	0.2	21.1	37.1	31.5	8.0	2.3
	合计	20488	31.6	43.5	22.9	1.8	0.2	20.7	36.8	32.3	7.9	2.3
农村	男	9962	28.3	38.0	30.4	2.8	0.4	20.2	33.3	35.5	8.2	2.9
	女	9910	29.4	40.1	28.0	2.1	0.5	20.7	34.0	34.4	8.3	2.6
	合计	19872	28.8	39.0	29.2	2.5	0.4	20.4	33.6	35.0	8.2	2.8
合计	男	20245	29.6	40.8	27.0	2.3	0.3	20.2	34.9	34.3	8.0	2.6
	女	20115	30.9	41.8	25.0	2.0	0.3	20.9	35.6	33.0	8.2	2.5
	合计	40360	30.3	41.3	26.0	2.1	0.3	20.5	35.3	33.6	8.1	2.5

表 4-52 全国 3 岁年龄组儿童家长的口腔健康态度(%)(1)

		调查人数	口腔健康对自己的生活很重要				定期口腔检查十分必要				牙齿好坏是天生的,与自己的保护关系不大			
			同意	不同意	无所谓	不知道	同意	不同意	无所谓	不知道	同意	不同意	无所谓	不知道
城市	男	3183	98.5	0.2	0.4	0.8	87.8	2.2	4.5	5.6	11.8	82.9	0.9	4.4
	女	3183	98.0	0.4	0.5	1.1	87.3	2.7	4.2	5.8	11.6	82.3	1.0	5.1
	合计	6366	98.3	0.3	0.5	1.0	87.5	2.5	4.3	5.7	11.7	82.6	0.9	4.7
农村	男	3003	96.9	0.6	0.4	2.0	85.6	2.4	5.3	6.7	14.1	77.6	0.8	7.6
	女	3021	97.0	0.4	0.4	2.3	84.7	2.8	5.4	7.2	13.5	78.5	0.6	7.3
	合计	6024	96.9	0.5	0.4	2.2	85.2	2.6	5.3	6.9	13.8	78.0	0.7	7.5
合计	男	6186	97.8	0.4	0.4	1.4	86.7	2.3	4.9	6.1	12.9	80.3	0.9	5.9
	女	6204	97.5	0.4	0.4	1.7	86.0	2.7	4.8	6.5	12.6	80.5	0.8	6.2
	合计	12390	97.6	0.4	0.4	1.6	86.4	2.5	4.8	6.3	12.7	80.4	0.8	6.0

表 4-52 全国 3 岁年龄组儿童家长的口腔健康态度(%)(2)

		调查人数	预防牙病首先要靠自己				保护孩子六龄牙很重要				母亲牙齿不好会影响孩子的牙齿			
			同意	不同意	无所谓	不知道	同意	不同意	无所谓	不知道	同意	不同意	无所谓	不知道
城市	男	3183	95.2	2.6	0.4	1.8	81.2	0.8	0.7	17.3	31.8	38.2	1.0	29.0
	女	3183	94.9	2.4	0.3	2.4	80.8	1.1	0.8	17.3	30.1	39.5	1.1	29.3
	合计	6366	95.1	2.5	0.4	2.1	81.0	0.9	0.7	17.3	30.9	38.8	1.1	29.2
农村	男	3003	92.1	3.2	0.8	4.0	76.6	1.3	0.7	21.4	31.4	37.6	1.3	29.7
	女	3021	92.4	2.7	0.5	4.4	76.1	1.1	0.5	22.3	29.2	38.3	1.1	31.5
	合计	6024	92.2	2.9	0.6	4.2	76.3	1.2	0.6	21.9	30.3	37.9	1.2	30.6
合计	男	6186	93.7	2.9	0.6	2.9	79.0	1.0	0.7	19.3	31.6	37.9	1.1	29.4
	女	6204	93.7	2.5	0.4	3.4	78.5	1.1	0.6	19.8	29.6	38.9	1.1	30.4
	合计	12390	93.7	2.7	0.5	3.1	78.7	1.1	0.7	19.5	30.6	38.4	1.1	29.9

表 4-53 全国 4 岁年龄组儿童家长的口腔健康态度（%）（1）

		调查人数	口腔健康对自己的生活很重要				定期口腔检查十分重要				牙齿好坏是天生的,与自己的保护关系不大			
			同意	不同意	无所谓	不知道	同意	不同意	无所谓	不知道	同意	不同意	无所谓	不知道
城市	男	3522	98.0	0.3	0.4	1.3	86.0	2.7	5.2	6.1	12.7	80.7	0.8	5.8
	女	3509	97.7	0.4	0.3	1.5	86.3	2.5	4.7	6.5	12.2	81.8	0.5	5.6
	合计	7031	97.8	0.4	0.4	1.4	86.1	2.6	5.0	6.3	12.4	81.2	0.6	5.7
农村	男	3506	96.6	0.6	0.3	2.6	85.2	2.8	5.0	7.0	14.4	77.7	0.9	6.9
	女	3441	96.8	0.6	0.4	2.2	84.4	3.3	5.0	7.3	16.0	75.4	0.9	7.7
	合计	6947	96.7	0.6	0.4	2.4	84.8	3.1	5.0	7.2	15.2	76.6	0.9	7.3
合计	男	7028	97.3	0.4	0.3	1.9	85.6	2.7	5.1	6.6	13.6	79.2	0.9	6.4
	女	6950	97.3	0.5	0.4	1.8	85.3	2.9	4.9	6.9	14.0	78.6	0.7	6.6
	合计	13978	97.3	0.5	0.4	1.9	85.5	2.8	5.0	6.7	13.8	78.9	0.8	6.5

表 4-53 全国 4 岁年龄组儿童家长的口腔健康态度（%）（2）

		调查人数	预防牙病首先要靠自己				保护孩子六龄牙很重要				母亲牙齿不好会影响孩子的牙齿			
			同意	不同意	无所谓	不知道	同意	不同意	无所谓	不知道	同意	不同意	无所谓	不知道
城市	男	3522	95.2	2.1	0.6	2.2	80.0	1.1	0.8	18.1	30.7	37.6	1.1	30.6
	女	3509	95.0	2.4	0.2	2.4	81.0	1.1	0.5	17.4	32.6	38.5	0.7	28.2
	合计	7031	95.1	2.2	0.4	2.3	80.5	1.1	0.6	17.8	31.6	38.1	0.9	29.4
农村	男	3506	92.3	3.4	0.3	4.0	75.4	1.7	0.9	21.9	29.1	38.7	1.1	31.1
	女	3441	92.2	2.9	0.5	4.4	75.0	1.3	1.1	22.6	29.3	37.9	1.2	31.6
	合计	6947	92.3	3.2	0.4	4.2	75.2	1.5	1.0	22.3	29.2	38.3	1.2	31.4
合计	男	7028	93.7	2.7	0.5	3.1	77.7	1.4	0.8	20.0	29.9	38.1	1.1	30.9
	女	6950	93.6	2.6	0.4	3.4	78.0	1.2	0.8	20.0	31.0	38.2	1.0	29.9
	合计	13978	93.7	2.7	0.4	3.2	77.9	1.3	0.8	20.0	30.4	38.2	1.0	30.4

表 4-54 全国 5 岁年龄组儿童家长的口腔健康态度（%）（1）

		调查人数	口腔健康对自己的生活很重要				定期口腔检查十分必要				牙齿好坏是天生的,与自己的保护关系不大			
			同意	不同意	无所谓	不知道	同意	不同意	无所谓	不知道	同意	不同意	无所谓	不知道
城市	男	3578	97.6	0.3	0.5	1.6	86.4	2.1	5.1	6.4	13.2	80.0	1.2	5.6
	女	3513	97.9	0.3	0.4	1.4	86.2	2.4	4.7	6.7	12.1	80.7	0.7	6.5
	合计	7091	97.8	0.3	0.5	1.5	86.3	2.2	4.9	6.5	12.7	80.4	0.9	6.0
农村	男	3453	96.0	0.7	0.8	2.5	83.6	2.9	5.7	7.7	14.3	76.3	1.2	8.1
	女	3448	96.1	0.6	0.6	2.7	83.3	3.0	6.0	7.7	16.2	74.4	1.3	8.0
	合计	6901	96.1	0.7	0.7	2.6	83.5	3.0	5.9	7.7	15.3	75.4	1.3	8.1
合计	男	7031	96.8	0.5	0.6	2.0	85.0	2.5	5.4	7.0	13.8	78.2	1.2	6.9
	女	6961	97.0	0.4	0.5	2.0	84.8	2.7	5.4	7.2	14.2	77.6	1.0	7.2
	合计	13992	96.9	0.5	0.6	2.0	84.9	2.6	5.4	7.1	14.0	77.9	1.1	7.0

表 4-54 全国 5 岁年龄组儿童家长的口腔健康态度（%）(2)

		调查人数	预防牙病首先要靠自己				保护孩子六龄牙很重要				母亲牙齿不好会影响孩子的牙齿			
			同意	不同意	无所谓	不知道	同意	不同意	无所谓	不知道	同意	不同意	无所谓	不知道
城市	男	3578	94.2	2.3	0.4	3.0	79.3	1.3	1.0	18.4	32.0	36.4	1.1	30.5
	女	3513	94.1	2.3	0.4	3.1	80.2	1.1	0.6	18.1	31.6	37.6	1.0	29.9
	合计	7091	94.2	2.3	0.4	3.1	79.8	1.2	0.8	18.2	31.8	37.0	1.0	30.2
农村	男	3453	91.2	3.5	0.5	4.8	74.2	1.5	1.2	23.2	29.7	37.6	1.3	31.4
	女	3448	91.5	3.3	0.8	4.4	73.8	1.8	1.4	23.0	30.7	36.7	1.3	31.4
	合计	6901	91.3	3.4	0.6	4.6	74.0	1.7	1.3	23.1	30.2	37.1	1.3	31.4
合计	男	7031	92.7	2.9	0.5	3.9	76.8	1.4	1.1	20.7	30.9	37.0	1.2	30.9
	女	6961	92.8	2.8	0.6	3.8	77.0	1.4	1.0	20.5	31.1	37.1	1.1	30.6
	合计	13992	92.8	2.9	0.5	3.8	76.9	1.4	1.0	20.6	31.0	37.0	1.2	30.8

表 4-55 全国 3~5 岁年龄组儿童家长的口腔健康态度（%）(1)

		调查人数	口腔健康对自己的生活很重要				定期口腔检查十分必要				牙齿好坏是天生的，与自己的保护关系不大			
			同意	不同意	无所谓	不知道	同意	不同意	无所谓	不知道	同意	不同意	无所谓	不知道
城市	男	10283	98.0	0.3	0.4	1.3	86.7	2.3	5.0	6.0	12.6	81.1	1.0	5.3
	女	10205	97.9	0.4	0.4	1.4	86.6	2.5	4.6	6.3	12.0	81.6	0.7	5.7
	合计	20488	97.9	0.3	0.4	1.3	86.6	2.4	4.8	6.2	12.3	81.4	0.8	5.5
农村	男	9962	96.5	0.6	0.5	2.4	84.8	2.7	5.3	7.2	14.3	77.2	1.0	7.5
	女	9910	96.6	0.5	0.5	2.4	84.1	3.0	5.5	7.4	15.3	76.0	0.9	7.7
	合计	19872	96.6	0.6	0.5	2.4	84.4	2.9	5.4	7.3	14.8	76.6	1.0	7.6
合计	男	20245	97.3	0.5	0.5	1.8	85.7	2.5	5.1	6.6	13.4	79.2	1.0	6.4
	女	20115	97.3	0.4	0.4	1.9	85.3	2.8	5.0	6.9	13.6	78.8	0.8	6.7
	合计	40360	97.3	0.5	0.4	1.8	85.5	2.7	5.1	6.7	13.5	79.0	0.9	6.5

表 4-55 全国 3~5 岁年龄组儿童家长的口腔健康态度（%）(2)

		调查人数	预防牙病首先要靠自己				保护孩子六龄牙很重要				母亲牙齿不好会影响孩子的牙齿			
			同意	不同意	无所谓	不知道	同意	不同意	无所谓	不知道	同意	不同意	无所谓	不知道
城市	男	10283	94.8	2.3	0.5	2.4	80.1	1.1	0.8	17.9	31.5	37.4	1.1	30.1
	女	10205	94.7	2.4	0.3	2.6	80.7	1.1	0.6	17.6	31.5	38.5	0.9	29.1
	合计	20488	94.8	2.3	0.4	2.5	80.4	1.1	0.7	17.8	31.5	37.9	1.0	29.6
农村	男	9962	91.8	3.4	0.5	4.3	75.3	1.5	0.9	22.2	30.0	38.0	1.2	30.8
	女	9910	92.0	3.0	0.6	4.4	74.9	1.4	1.0	22.7	29.7	37.6	1.2	31.5
	合计	19872	91.9	3.2	0.5	4.3	75.1	1.5	1.0	22.4	29.9	37.8	1.2	31.1
合计	男	20245	93.4	2.8	0.5	3.3	77.8	1.3	0.8	20.0	30.8	37.7	1.2	30.4
	女	20115	93.4	2.7	0.5	3.5	77.8	1.2	0.8	20.1	30.6	38.0	1.1	30.3
	合计	40360	93.4	2.8	0.5	3.4	77.8	1.3	0.9	20.1	30.7	37.9	1.1	30.4

表 4-56　全国 3 岁年龄组儿童家长口腔健康知识知晓情况（%）（1）

		调查人数	刷牙出血是否正常			细菌可引起牙龈发炎			刷牙对预防牙龈出血的作用			细菌可引起龋齿		
			回答正确	回答不正确	不知道	回答正确	回答不正确	不知道	回答正确	回答不正确	不知道	回答正确	回答不正确	不知道
城市	男	3183	77.2	14.2	8.6	87.8	4.0	8.1	65.3	15.7	19.0	79.4	4.5	16.2
	女	3183	77.5	12.6	9.8	88.5	3.9	7.6	65.9	14.7	19.4	78.0	4.6	17.3
	合计	6366	77.4	13.4	9.2	88.2	4.0	7.9	65.6	15.2	19.2	78.7	4.5	16.8
农村	男	3003	69.1	19.6	11.3	85.7	4.6	9.7	64.2	14.5	21.4	75.4	5.1	19.4
	女	3021	71.1	17.9	11.0	85.4	4.2	10.4	62.9	15.0	22.0	74.6	5.8	19.6
	合计	6024	70.1	18.7	11.1	85.6	4.4	10.1	63.5	14.7	21.7	75.0	5.5	19.5
合计	男	6186	73.3	16.8	9.9	86.8	4.3	8.9	64.7	15.1	20.2	77.5	4.8	17.8
	女	6204	74.4	15.2	10.4	87.0	4.0	9.0	64.5	14.9	20.7	76.4	5.2	18.4
	合计	12390	73.8	16.0	10.1	86.9	4.2	8.9	64.6	15.0	20.4	76.9	5.0	18.1

表 4-56　全国 3 岁年龄组儿童家长口腔健康知识知晓情况（%）（2）

		调查人数	吃糖可以导致龋齿			乳牙龋坏是否需要治疗			窝沟封闭能否预防儿童龋齿			氟化物对保护牙齿的作用		
			回答正确	回答不正确	不知道	回答正确	回答不正确	不知道	回答正确	回答不正确	不知道	回答正确	回答不正确	不知道
城市	男	3183	85.8	6.7	7.4	72.6	11.0	16.4	25.0	7.4	67.6	33.9	7.9	58.2
	女	3183	86.5	6.2	7.4	72.6	10.3	17.1	23.3	7.3	69.5	32.3	7.8	59.9
	合计	6366	86.2	6.4	7.4	72.6	10.7	16.7	24.1	7.4	68.5	33.1	7.8	59.1
农村	男	3003	85.0	6.2	8.8	68.8	12.5	18.8	18.4	8.2	73.5	26.8	7.0	66.1
	女	3021	83.6	6.1	10.2	67.1	13.2	19.7	17.7	7.1	75.2	27.1	5.9	67.1
	合计	6024	84.3	6.1	9.5	67.9	12.8	19.2	18.1	7.6	74.3	27.0	6.4	66.6
合计	男	6186	85.4	6.5	8.1	70.7	11.7	17.5	21.8	7.8	70.4	30.5	7.5	62.1
	女	6204	85.1	6.1	8.8	69.9	11.7	18.4	20.6	7.2	72.3	29.8	6.9	63.4
	合计	12390	85.3	6.3	8.4	70.3	11.7	18.0	21.2	7.5	71.4	30.1	7.2	62.7

表 4-57　全国 4 岁年龄组儿童家长口腔健康知识知晓情况（%）(1)

		调查人数	刷牙是否出血			细菌可引起牙龈发炎			刷牙对预防牙龈出血的作用			细菌可引起龋齿		
			回答正确	回答不正确	不知道	回答正确	回答不正确	不知道	回答正确	回答不正确	不知道	回答正确	回答不正确	不知道
城市	男	3522	74.3	15.3	10.5	87.0	4.3	8.7	62.4	16.3	21.3	78.2	4.5	17.3
	女	3509	75.8	14.5	9.7	87.3	4.5	8.2	63.3	16.3	20.4	77.0	5.5	17.6
	合计	7031	75.0	14.9	10.1	87.1	4.4	8.5	62.8	16.3	20.8	77.6	5.0	17.4
农村	男	3506	70.2	17.4	12.4	82.8	4.8	12.4	60.8	16.0	23.2	73.2	5.5	21.3
	女	3441	69.0	18.4	12.6	82.8	4.8	12.4	60.3	16.9	22.8	72.0	5.9	22.0
	合计	6947	69.6	17.9	12.5	82.8	4.8	12.4	60.6	16.5	23.0	72.7	5.7	21.6
合计	男	7028	72.2	16.4	11.4	84.9	4.6	10.5	61.6	16.2	22.2	75.7	5.0	19.3
	女	6950	72.4	16.4	11.1	85.1	4.6	10.3	61.8	16.6	21.6	74.5	5.7	19.8
	合计	13978	72.3	16.4	11.3	85.0	4.6	10.4	61.7	16.4	21.9	75.1	5.3	19.5

表 4-57　全国 4 岁年龄组儿童家长口腔健康知识知晓情况（%）(2)

		调查人数	吃糖可以导致龋齿			乳牙龋坏是否需要治疗			窝沟封闭能否预防儿童龋齿			氟化物对保护牙齿的作用		
			回答正确	回答不正确	不知道	回答正确	回答不正确	不知道	回答正确	回答不正确	不知道	回答正确	回答不正确	不知道
城市	男	3522	85.9	5.6	8.5	72.2	11.2	16.6	23.1	7.2	69.7	30.6	8.1	61.4
	女	3509	83.4	7.9	8.7	71.4	11.7	16.9	26.3	7.3	66.4	31.8	8.0	60.2
	合计	7031	84.7	6.7	8.6	71.8	11.4	16.8	24.7	7.2	68.1	31.2	8.1	60.8
农村	男	3506	83.4	6.4	10.3	66.4	13.5	20.1	16.7	7.3	76.1	25.1	6.7	68.2
	女	3441	83.0	6.5	10.5	65.5	14.3	20.2	17.7	6.6	75.7	26.9	6.6	66.5
	合计	6947	83.2	6.4	10.4	66.0	13.9	20.2	17.1	6.9	75.9	26.0	6.6	67.3
合计	男	7028	84.6	6.0	9.4	69.3	12.3	18.4	19.9	7.2	72.9	27.8	7.4	64.8
	女	6950	83.2	7.2	9.6	68.5	13.0	18.5	22.0	6.9	71.0	29.4	7.3	63.3
	合计	13978	83.9	6.6	9.5	68.9	12.7	18.4	21.0	7.1	72.0	28.6	7.3	64.0

表 4-58 全国 5 岁年龄组儿童家长口腔健康知识知晓情况（%）(1)

		调查人数	刷牙出血是否正常			细菌可引起牙龈发炎			刷牙对预防牙龈出血的作用			细菌可引起龋齿		
			回答正确	回答不正确	不知道	回答正确	回答不正确	不知道	回答正确	回答不正确	不知道	回答正确	回答不正确	不知道
城市	男	3578	74.4	15.4	10.2	87.2	4.1	8.7	64.0	15.2	20.8	76.4	5.6	18.0
	女	3513	74.0	15.5	10.6	86.5	4.6	8.9	62.3	16.5	21.2	78.2	4.9	17.0
	合计	7091	74.2	15.4	10.4	86.9	4.3	8.8	63.2	15.8	21.0	77.3	5.2	17.5
农村	男	3453	66.9	20.2	12.9	82.3	4.6	13.1	57.8	17.8	24.4	71.6	6.2	22.2
	女	3448	67.4	20.2	12.4	82.0	5.1	12.8	58.6	17.5	23.9	72.1	5.5	22.5
	合计	6901	67.1	20.2	12.7	82.2	4.9	13.0	58.2	17.7	24.1	71.8	5.8	22.3
合计	男	7031	70.7	17.8	11.6	84.8	4.3	10.9	61.0	16.5	22.6	74.0	5.9	20.1
	女	6961	70.7	17.8	11.5	84.3	4.8	10.9	60.5	17.0	22.5	75.1	5.2	19.7
	合计	13992	70.7	17.8	11.5	84.6	4.6	10.9	60.7	16.7	22.6	74.6	5.5	19.9

表 4-58 全国 5 岁年龄组儿童家长口腔健康知识知晓情况（%）(2)

		调查人数	吃糖可以导致龋齿			乳牙龋坏是否需要治疗			窝沟封闭能够预防儿童龋齿			氟化物对保护牙齿的作用		
			回答正确	回答不正确	不知道	回答正确	回答不正确	不知道	回答正确	回答不正确	不知道	回答正确	回答不正确	不知道
城市	男	3578	84.7	7.0	8.4	70.0	12.7	17.4	26.0	7.2	66.8	31.6	7.7	60.6
	女	3513	85.2	6.0	8.8	69.9	12.1	18.0	25.0	7.5	67.5	31.6	7.9	60.5
	合计	7091	84.9	6.5	8.6	69.9	12.4	17.7	25.5	7.3	67.2	31.6	7.8	60.6
农村	男	3453	83.0	6.7	10.3	64.3	14.2	21.6	18.0	7.6	74.4	25.1	7.1	67.8
	女	3448	81.8	6.8	11.4	64.7	14.8	20.4	18.2	7.3	74.5	24.4	7.7	68.0
	合计	6901	82.4	6.8	10.9	64.5	14.5	21.0	18.1	7.5	74.4	24.8	7.4	67.9
合计	男	7031	83.8	6.9	9.3	67.2	13.4	19.4	22.1	7.4	70.5	28.4	7.4	64.2
	女	6961	83.5	6.4	10.1	67.3	13.5	19.2	21.6	7.4	71.0	28.0	7.8	64.2
	合计	13992	83.7	6.6	9.7	67.2	13.5	19.3	21.9	7.4	70.8	28.2	7.6	64.2

表 4-59 全国 3~5 岁年龄组儿童家长口腔健康知识知晓情况（%）(1)

		调查人数	刷牙出血是否正常			细菌可引起牙龈发炎			刷牙对预防牙龈出血的作用			细菌可引起龋齿		
			回答正确	回答不正确	不知道	回答正确	回答不正确	不知道	回答正确	回答不正确	不知道	回答正确	回答不正确	不知道
城市	男	10283	75.2	15.0	9.8	87.3	4.1	8.5	63.8	15.7	20.4	77.9	4.9	17.2
	女	10205	75.7	14.3	10.0	87.4	4.3	8.3	63.8	15.9	20.3	77.7	5.0	17.3
	合计	20488	75.5	14.6	9.9	87.4	4.2	8.4	63.8	15.8	20.4	77.8	4.9	17.2
农村	男	9962	68.7	19.0	12.2	83.5	4.7	11.8	60.8	16.2	23.1	73.3	5.6	21.0
	女	9910	69.1	18.8	12.1	83.3	4.7	12.0	60.5	16.6	22.9	72.8	5.7	21.4
	合计	19872	68.9	18.9	12.1	83.4	4.7	11.9	60.6	16.4	23.0	73.1	5.7	21.2
合计	男	20245	72.0	17.0	11.0	85.5	4.4	10.1	62.3	15.9	21.7	75.7	5.2	19.1
	女	20115	72.5	16.5	11.0	85.4	4.5	10.1	62.2	16.2	21.6	75.3	5.4	19.3
	合计	40360	72.2	16.7	11.0	85.4	4.5	10.1	62.2	16.1	21.7	75.5	5.3	19.2

表 4-59 全国 3~5 岁年龄组儿童家长口腔健康知识知晓情况（%）(2)

		调查人数	吃糖可以导致龋齿			乳牙龋坏是否需要治疗			窝沟封闭能够预防儿童龋齿			氟化物对保护牙齿的作用		
			回答正确	回答不正确	不知道	回答正确	回答不正确	不知道	回答正确	回答不正确	不知道	回答正确	回答不正确	不知道
城市	男	10283	85.5	6.4	8.1	71.5	11.7	16.8	24.7	7.2	68.1	32.0	7.9	60.1
	女	10205	85.0	6.7	8.3	71.2	11.4	17.4	24.9	7.4	67.7	31.9	7.9	60.2
	合计	20488	85.2	6.6	8.2	71.4	11.5	17.1	24.8	7.3	67.9	31.9	7.9	60.2
农村	男	9962	83.7	6.4	9.8	66.4	13.4	20.2	17.6	7.7	74.7	25.6	6.9	67.4
	女	9910	82.8	6.5	10.8	65.7	14.2	20.1	17.9	7.0	75.1	26.1	6.8	67.2
	合计	19872	83.3	6.4	10.3	66.0	13.8	20.2	17.8	7.3	74.9	25.9	6.8	67.3
合计	男	20245	84.6	6.4	9.0	69.0	12.5	18.5	21.2	7.5	71.3	28.9	7.4	63.7
	女	20115	83.9	6.6	9.5	68.5	12.8	18.7	21.4	7.2	71.4	29.0	7.3	63.6
	合计	40360	84.3	6.5	9.2	68.8	12.6	18.6	21.3	7.3	71.4	28.9	7.4	63.7

表 4-60　全国 3 岁年龄组儿童家长最高学历及家庭经济状况

		调查人数	家长最高学历 (%)								家庭人口数		家庭过去 12 个月总收入 (万元)			过去 12 个月人均收入 (万元)		
			没上学	小学	初中	高中	中专	大专	本科	硕士及以上	$\bar{x}$	s	$\bar{x}$	s	中位数	$\bar{x}$	s	中位数
城市	男	3183	3.0	6.2	21.6	15.4	9.8	19.4	22.0	2.8	4.39	1.36	10.31	29.37	8	2.48	5.38	2
	女	3183	3.0	7.4	21.5	15.3	8.7	19.9	22.0	2.2	4.43	1.37	14.13	133.27	7	3.77	44.24	2
	合计	6366	3.0	6.8	21.5	15.4	9.2	19.6	22.0	2.5	4.41	1.37	12.22	96.56	8	3.13	31.54	2
农村	男	3003	7.4	11.2	33.6	14.0	9.3	12.0	11.4	1.1	4.81	1.65	9.55	89.45	6	2.21	22.35	1
	女	3021	6.9	12.5	32.0	13.1	8.9	12.5	12.5	1.6	4.75	1.62	7.58	9.56	5	1.76	2.25	1
	合计	6024	7.1	11.9	32.8	13.5	9.1	12.2	12.0	1.4	4.78	1.63	8.55	63.31	5	1.98	15.81	1
合计	男	6186	5.1	8.6	27.4	14.7	9.5	15.8	16.8	2.0	4.60	1.52	9.92	67.15	6	2.34	16.41	2
	女	6204	4.9	9.9	26.6	14.2	8.8	16.3	17.4	1.9	4.59	1.51	10.75	93.11	6	2.73	30.87	2
	合计	12390	5.0	9.2	27.0	14.5	9.2	16.0	17.1	1.9	4.59	1.51	10.34	81.24	6	2.54	24.76	2

表 4-61　全国 4 岁年龄组儿童家长最高学历及家庭经济状况

		调查人数	家长最高学历 (%)								家庭人口数		家庭过去 12 个月总收入 (万元)			过去 12 个月人均收入 (万元)		
			没上学	小学	初中	高中	中专	大专	本科	硕士及以上	$\bar{x}$	s	$\bar{x}$	s	中位数	$\bar{x}$	s	中位数
城市	男	3522	3.5	8.4	24.4	13.9	9.9	18.0	18.6	3.2	4.38	1.44	15.36	222.49	7	3.59	45.06	2
	女	3509	4.0	7.6	23.6	14.6	9.6	18.7	19.2	2.7	4.37	1.33	14.57	220.26	7	3.62	55.11	2
	合计	7031	3.8	8.0	24.0	14.3	9.7	18.4	18.9	2.9	4.38	1.39	14.97	221.36	7	3.60	50.28	2
农村	男	3506	8.2	13.4	35.5	13.0	9.4	9.7	9.7	1.1	4.82	1.60	11.46	209.63	5	2.74	52.43	1
	女	3441	8.3	12.9	36.1	13.1	9.5	10.2	8.9	1.0	4.85	1.62	12.81	254.09	5	3.03	63.59	1
	合计	6947	8.2	13.2	35.8	13.1	9.4	9.9	9.3	1.1	4.84	1.61	12.13	232.69	5	2.88	58.21	1
合计	男	7028	5.9	10.9	29.9	13.5	9.6	13.9	14.2	2.1	4.60	1.54	13.33	215.90	6	3.15	49.02	1
	女	6950	6.1	10.2	29.8	13.8	9.6	14.5	14.1	1.9	4.61	1.50	13.66	238.41	6	3.31	59.65	1
	合计	13978	6.0	10.6	29.9	13.7	9.6	14.2	14.1	2.0	4.61	1.52	13.49	227.30	6	3.23	54.54	1

表4-62 全国5岁年龄组儿童家长最高学历及家庭经济状况

		调查人数	家长最高学历 (%)								家庭人口数		家庭过去12个月总收入 (万元)			过去12个月人均收入 (万元)		
			没上学	小学	初中	高中	中专	大专	本科	硕士及以上	$\bar{x}$	s	$\bar{x}$	s	中位数	$\bar{x}$	s	中位数
城市	男	3578	4.0	8.0	25.3	15.1	10.6	17.3	16.9	2.9	4.31	1.31	13.86	185.60	6	3.38	41.06	2
	女	3513	3.6	8.7	24.5	15.6	9.4	17.9	17.3	3.0	4.40	1.39	11.30	109.41	7	2.98	36.47	2
	合计	7091	3.8	8.4	24.9	15.3	10.0	17.6	17.1	2.9	4.36	1.35	12.59	152.51	7	3.18	38.84	2
农村	男	3453	8.5	14.3	37.0	13.0	7.8	9.6	8.5	1.2	4.72	1.53	7.01	21.68	5	1.68	7.07	1
	女	3448	8.6	12.3	36.7	13.3	8.8	9.9	9.2	1.2	4.87	1.64	7.02	7.30	5	1.58	1.67	1
	合计	6901	8.6	13.3	36.8	13.1	8.3	9.8	8.9	1.2	4.79	1.59	7.02	16.31	5	1.63	5.19	1
合计	男	7031	6.2	11.1	31.0	14.0	9.3	13.5	12.8	2.0	4.51	1.44	10.29	129.33	6	2.49	28.84	1
	女	6961	6.1	10.5	30.5	14.4	9.1	13.9	13.3	2.1	4.64	1.54	9.10	76.48	6	2.26	25.46	1
	合计	13992	6.2	10.8	30.8	14.2	9.2	13.7	13.1	2.1	4.57	1.49	9.70	106.57	6	2.38	27.22	1

表4-63 全国3~5岁年龄组儿童家长最高学历及家庭经济状况

		调查人数	家长最高学历 (%)								家庭人口数		家庭过去12个月总收入 (万元)			过去12个月人均收入 (万元)		
			没上学	小学	初中	高中	中专	大专	本科	硕士及以上	$\bar{x}$	s	$\bar{x}$	s	中位数	$\bar{x}$	s	中位数
城市	男	10283	3.5	7.6	23.8	14.8	10.1	18.2	19.1	2.9	4.36	1.37	13.26	170.58	7	3.17	35.85	2
	女	10205	3.6	7.9	23.3	15.2	9.3	18.8	19.4	2.6	4.40	1.36	13.30	161.81	7	3.45	45.90	2
	合计	20488	3.5	7.7	23.5	15.0	9.7	18.5	19.2	2.8	4.38	1.37	13.28	166.27	7	3.31	41.16	2
农村	男	9962	8.1	13.0	35.4	13.3	8.8	10.4	9.8	1.1	4.78	1.59	9.32	133.24	5	2.21	33.43	1
	女	9910	7.9	12.6	35.1	13.1	9.1	10.8	10.1	1.3	4.83	1.63	9.19	149.04	5	2.13	37.29	1
	合计	19872	8.0	12.8	35.2	13.2	8.9	10.6	10.0	1.2	4.81	1.61	9.25	141.30	5	2.17	35.40	1
合计	男	20245	5.8	10.3	29.5	14.1	9.5	14.3	14.5	2.1	4.57	1.50	11.22	152.41	6	2.67	34.62	1
	女	20115	5.7	10.2	29.1	14.2	9.2	14.8	14.8	2.0	4.61	1.52	11.18	155.36	6	2.77	41.69	1
	合计	40360	5.7	10.2	29.3	14.1	9.3	14.6	14.7	2.0	4.59	1.51	11.20	153.88	6	2.72	38.29	1

表 4-64　全国 12 岁年龄组恒牙患龋率、龋均、龋补充填比及窝沟封闭率

		受检人数	患龋率(%)	DT			MT			FT			DMFT		龋补充填比(%)	窝沟封闭率(%)
				$\bar{x}$	s	构成比(%)	$\bar{x}$	s	构成比(%)	$\bar{x}$	s	构成比(%)	$\bar{x}$	s		
城市	男	7102	32.5	0.55	1.14	82.0	0.00	0.05	0.4	0.12	0.53	17.6	0.68	1.28	17.9	8.3
	女	7163	41.5	0.78	1.40	78.5	0.00	0.08	0.5	0.21	0.80	21.1	0.99	1.63	21.2	9.7
	合计	14265	37.0	0.66	1.28	79.9	0.00	0.07	0.4	0.16	0.68	19.7	0.83	1.48	19.5	9.0
农村	男	6739	35.2	0.63	1.20	87.6	0.00	0.07	0.5	0.09	0.45	11.9	0.72	1.31	12.5	4.2
	女	6817	44.8	0.90	1.51	86.3	0.00	0.08	0.5	0.14	0.61	13.2	1.05	1.63	13.5	5.1
	合计	13556	40.0	0.77	1.38	86.8	0.00	0.08	0.5	0.11	0.54	12.7	0.88	1.49	12.5	4.6
合计	男	13841	33.8	0.59	1.17	84.8	0.00	0.06	0.5	0.10	0.49	14.7	0.70	1.30	14.5	6.3
	女	13980	43.1	0.84	1.46	82.4	0.00	0.08	0.5	0.17	0.72	17.1	1.02	1.63	16.8	7.5
	合计	27821	38.5	0.71	1.33	83.4	0.00	0.07	0.5	0.14	0.62	16.2	0.86	1.48	16.5	6.9

表 4-65　全国 15 岁年龄组恒牙患龋率、龋均、龋补充填比及窝沟封闭率

		受检人数	患龋率(%)	DT			MT			FT			DMFT		龋补充填比(%)	窝沟封闭率(%)
				$\bar{x}$	s	构成比(%)	$\bar{x}$	s	构成比(%)	$\bar{x}$	s	构成比(%)	$\bar{x}$	s		
城市	男	7364	37.9	0.74	1.46	80.6	0.01	0.08	0.6	0.17	0.74	18.8	0.92	1.68	18.7	6.9
	女	7408	48.7	1.06	1.79	76.1	0.01	0.10	0.7	0.32	1.17	23.2	1.39	2.21	23.2	7.9
	合计	14772	43.3	0.90	1.64	77.9	0.01	0.09	0.6	0.25	0.98	21.5	1.16	1.98	21.7	7.4
农村	男	7166	40.3	0.90	1.69	86.9	0.01	0.10	0.7	0.13	0.60	12.4	1.03	1.82	12.6	2.2
	女	7190	50.8	1.19	1.89	82.9	0.01	0.12	0.8	0.24	0.91	16.4	1.44	2.16	16.8	2.1
	合计	14356	45.6	1.04	1.80	84.5	0.01	0.11	0.7	0.18	0.77	14.7	1.23	2.01	14.8	2.2
合计	男	14530	39.1	0.82	1.58	83.9	0.01	0.09	0.7	0.15	0.68	15.5	0.98	1.76	15.5	4.6
	女	14598	49.7	1.12	1.85	79.5	0.01	0.11	0.7	0.28	1.05	19.8	1.42	2.18	20.0	5.0
	合计	29128	44.4	0.97	1.72	81.3	0.01	0.10	0.7	0.22	0.88	18.0	1.20	1.99	18.5	4.8

表 4-66　全国 12~15 岁年龄组恒牙患龋率、龋均、龋补充填比及窝沟封闭率

		受检人数	患龋率(%)	DT x̄	DT s	DT 构成比(%)	MT x̄	MT s	MT 构成比(%)	FT x̄	FT s	FT 构成比(%)	DMFT x̄	DMFT s	龋补充填比(%)	窝沟封闭率(%)
城市	男	30120	35.5	0.65	1.30	80.6	0.00	0.07	0.6	0.14	0.64	18.8	0.80	1.49	17.7	7.5
	女	30189	46.1	0.93	1.60	76.1	0.01	0.09	0.7	0.26	0.97	23.2	1.20	1.91	21.8	8.5
	合计	60309	40.8	0.79	1.47	77.9	0.01	0.08	0.6	0.20	0.82	21.5	1.00	1.72	20.2	8.0
农村	男	29143	38.1	0.77	1.47	86.9	0.01	0.09	0.7	0.11	0.55	12.4	0.89	1.61	12.5	3.2
	女	29149	47.9	1.06	1.75	82.9	0.01	0.11	0.8	0.19	0.77	16.4	1.26	1.95	15.2	3.5
	合计	58292	43.0	0.92	1.62	84.5	0.01	0.10	0.7	0.15	0.67	14.7	1.07	1.80	14.0	3.4
合计	男	59263	36.8	0.71	1.39	83.9	0.01	0.08	0.7	0.13	0.60	15.5	0.84	1.55	15.5	5.4
	女	59338	47.0	0.99	1.68	79.5	0.01	0.10	0.7	0.22	0.88	19.8	1.23	1.93	18.2	6.1
	合计	118601	41.9	0.85	1.55	81.3	0.01	0.09	0.7	0.18	0.75	18.0	1.04	1.76	17.5	5.7

表 4-67　全国 12 岁年龄组牙周健康率、牙龈出血及牙石的检出情况

		受检人数	牙周健康率(%)	牙龈出血 检出牙数 x̄	牙龈出血 检出牙数 s	牙龈出血 检出人数	牙龈出血 检出率(%)	牙石 检出牙数 x̄	牙石 检出牙数 s	牙石 检出人数	牙石 检出率(%)
城市	男	7102	39.2	4.53	5.98	4317	60.8	4.12	5.13	4542	64.0
	女	7163	41.9	4.34	5.96	4163	58.1	3.57	4.92	4147	57.9
	合计	14265	40.6	4.43	5.97	8480	59.4	3.84	5.03	8689	60.9
农村	男	6739	42.2	4.29	5.97	3896	57.8	4.00	4.85	4332	64.3
	女	6817	43.2	4.06	5.74	3872	56.8	3.46	4.55	4024	59.0
	合计	13556	42.7	4.17	5.85	7768	57.3	3.73	4.71	8356	61.6
合计	男	13841	40.7	4.41	5.98	8213	59.3	4.06	5.00	8874	64.1
	女	13980	42.5	4.20	5.85	8035	57.5	3.51	4.74	8171	58.4
	合计	27821	41.6	4.31	5.92	16248	58.4	3.79	4.88	17045	61.3

表4-68　全国15岁年龄组牙周健康率、牙龈出血、牙石、牙周袋、附着丧失的检出情况

		受检人数	牙周健康率(%)	牙龈出血				牙石				牙周袋≥4mm				附着丧失≥4mm			
				检出牙数 $\bar{x}$	s	检出人数	检出率(%)	检出牙数 $\bar{x}$	s	检出人数	检出率(%)	检出牙数 $\bar{x}$	s	检出人数	检出率(%)	检出牙数 $\bar{x}$	s	检出人数	检出率(%)
城市	男	7364	34.1	6.03	7.27	4832	65.6	6.54	6.90	5455	74.1	0.19	1.05	488	6.6	0.01	0.20	32	0.4
	女	7408	35.9	5.67	7.01	4714	63.6	5.99	6.63	5269	71.1	0.18	1.03	452	6.1	0.02	0.36	39	0.5
	合计	14772	35.0	5.85	7.14	9546	64.6	6.27	6.77	10724	72.6	0.19	1.04	940	6.4	0.01	0.29	71	0.5
农村	男	7166	33.1	5.99	7.22	4746	66.2	6.70	6.71	5477	76.4	0.20	1.08	479	6.7	0.01	0.24	43	0.6
	女	7190	36.0	5.40	6.85	4545	63.2	5.84	6.27	5232	72.8	0.19	1.07	482	6.7	0.02	0.53	33	0.5
	合计	14356	34.6	5.69	7.04	9291	64.7	6.27	6.51	10709	74.6	0.20	1.08	961	6.7	0.02	0.42	76	0.5
合计	男	14530	33.6	6.01	7.24	9578	65.9	6.62	6.80	10932	75.2	0.20	1.07	967	6.7	0.01	0.22	75	0.5
	女	14598	36.0	5.54	6.93	9259	63.4	5.92	6.46	10501	71.9	0.19	1.05	934	6.4	0.02	0.45	72	0.5
	合计	29128	34.8	5.77	7.09	18837	64.7	6.27	6.64	21433	73.6	0.19	1.06	1901	6.5	0.01	0.36	147	0.5

表4-69　全国15岁年龄组牙周袋的检出牙数

		受检人数	深牙周袋(≥6mm)		浅牙周袋(4~5mm)	无牙周袋		不作记录		缺失牙	
			$\bar{x}$	s	$\bar{x}$	$\bar{x}$	s	$\bar{x}$	s	$\bar{x}$	s
城市	男	7364	0.00	0.01	0.19	27.47	1.69	0.15	1.04	0.18	0.69
	女	7408	0.00	0.05	0.18	27.41	1.77	0.18	1.16	0.22	0.75
	合计	14772	0.00	0.03	0.19	27.44	1.73	0.17	1.10	0.20	0.72
农村	男	7166	0.00	0.09	0.20	27.50	1.52	0.13	0.81	0.17	0.59
	女	7190	0.00	0.06	0.19	27.46	1.60	0.15	0.91	0.19	0.65
	合计	14356	0.00	0.07	0.20	27.48	1.56	0.14	0.86	0.18	0.62
合计	男	14530	0.00	0.06	0.20	27.49	1.61	0.14	0.93	0.17	0.65
	女	14598	0.00	0.05	0.18	27.44	1.69	0.17	1.04	0.21	0.70
	合计	29128	0.00	0.06	0.19	27.46	1.65	0.15	0.99	0.19	0.68

表 4-70　全国 15 岁年龄组附着丧失的检出牙数

		牙周附着丧失 ≥12mm		牙周附着丧失 9~11mm		牙周附着丧失 6~8mm		牙周附着丧失 4~5mm		牙周附着丧失 0~3mm		不作记录		缺失牙	
	受检人数	$\bar{x}$	s	$\bar{x}$	s	$\bar{x}$	s	$\bar{x}$	s	$\bar{x}$	s	$\bar{x}$	s	$\bar{x}$	s
城市 男	7364	0.00	0.00	0.00	0.00	0.00	0.01	0.01	0.19	27.65	1.33	0.15	1.04	0.18	0.69
城市 女	7408	0.00	0.00	0.00	0.00	0.00	0.01	0.02	0.35	27.57	1.49	0.19	1.17	0.22	0.75
城市 合计	14772	0.00	0.00	0.00	0.00	0.00	0.01	0.01	0.28	27.61	1.41	0.17	1.11	0.20	0.72
农村 男	7166	0.00	0.00	0.00	0.00	0.00	0.02	0.01	0.23	27.69	1.08	0.13	0.81	0.17	0.59
农村 女	7190	0.00	0.00	0.00	0.00	0.00	0.02	0.02	0.52	27.63	1.29	0.16	0.91	0.19	0.65
农村 合计	14356	0.00	0.00	0.00	0.00	0.00	0.02	0.02	0.40	27.66	1.19	0.15	0.86	0.18	0.62
合计 男	14530	0.00	0.00	0.00	0.00	0.00	0.01	0.01	0.21	27.67	1.21	0.14	0.94	0.17	0.65
合计 女	14598	0.00	0.00	0.00	0.00	0.00	0.02	0.02	0.44	27.60	1.39	0.17	1.05	0.21	0.70
合计 合计	29128	0.00	0.00	0.00	0.00	0.00	0.02	0.01	0.35	27.63	1.31	0.16	0.99	0.19	0.68

表 4-71　全国 12~15 岁年龄组牙龈出血及牙石的检出情况

		牙龈出血				牙石			
	受检人数	检出牙数 $\bar{x}$	s	检出人数	检出率（%）	检出牙数 $\bar{x}$	s	检出人数	检出率（%）
城市 男	30120	5.20	6.64	19002	63.1	5.22	6.04	20901	69.4
城市 女	30189	4.85	6.40	18193	60.3	4.61	5.77	19414	64.3
城市 合计	60309	5.03	6.52	37195	61.7	4.91	5.91	40315	66.8
农村 男	29143	5.04	6.63	17947	61.6	5.22	5.86	20496	70.3
农村 女	29149	4.65	6.32	17202	59.0	4.56	5.54	19010	65.2
农村 合计	58292	4.85	6.48	35149	60.3	4.89	5.71	39506	67.8
合计 男	59263	5.13	6.64	36949	62.3	5.22	5.95	41397	69.9
合计 女	59338	4.75	6.36	35395	59.6	4.58	5.66	38424	64.8
合计 合计	118601	4.94	6.50	72344	61.0	4.90	5.82	79821	67.3

表 4-72 全国 15 岁年龄组牙周袋最高记分的分布

		受检人数	深牙周袋（≥6mm）		浅牙周袋（4~5mm）		无牙周袋		除外情况 #	
			人数	百分比(%)	人数	百分比(%)	人数	百分比(%)	人数	百分比(%)
城市	男	7364	1	0.0	487	6.6	6868	93.3	8	0.1
	女	7408	5	0.1	447	6.0	6948	93.8	8	0.1
	合计	14772	6	0.0	934	6.3	13816	93.5	16	0.1
农村	男	7166	9	0.1	470	6.6	6684	93.3	3	0.0
	女	7190	14	0.2	468	6.5	6704	93.2	4	0.1
	合计	14356	23	0.2	938	6.5	13388	93.3	7	0.0
合计	男	14530	10	0.1	957	6.6	13552	93.3	11	0.1
	女	14598	19	0.1	915	6.3	13652	93.5	12	0.1
	合计	29128	29	0.1	1872	6.4	27204	93.4	23	0.1

#：包括"不作记录"和"缺失牙"

表 4-73 全国 15 岁年龄组附着丧失最高记分的分布

		受检人数	牙周附着丧失 ≥12mm		牙周附着丧失 9~11mm		牙周附着丧失 6~8mm		牙周附着丧失 4~5mm		牙周附着丧失 0~3mm		除外情况 #	
			人数	百分比(%)	人数	百分比(%)	人数	百分比(%)	人数	百分比(%)	人数	百分比(%)	人数	百分比(%)
城市	男	7364	0	0.0	0	0.0	1	0.0	31	0.4	7324	99.5	8	0.1
	女	7408	0	0.0	0	0.0	1	0.0	38	0.5	7361	99.4	8	0.1
	合计	14772	0	0.0	0	0.0	2	0.0	69	0.5	14685	99.4	16	0.1
农村	男	7166	0	0.0	0	0.0	2	0.0	41	0.6	7120	99.4	3	0.0
	女	7190	0	0.0	0	0.0	1	0.0	32	0.4	7153	99.5	4	0.1
	合计	14356	0	0.0	0	0.0	3	0.0	73	0.5	14273	99.4	7	0.0
合计	男	14530	0	0.0	0	0.0	3	0.0	72	0.5	14444	99.4	11	0.1
	女	14598	0	0.0	0	0.0	2	0.0	70	0.5	14514	99.4	12	0.1
	合计	29128	0	0.0	0	0.0	5	0.0	142	0.5	28958	99.4	23	0.1

#：包括"不作记录"和"缺失牙"

表 4-74　全国 12 岁年龄组氟牙症患病率及社区氟牙症指数（CFI）

		受检人数	DI=0 人数	DI=0 构成比(%)	DI=0.5 人数	DI=0.5 构成比(%)	DI=1 人数	DI=1 构成比(%)	DI=2 人数	DI=2 构成比(%)	DI=3 人数	DI=3 构成比(%)	DI=4 人数	DI=4 构成比(%)	患病率(%)	CFI
城市	男	7102	5826	83.2	442	6.3	358	5.1	245	3.5	109	1.6	21	0.3	10.5	0.21
	女	7163	5929	83.4	438	6.2	380	5.3	230	3.2	99	1.4	31	0.4	10.4	0.21
	合计	14265	11755	83.3	880	6.2	738	5.2	475	3.4	208	1.5	52	0.4	10.4	0.21
农村	男	6739	4954	74.5	553	8.3	500	7.5	375	5.6	215	3.2	52	0.8	17.2	0.36
	女	6817	5035	74.7	631	9.4	500	7.4	333	4.9	196	2.9	43	0.6	15.9	0.33
	合计	13556	9989	74.6	1184	8.8	1000	7.5	708	5.3	411	3.1	95	0.7	16.5	0.35
合计	男	13841	10780	79.0	995	7.3	858	6.3	620	4.5	324	2.4	73	0.5	13.7	0.28
	女	13980	10964	79.2	1069	7.7	880	6.4	563	4.1	295	2.1	74	0.5	13.1	0.27
	合计	27821	21744	79.1	2064	7.5	1738	6.3	1183	4.3	619	2.3	147	0.5	13.4	0.28

表 4-75　全国 12 岁年龄组独生子女率及父母最高学历（%）

		调查人数	独生子女率	父亲最高学历 没上过学	小学	初中	高中	中专	大专	本科	硕士及以上	没有父亲或不知道	母亲最高学历 没上过学	小学	初中	高中	中专	大专	本科	硕士及以上	没有母亲或不知道
城市	男	7102	46.1	1.5	13.6	36.6	17.0	4.6	6.2	6.2	1.6	12.9	4.1	17.3	33.1	14.3	5.0	5.7	5.2	1.2	14.0
	女	7163	38.7	1.3	12.7	35.9	16.8	4.3	6.7	7.2	1.3	13.9	3.7	17.3	33.7	13.6	5.9	6.3	6.0	0.9	12.6
	合计	14265	42.4	1.4	13.1	36.2	16.9	4.4	6.4	6.7	1.4	13.4	3.9	17.3	33.4	14.0	5.4	6.0	5.6	1.0	13.3
农村	男	6739	34.1	2.5	17.8	40.6	14.4	3.6	4.5	3.4	0.6	12.5	6.4	22.1	35.9	11.1	3.9	3.5	3.2	0.3	13.5
	女	6817	24.5	2.2	17.0	43.1	13.3	3.8	3.9	3.4	0.3	13.0	6.2	21.8	37.9	10.7	4.0	3.3	3.3	0.3	12.5
	合计	13556	29.3	2.4	17.4	41.9	13.9	3.7	4.2	3.4	0.5	12.7	6.3	21.9	36.9	10.9	3.9	3.4	3.3	0.3	13.0
合计	男	13841	40.2	2.0	15.6	38.5	15.7	4.1	5.4	4.8	1.1	12.7	5.2	19.7	34.5	12.8	4.5	4.6	4.2	0.7	13.8
	女	13980	31.8	1.8	14.8	39.4	15.1	4.0	5.3	5.3	0.8	13.4	4.9	19.5	35.7	12.2	5.0	4.9	4.7	0.6	12.6
	合计	27821	36.0	1.9	15.2	39.0	15.4	4.1	5.4	5.1	1.0	13.1	5.1	19.6	35.1	12.5	4.7	4.8	4.5	0.7	13.2

表 4-76　全国 15 岁年龄组独生子女率及父母最高学历（%）

		调查人数	独生子女率	父亲最高学历									母亲最高学历								
				没上过学	小学	初中	高中	中专	大专	本科	硕士及以上	没有父亲或不知道	没上过学	小学	初中	高中	中专	大专	本科	硕士及以上	没有母亲或不知道
城市	男	7364	51.0	2.3	13.6	37.0	16.8	4.2	6.7	7.3	1.8	10.3	5.0	18.9	33.3	14.0	4.8	5.8	6.1	1.3	11.0
	女	7408	40.7	1.9	14.4	36.0	17.5	4.9	6.6	7.6	0.9	10.2	4.8	20.2	33.4	13.3	5.6	6.8	5.7	0.7	9.6
	合计	14772	45.8	2.1	14.0	36.5	17.1	4.5	6.7	7.4	1.4	10.3	4.9	19.5	33.3	13.6	5.2	6.3	5.9	1.0	10.3
农村	男	7166	36.4	2.9	20.0	45.4	13.0	2.9	3.6	3.0	0.6	8.6	7.8	25.2	37.9	10.0	3.1	2.9	2.1	0.5	10.5
	女	7190	23.9	2.5	21.1	46.1	12.7	3.2	3.5	2.7	0.1	8.0	7.8	26.7	39.9	9.1	3.2	2.8	2.1	0.2	8.1
	合计	14356	30.1	2.7	20.6	45.8	12.9	3.1	3.5	2.9	0.3	8.3	7.8	26.0	38.9	9.6	3.1	2.8	2.1	0.4	9.3
合计	男	14530	43.8	2.6	16.8	41.1	14.9	3.6	5.2	5.2	1.2	9.5	6.4	22.0	35.6	12.0	4.0	4.3	4.1	0.9	10.8
	女	14598	32.4	2.2	17.7	41.0	15.2	4.0	5.1	5.2	0.5	9.1	6.3	23.4	36.6	11.2	4.4	4.8	3.9	0.4	8.9
	合计	29128	38.1	2.4	17.2	41.1	15.0	3.8	5.1	5.2	0.9	9.3	6.3	22.7	36.1	11.6	4.2	4.6	4.0	0.7	9.8

表 4-77　全国 12~15 岁年龄组独生子女率及父母最高学历（%）

		调查人数	独生子女率	父亲最高学历									母亲最高学历								
				没上过学	小学	初中	高中	中专	大专	本科	硕士及以上	没有父亲或不知道	没上过学	小学	初中	高中	中专	大专	本科	硕士及以上	没有母亲或不知道
城市	男	30120	48.0	1.8	13.6	36.8	16.9	4.3	6.5	6.6	1.6	11.8	4.6	18.5	32.7	14.0	4.9	5.9	5.5	1.2	12.6
	女	30189	39.3	1.5	13.6	36.4	16.6	4.7	6.6	7.1	1.0	12.5	4.1	18.6	34.2	13.2	5.8	6.1	5.7	0.7	11.6
	合计	60309	43.6	1.7	13.6	36.6	16.7	4.5	6.5	6.9	1.3	12.2	4.4	18.6	33.4	13.6	5.3	6.0	5.6	0.9	12.1
农村	男	29143	35.2	2.6	19.1	43.7	13.6	3.1	3.8	3.2	0.5	10.4	7.2	23.6	36.8	10.4	3.5	3.4	2.8	0.4	12.0
	女	29149	24.0	2.5	19.4	44.0	13.3	3.4	3.5	3.1	0.2	10.6	7.1	24.3	38.4	10.0	3.6	3.1	2.7	0.2	10.5
	合计	58292	29.6	2.5	19.2	43.8	13.5	3.2	3.7	3.2	0.4	10.5	7.1	24.0	37.6	10.2	3.5	3.3	2.8	0.3	11.2
合计	男	59263	41.7	2.2	16.3	40.2	15.3	3.7	5.2	5.0	1.1	11.1	5.9	21.0	34.7	12.2	4.2	4.7	4.2	0.8	12.3
	女	59338	31.8	2.0	16.4	40.1	15.0	4.0	5.1	5.1	0.7	11.5	5.6	21.4	36.3	11.6	4.7	4.7	4.3	0.5	11.1
	合计	118601	36.7	2.1	16.4	40.1	15.1	3.9	5.1	5.0	0.9	11.3	5.7	21.2	35.5	11.9	4.4	4.7	4.2	0.6	11.7

表 4-78 全国 12 岁年龄组刷牙及牙线使用情况

		调查人数	每天刷牙		每天刷牙次数 (%)				使用牙线频率 (%)		
			人数	刷牙率 (%)	2 次及以上	每天 1 次	不是每天刷	偶尔刷或不刷	不用 / 偶尔用	每周用	每天用
城市	男	7102	5644	79.5	30.3	49.2	5.3	15.2	98.2	1.0	0.8
	女	7163	6464	90.2	42.5	47.8	3.5	6.2	98.8	0.7	0.5
	合计	14265	12108	84.9	36.4	48.5	4.4	10.7	98.5	0.8	0.7
农村	男	6739	4958	73.6	21.9	51.6	7.3	19.1	98.7	0.7	0.6
	女	6817	5971	87.6	32.4	55.2	5.1	7.3	99.3	0.4	0.4
	合计	13556	10929	80.6	27.2	53.4	6.2	13.2	99.0	0.5	0.5
合计	男	13841	10602	76.6	26.2	50.4	6.3	17.1	98.5	0.8	0.7
	女	13980	12435	88.9	37.6	51.4	4.3	6.8	99.0	0.5	0.5
	合计	27821	23037	82.8	31.9	50.9	5.3	11.9	98.7	0.7	0.6

表 4-79 全国 15 岁年龄组刷牙及牙线使用情况

		调查人数	每天刷牙		每天刷牙次数 (%)				使用牙线频率 (%)		
			人数	刷牙率 (%)	2 次及以上	每天 1 次	不是每天刷	偶尔刷或不刷	不用 / 偶尔用	每周用	每天用
城市	男	7364	6351	86.2	31.7	54.5	5.1	8.7	98.4	0.8	0.9
	女	7408	7075	95.5	47.7	47.8	1.8	2.6	98.9	0.6	0.5
	合计	14772	13426	90.9	39.8	51.1	3.5	5.7	98.6	0.7	0.7
农村	男	7166	6032	84.2	22.7	61.5	5.7	10.1	99.3	0.3	0.4
	女	7190	6835	95.1	33.9	61.1	2.2	2.8	99.5	0.3	0.2
	合计	14356	12867	89.6	28.3	61.3	3.9	6.4	99.4	0.3	0.3
合计	男	14530	12383	85.2	27.2	58.0	5.4	9.4	98.8	0.5	0.6
	女	14598	13910	95.3	40.9	54.3	2.0	2.7	99.2	0.5	0.4
	合计	29128	26293	90.3	34.1	56.2	3.7	6.0	99.0	0.5	0.5

表 4-80　全国 12~15 岁年龄组刷牙及牙线使用情况

		调查人数	每天刷牙		每天刷牙次数 (%)			偶尔刷或不刷	使用牙线频率 (%)		
			人数	刷牙率 (%)	2 次及以上	每天 1 次	不是每天刷		不用 / 偶尔用	每周用	每天用
城市	男	30120	24880	82.6	31.0	51.6	5.3	12.1	98.1	1.0	0.9
	女	30189	28144	93.2	44.4	48.8	2.8	4.0	98.8	0.7	0.5
	合计	60309	53024	87.9	37.7	50.2	4.1	8.0	98.5	0.8	0.7
农村	男	29143	22773	78.1	21.7	56.4	7.0	14.8	98.9	0.6	0.5
	女	29149	26704	91.6	32.8	58.8	3.5	4.9	99.4	0.3	0.3
	合计	58292	49477	84.9	27.3	57.6	5.2	9.9	99.1	0.4	0.4
合计	男	59263	47653	80.4	26.4	54.0	6.2	13.4	98.5	0.8	0.7
	女	59338	54848	92.4	38.7	53.7	3.1	4.4	99.1	0.5	0.4
	合计	118601	102501	86.4	32.6	53.8	4.6	8.9	98.8	0.6	0.6

表 4-81　全国 12 岁年龄组牙膏使用情况

		调查人数	每天刷牙人数	使用牙膏 (%)			使用牙膏人数	使用含氟牙膏 (%)			含氟牙膏使用率 (%)
				是	否	不知道		是	否	不知道	
城市	男	7102	5644	98.9	0.4	0.6	5957	8.8	6.6	84.6	57.3
	女	7163	6464	99.1	0.2	0.8	6655	6.3	5.3	88.4	54.5
	合计	14265	12108	99.0	0.3	0.7	12612	7.5	5.9	86.6	56.0
农村	男	6739	4958	98.6	0.5	0.9	5375	7.3	5.9	86.8	55.5
	女	6817	5971	98.9	0.3	0.8	6246	4.9	4.6	90.5	51.5
	合计	13556	10929	98.8	0.4	0.8	11621	6.0	5.2	88.8	53.7
合计	男	13841	10602	98.8	0.4	0.8	11332	8.1	6.2	85.6	56.5
	女	13980	12435	99.0	0.3	0.8	12901	5.6	5.0	89.4	53.2
	合计	27821	23037	98.9	0.4	0.8	24233	6.8	5.6	87.7	55.0

表 4-82　全国 15 岁年龄组牙膏使用情况

		调查人数	每天刷牙人数	使用牙膏（%）			使用牙膏人数	使用含氟牙膏（%）			含氟牙膏使用率（%）
				是	否	不知道		是	否	不知道	
城市	男	7364	6351	99.0	0.4	0.6	6658	13.3	7.7	79.0	63.4
	女	7408	7075	99.3	0.2	0.5	7163	12.0	6.8	81.2	63.7
	合计	14772	13426	99.2	0.3	0.5	13821	12.6	7.2	80.2	63.6
农村	男	7166	6032	98.7	0.5	0.9	6356	10.6	6.8	82.6	61.0
	女	7190	6835	99.0	0.3	0.7	6922	8.3	5.7	85.9	59.2
	合计	14356	12867	98.9	0.4	0.8	13278	9.4	6.2	84.3	60.2
合计	男	14530	12383	98.8	0.4	0.7	13014	12.0	7.2	80.8	62.3
	女	14598	13910	99.2	0.2	0.6	14085	10.2	6.3	83.5	61.8
	合计	29128	26293	99.0	0.3	0.7	27099	11.0	6.7	82.2	62.1

表 4-83　全国 12~15 岁年龄组牙膏使用情况

		调查人数	每天刷牙人数	使用牙膏（%）			使用牙膏人数	使用含氟牙膏（%）			含氟牙膏使用率（%）
				是	否	不知道		是	否	不知道	
城市	男	30120	24880	99.0	0.4	0.6	26226	10.2	7.3	82.5	58.2
	女	30189	28144	99.2	0.2	0.6	28751	8.1	5.6	86.4	59.1
	合计	60309	53024	99.1	0.3	0.6	54977	9.1	6.4	84.5	58.6
农村	男	29143	22773	98.6	0.5	0.9	24482	8.6	6.1	85.3	58.2
	女	29149	26704	99.0	0.3	0.7	27441	6.3	5.0	88.7	55.9
	合计	58292	49477	98.8	0.4	0.8	51923	7.4	5.5	87.1	57.1
合计	男	59263	47653	98.8	0.4	0.8	50708	9.4	6.8	83.8	58.2
	女	59338	54848	99.1	0.2	0.7	56192	7.2	5.3	87.5	57.7
	合计	118601	102501	99.0	0.3	0.7	106900	8.3	6.0	85.8	58.0

表 4-84　全国 12 岁年龄组饮食习惯（%）

		调查人数	甜点及糖果						甜饮料						加糖的牛奶／酸奶／奶粉／茶／咖啡					
			每天≥2次	每天1次	每周2~6次	每周1次	每月1~3次	很少／从不	每天≥2次	每天1次	每周2~6次	每周1次	每月1~3次	很少／从不	每天≥2次	每天1次	每周2~6次	每周1次	每月1~3次	很少／从不
城市	男	7102	10.9	17.5	27.5	14.9	13.9	15.3	5.8	11.5	22.2	19.9	19.5	21.1	7.7	18.8	19.1	12.3	14.1	28.0
	女	7163	15.1	21.4	28.8	13.6	11.0	10.2	4.1	9.5	15.7	19.2	22.9	28.6	6.7	20.7	18.3	14.0	14.6	25.7
	合计	14265	13.0	19.5	28.1	14.2	12.4	12.7	5.0	10.5	19.0	19.5	21.2	24.9	7.2	19.8	18.7	13.2	14.3	26.8
农村	男	6739	12.0	17.2	27.3	14.5	13.9	15.2	6.3	12.2	21.6	18.3	19.1	22.4	7.1	16.6	17.5	12.2	14.2	32.4
	女	6817	13.9	20.9	25.2	14.9	12.2	12.8	4.4	9.5	14.9	18.0	20.4	32.9	6.1	16.8	16.0	14.0	15.8	31.2
	合计	13556	12.9	19.1	26.3	14.7	13.0	14.0	5.3	10.8	18.2	18.2	19.7	27.7	6.6	16.7	16.7	13.1	15.0	31.8
合计	男	13841	11.4	17.4	27.4	14.7	13.9	15.2	6.1	11.9	21.9	19.1	19.3	21.7	7.4	17.8	18.3	12.3	14.1	30.2
	女	13980	14.5	21.2	27.1	14.2	11.5	11.5	4.2	9.5	15.3	18.6	21.7	30.7	6.4	18.8	17.2	14.0	15.2	28.4
	合计	27821	13.0	19.3	27.2	14.5	12.7	13.3	5.1	10.7	18.6	18.9	20.5	26.2	6.9	18.3	17.8	13.1	14.7	29.3

表 4-85　全国 15 岁年龄组饮食习惯（%）

		调查人数	甜点及糖果						甜饮料						加糖的牛奶／酸奶／奶粉／茶／咖啡					
			每天≥2次	每天1次	每周2~6次	每周1次	每月1~3次	很少／从不	每天≥2次	每天1次	每周2~6次	每周1次	每月1~3次	很少／从不	每天≥2次	每天1次	每周2~6次	每周1次	每月1~3次	很少／从不
城市	男	7364	11.4	18.1	30.2	15.5	12.8	12.0	6.9	12.5	28.5	19.5	16.9	15.6	8.9	19.8	21.9	13.6	13.8	22.1
	女	7408	16.0	22.3	30.1	13.5	10.4	7.6	4.4	9.8	19.4	20.8	22.4	23.2	7.5	20.9	22.7	14.4	14.3	20.1
	合计	14772	13.7	20.2	30.2	14.5	11.6	9.8	5.7	11.2	23.9	20.1	19.7	19.4	8.2	20.3	22.3	14.0	14.0	21.1
农村	男	7166	11.1	18.5	30.4	15.0	12.6	12.4	7.6	13.5	27.0	18.5	16.8	16.6	7.5	17.1	21.3	13.4	14.6	26.2
	女	7190	15.3	21.9	29.3	13.7	10.2	9.7	4.4	10.5	18.3	20.5	21.4	24.9	6.6	18.9	19.6	13.8	15.0	26.2
	合计	14356	13.2	20.2	29.8	14.3	11.4	11.0	6.0	12.0	22.7	19.5	19.1	20.8	7.0	18.0	20.4	13.6	14.8	26.2
合计	男	14530	11.3	18.3	30.3	15.2	12.7	12.2	7.2	13.0	27.8	19.0	16.8	16.1	8.2	18.5	21.6	13.5	14.2	24.1
	女	14598	15.7	22.1	29.7	13.6	10.3	8.6	4.4	10.2	18.8	20.7	21.9	24.1	7.1	19.9	21.2	14.1	14.6	23.1
	合计	29128	13.5	20.2	30.0	14.4	11.5	10.4	5.8	11.6	23.3	19.8	19.4	20.1	7.6	19.2	21.4	13.8	14.4	23.6

表 4-86　全国 12~15 岁年龄组饮食习惯 (%)

		调查人数	甜点及糖果						甜饮料						加糖的牛奶/酸奶/奶粉/茶/咖啡					
			每天≥2次	每天1次	每周2~6次	每周1次	每月1~3次	很少/从不	每天≥2次	每天1次	每周2~6次	每周1次	每月1~3次	很少/从不	每天≥2次	每天1次	每周2~6次	每周1次	每月1~3次	很少/从不
城市	男	30120	11.2	17.7	29.6	15.1	13.5	13.0	6.3	12.2	25.9	19.5	18.4	17.7	8.0	19.6	20.4	13.1	14.4	24.6
	女	30189	15.9	21.8	29.4	13.5	10.8	8.5	4.4	9.4	18.4	19.7	22.4	25.7	7.1	21.0	20.7	14.1	14.5	22.7
	合计	60309	13.5	19.7	29.5	14.3	12.2	10.7	5.3	10.8	22.1	19.6	20.4	21.7	7.5	20.3	20.5	13.6	14.5	23.6
农村	男	29143	12.2	17.9	29.1	14.6	12.6	13.6	6.9	13.1	24.8	18.7	17.7	18.7	7.4	17.3	19.4	12.9	14.4	28.6
	女	29149	15.3	21.6	27.5	14.4	10.7	10.6	4.4	10.3	17.2	19.2	20.7	28.2	6.3	17.9	17.7	14.4	15.4	28.2
	合计	58292	13.7	19.8	28.3	14.5	11.7	12.1	5.7	11.7	21.0	19.0	19.2	23.4	6.9	17.6	18.6	13.6	14.9	28.4
合计	男	59263	11.7	17.8	29.3	14.9	13.1	13.3	6.6	12.6	25.4	19.2	18.1	18.2	7.7	18.5	19.9	13.0	14.4	26.6
	女	59338	15.6	21.7	28.5	13.9	10.8	9.6	4.4	9.9	17.8	19.5	21.6	26.9	6.7	19.5	19.2	14.2	15.0	25.4
	合计	118601	13.6	19.8	28.9	14.4	11.9	11.4	5.5	11.2	21.6	19.3	19.8	22.5	7.2	19.0	19.6	13.6	14.7	26.0

表 4-87 全国 12 岁年龄组吸烟频率（%）

		调查人数	每天吸	每周吸	很少或曾经吸	从不吸
城市	男	7102	0.4	0.5	5.5	93.6
	女	7163	0.0	0.0	1.0	99.0
	合计	14265	0.2	0.3	3.2	96.3
农村	男	6739	0.4	0.5	7.4	91.7
	女	6817	0.0	0.0	0.7	99.2
	合计	13556	0.2	0.3	4.1	95.5
合计	男	13841	0.4	0.5	6.4	92.7
	女	13980	0.0	0.0	0.8	99.1
	合计	27821	0.2	0.3	3.6	95.9

表 4-88 全国 15 岁年龄组吸烟频率（%）

		调查人数	每天吸	每周吸	很少或曾经吸	从不吸
城市	男	7364	2.4	1.6	10.3	85.7
	女	7408	0.2	0.1	1.6	98.2
	合计	14772	1.3	0.8	5.9	91.9
农村	男	7166	2.9	1.9	14.4	80.8
	女	7190	0.1	0.1	1.7	98.1
	合计	14356	1.5	1.0	8.0	89.5
合计	男	14530	2.7	1.7	12.3	83.3
	女	14598	0.2	0.1	1.6	98.1
	合计	29128	1.4	0.9	7.0	90.7

表 4-89 全国 12~15 岁年龄组吸烟频率（%）

		调查人数	每天吸	每周吸	很少或曾经吸	从不吸
城市	男	30120	1.2	1.0	9.2	88.6
	女	30189	0.1	0.1	1.4	98.5
	合计	60309	0.6	0.5	4.7	94.1
农村	男	29143	1.5	1.1	11.4	86.0
	女	29149	0.1	0.1	1.3	98.5
	合计	58292	0.8	0.6	6.4	92.2
合计	男	59263	1.3	1.0	9.7	87.9
	女	59338	0.1	0.1	1.3	98.5
	合计	118601	0.7	0.6	5.5	93.2

表 4-90　全国 12 岁年龄组全身及口腔健康状况自我评价（%）

		调查人数	身体健康状况					口腔健康状况				
			很好	较好	一般	较差	很差	很好	较好	一般	较差	很差
城市	男	7102	21.9	43.4	31.1	3.1	0.5	7.4	29.5	48.3	12.2	2.6
	女	7163	17.3	44.8	34.4	3.1	0.4	5.3	29.0	52.0	11.1	2.6
	合计	14265	19.6	44.1	32.8	3.1	0.5	6.3	29.2	50.2	11.7	2.6
农村	男	6739	18.3	41.0	36.8	3.3	0.6	5.4	27.2	52.1	12.8	2.4
	女	6817	15.1	40.8	40.7	3.1	0.3	4.9	27.5	54.1	11.2	2.4
	合计	13556	16.7	40.9	38.7	3.2	0.5	5.1	27.4	53.1	12.0	2.4
合计	男	13841	20.1	42.2	33.9	3.2	0.6	6.4	28.4	50.2	12.5	2.5
	女	13980	16.2	42.9	37.5	3.1	0.4	5.1	28.2	53.0	11.1	2.5
	合计	27821	18.2	42.5	35.7	3.2	0.5	5.7	28.3	51.6	11.8	2.5

表 4-91　全国 15 岁年龄组全身及口腔健康状况自我评价（%）

		调查人数	身体健康状况					口腔健康状况				
			很好	较好	一般	较差	很差	很好	较好	一般	较差	很差
城市	男	7364	21.4	43.0	32.3	2.7	0.6	7.9	31.5	48.1	10.6	1.9
	女	7408	14.6	43.1	38.5	3.5	0.3	5.9	29.6	50.5	11.7	2.3
	合计	14772	18.0	43.1	35.4	3.1	0.4	6.9	30.6	49.3	11.1	2.1
农村	男	7166	18.2	40.6	37.2	3.3	0.7	6.7	27.3	52.8	11.1	2.1
	女	7190	12.3	38.7	44.7	3.9	0.5	4.4	24.5	55.3	12.7	3.2
	合计	14356	15.2	39.6	40.9	3.6	0.6	5.5	25.9	54.0	11.9	2.7
合计	男	14530	19.8	41.8	34.7	3.0	0.6	7.3	29.4	50.4	10.8	2.0
	女	14598	13.4	40.9	41.5	3.7	0.4	5.1	27.1	52.9	12.2	2.8
	合计	29128	16.6	41.4	38.1	3.4	0.5	6.2	28.2	51.6	11.5	2.4

表 4-92　全国 12~15 岁年龄组全身及口腔健康状况自我评价（%）

		调查人数	身体健康状况					口腔健康状况				
			很好	较好	一般	较差	很差	很好	较好	一般	较差	很差
城市	男	30120	21.0	43.7	31.8	2.9	0.5	7.4	30.9	48.3	11.3	2.2
	女	30189	15.2	44.1	37.0	3.3	0.4	5.4	29.3	51.8	11.1	2.4
	合计	60309	18.1	43.9	34.4	3.1	0.5	6.4	30.1	50.1	11.2	2.3
农村	男	29143	18.1	40.6	37.3	3.3	0.7	6.1	27.1	52.8	11.9	2.1
	女	29149	13.4	39.5	43.3	3.4	0.4	4.5	25.7	55.2	12.1	2.5
	合计	58292	15.7	40.0	40.3	3.4	0.5	5.3	26.4	54.0	12.0	2.3
合计	男	59263	19.6	42.2	34.5	3.1	0.6	6.7	29.0	50.5	11.6	2.2
	女	59338	14.3	41.8	40.1	3.4	0.4	5.0	27.5	53.5	11.6	2.5
	合计	118601	17.0	42.0	37.3	3.2	0.5	5.8	28.3	52.0	11.6	2.3

表 4-93 全国 12 岁年龄组牙外伤经历

		调查人数	牙外伤(%)			牙外伤人数	牙外伤发生地点(%)	
			有	没有	记不清		校园内	校园外
城市	男	7102	25.6	50.9	23.5	1816	33.6	73.1
	女	7163	14.3	61.5	24.2	1026	29.2	76.2
	合计	14265	19.9	56.2	23.8	2842	32.1	74.2
农村	男	6739	27.6	47.0	25.3	1863	32.3	77.3
	女	6817	15.4	57.8	26.8	1051	24.5	82.9
	合计	13556	21.5	52.4	26.1	2914	29.5	79.3
合计	男	13841	26.6	49.0	24.4	3679	33.0	75.2
	女	13980	14.9	59.7	25.5	2077	26.8	79.6
	合计	27821	20.7	54.4	24.9	5756	30.8	76.8

表 4-94 全国 15 岁年龄组牙外伤经历

		调查人数	牙外伤(%)			牙外伤人数	牙外伤发生地点(%)	
			有	没有	记不清		校园内	校园外
城市	男	7364	21.2	53.0	25.9	1559	34.6	70.8
	女	7408	12.5	63.6	23.9	925	22.9	79.0
	合计	14772	16.8	58.3	24.9	2484	30.3	73.9
农村	男	7166	20.7	51.3	28.0	1480	32.0	74.2
	女	7190	13.0	58.5	28.5	936	22.6	82.1
	合计	14356	16.8	54.9	28.2	2416	28.4	77.2
合计	男	14530	20.9	52.2	26.9	3039	33.4	72.5
	女	14598	12.8	61.1	26.2	1861	22.8	80.5
	合计	29128	16.8	56.6	26.5	4900	29.3	75.5

表 4-95 全国 12~15 岁年龄组牙外伤经历

		调查人数	牙外伤(%)			牙外伤人数	牙外伤发生地点(%)	
			有	没有	记不清		校园内	校园外
城市	男	30120	23.1	52.2	24.7	6952	34.8	71.5
	女	30189	13.5	61.6	24.9	4072	26.4	77.5
	合计	60309	18.3	56.9	24.8	11024	31.7	73.7
农村	男	29143	24.0	49.5	26.4	7002	32.4	75.3
	女	29149	14.1	58.2	27.7	4099	24.0	81.4
	合计	58292	19.0	53.9	27.1	11101	29.3	77.6
合计	男	59263	23.5	50.9	25.5	13954	33.6	73.4
	女	59338	13.8	59.9	26.3	8171	25.2	79.4
	合计	118601	18.7	55.4	25.9	22125	30.5	75.6

表 4-96　全国 12 岁年龄组过去 12 个月内牙痛经历（%）

		调查人数	经常有	偶尔有	从来没有	记不清
城市	男	7102	2.5	49.1	37.2	11.2
	女	7163	2.8	52.1	33.0	12.2
	合计	14265	2.6	50.6	35.1	11.7
农村	男	6739	3.2	52.7	32.5	11.5
	女	6817	3.4	55.1	29.8	11.8
	合计	13556	3.3	53.9	31.2	11.6
合计	男	13841	2.9	50.8	34.9	11.4
	女	13980	3.1	53.5	31.4	12.0
	合计	27821	3.0	52.2	33.2	11.7

表 4-97　全国 15 岁年龄组过去 12 个月内牙痛经历（%）

		调查人数	经常有	偶尔有	从来没有	记不清
城市	男	7364	1.9	45.4	39.8	12.9
	女	7408	2.9	52.7	31.9	12.5
	合计	14772	2.4	49.0	35.8	12.7
农村	男	7166	2.1	47.4	36.8	13.7
	女	7190	3.9	55.6	28.2	12.4
	合计	14356	3.0	51.5	32.5	13.0
合计	男	14530	2.0	46.4	38.3	13.3
	女	14598	3.4	54.1	30.1	12.5
	合计	29128	2.7	50.3	34.2	12.9

表 4-98　全国 12~15 岁年龄组过去 12 个月内牙痛经历（%）

		调查人数	经常有	偶尔有	从来没有	记不清
城市	男	30120	2.4	46.4	39.0	12.3
	女	30189	3.0	51.3	32.8	12.9
	合计	60309	2.7	48.8	35.9	12.6
农村	男	29143	2.7	50.0	34.8	12.5
	女	29149	3.5	55.1	29.4	12.1
	合计	58292	3.1	52.5	32.1	12.3
合计	男	59263	2.5	48.2	36.9	12.4
	女	59338	3.2	53.2	31.2	12.5
	合计	118601	2.9	50.7	34.0	12.4

表 4-99 全国 12 岁年龄组就医率及未次看牙时间、原因

		调查人数	有就医经历		未次看牙时间分布 (%)			过去 12 个月就医		未次看牙原因分布 (%)			
			人数	就医率 (%)	<6 个月	6~12 个月	>12 个月	人数	率 (%)	咨询检查	预防	治疗	不知道
城市	男	7102	4017	56.6	21.2	24.5	54.3	1834	25.8	23.2	21.8	43.7	11.3
	女	7163	4099	57.2	27.0	26.4	46.6	2188	30.5	26.2	17.1	45.6	11.0
	合计	14265	8116	56.9	24.1	25.4	50.4	4022	28.2	24.9	19.2	44.8	11.1
农村	男	6739	3392	50.3	23.5	23.9	52.7	1606	23.8	23.2	17.8	44.3	14.7
	女	6817	3277	48.1	27.2	25.3	47.4	1722	25.3	24.3	18.6	44.3	12.8
	合计	13556	6669	49.2	25.3	24.6	50.1	3328	24.6	23.8	18.2	44.3	13.7
合计	男	13841	7409	53.5	22.2	24.2	53.6	3440	24.9	23.2	19.9	44.0	12.9
	女	13980	7376	52.8	27.1	25.9	47.0	3910	28.0	25.4	17.8	45.0	11.8
	合计	27821	14785	53.1	24.7	25.1	50.3	7350	26.4	24.4	18.8	44.5	12.3

表 4-100 全国 15 岁年龄组就医率及未次看牙时间、原因

		调查人数	有就医经历		未次看牙时间分布 (%)			过去 12 个月就医		未次看牙原因分布 (%)			
			人数	就医率 (%)	<6 个月	6~12 个月	>12 个月	人数	率 (%)	咨询检查	预防	治疗	不知道
城市	男	7364	3575	48.6	20.8	20.1	59.1	1462	19.9	24.1	17.4	49.2	9.3
	女	7408	3853	52.0	27.3	22.7	50.0	1926	26.0	27.1	12.0	53.7	7.1
	合计	14772	7428	50.3	24.2	21.5	54.4	3388	22.9	25.8	14.3	51.8	8.1
农村	男	7166	2909	40.6	20.8	22.3	56.9	1255	17.5	25.9	13.5	47.9	12.7
	女	7190	2935	40.8	27.5	22.2	50.4	1456	20.3	23.1	10.6	56.7	9.5
	合计	14356	5844	40.7	24.1	22.2	53.6	2711	18.9	24.4	12.0	52.6	11.0
合计	男	14530	6484	44.6	20.8	21.1	58.1	2717	18.7	25.0	15.6	48.6	10.9
	女	14598	6788	46.5	27.4	22.5	50.2	3382	23.2	25.4	11.4	55.0	8.1
	合计	29128	13272	45.6	24.2	21.8	54.0	6099	20.9	25.2	13.3	52.2	9.4

表4-101　全国12~15岁年龄组就医率及未次看牙时间、原因

	调查人数	有就医经历		未次看牙时间分布（%）			过去12个月内就医		未次看牙原因分布（%）			
		人数	就医率（%）	<6个月	6~12个月	>12个月	人数	率（%）	咨询检查	预防	治疗	不知道
城市 男	30120	15884	52.7	21.5	22.1	56.4	6922	23.0	24.2	19.0	46.3	10.4
女	30189	16570	54.9	27.6	23.9	48.5	8539	28.3	26.2	14.6	50.0	9.1
合计	60309	32454	53.8	24.6	23.0	52.4	15461	25.6	25.3	16.6	48.3	9.7
农村 男	29143	13218	45.4	21.9	23.1	55.1	5941	20.4	23.6	16.3	46.1	13.9
女	29149	12942	44.4	26.7	23.8	49.5	6534	22.4	24.7	14.6	49.4	11.3
合计	58292	26160	44.9	24.2	23.5	52.3	12475	21.4	24.2	15.4	47.9	12.6
合计 男	59263	29102	49.1	21.6	22.6	55.8	12863	21.7	24.0	17.8	46.2	12.1
女	59338	29512	49.7	27.2	23.9	48.9	15073	25.4	25.5	14.6	49.8	10.1
合计	118601	58614	49.4	24.4	23.2	52.3	27936	23.6	24.8	16.1	48.1	11.0

表4-102　全国12岁年龄组口腔健康知识知晓情况（%）（1）

	调查人数	刷牙出血是否正常			细菌可引起牙龈发炎			刷牙对预防牙龈出血的作用			细菌可引起龋齿		
		回答正确	回答不正确	不知道	回答正确	回答不正确	不知道	回答正确	回答不正确	不知道	回答正确	回答不正确	不知道
城市 男	7102	64.4	20.3	15.3	74.5	5.8	19.7	75.2	7.6	17.2	56.8	12.4	30.8
女	7163	66.5	18.3	15.2	75.9	4.8	19.3	77.8	6.3	15.9	58.8	8.8	32.4
合计	14265	65.4	19.3	15.2	75.2	5.3	19.5	76.5	7.0	16.5	57.8	10.6	31.6
农村 男	6739	62.2	21.6	16.2	73.7	5.8	20.5	74.6	6.8	18.6	55.8	10.4	33.8
女	6817	62.2	21.4	16.4	74.5	5.0	20.4	77.4	5.5	17.2	58.1	9.1	32.8
合计	13556	62.2	21.5	16.3	74.1	5.4	20.5	76.0	6.1	17.9	56.9	9.8	33.3
合计 男	13841	63.3	20.9	15.8	74.1	5.8	20.1	74.9	7.2	17.9	56.3	11.4	32.3
女	13980	64.4	19.8	15.8	75.2	4.9	19.9	77.6	5.9	16.5	58.4	9.0	32.6
合计	27821	63.8	20.4	15.8	74.7	5.4	20.0	76.3	6.5	17.2	57.4	10.2	32.4

表 4-102　全国 12 岁年龄组口腔健康知识知晓情况（%）(2)

		调查人数	吃糖可以导致龋齿			氟化物对保护牙齿的作用			窝沟封闭可保护牙齿			口腔疾病可能会影响全身健康		
			回答正确	回答不正确	不知道	回答正确	回答不正确	不知道	回答正确	回答不正确	不知道	回答正确	回答不正确	不知道
城市	男	7102	75.6	7.7	16.7	40.5	5.6	53.9	27.7	13.3	59.0	64.8	11.7	23.5
	女	7163	79.2	6.6	14.1	35.8	4.2	59.9	26.4	9.9	63.7	64.1	11.1	24.8
	合计	14265	77.4	7.2	15.4	38.1	4.9	56.9	27.0	11.6	61.4	64.5	11.4	24.1
农村	男	6739	72.6	7.7	19.6	37.4	5.4	57.2	18.6	14.2	67.2	66.3	9.9	23.8
	女	6817	75.6	7.5	16.9	33.3	3.5	63.1	17.5	11.2	71.4	65.7	10.6	23.7
	合计	13556	74.1	7.6	18.2	35.4	4.5	60.2	18.0	12.7	69.3	66.0	10.3	23.7
合计	男	13841	74.1	7.7	18.1	39.0	5.5	55.5	23.3	13.7	63.0	65.6	10.8	23.6
	女	13980	77.5	7.1	15.5	34.6	3.9	61.5	22.0	10.5	67.4	64.9	10.9	24.2
	合计	27821	75.8	7.4	16.8	36.8	4.7	58.5	22.7	12.1	65.2	65.2	10.8	23.9

表 4-103　全国 15 岁年龄组口腔健康知识知晓情况（%）(1)

		调查人数	刷牙出血是否正常			细菌可引起牙龈发炎			刷牙对预防牙龈出血的作用			细菌可引起龋齿		
			回答正确	回答不正确	不知道	回答正确	回答不正确	不知道	回答正确	回答不正确	不知道	回答正确	回答不正确	不知道
城市	男	7364	68.1	18.0	14.0	77.3	6.4	16.3	77.4	7.4	15.2	57.8	13.5	28.7
	女	7408	70.0	18.4	11.6	81.8	5.2	13.0	81.3	5.6	13.1	61.6	11.0	27.4
	合计	14772	69.1	18.2	12.8	79.6	5.8	14.6	79.4	6.5	14.2	59.7	12.3	28.0
农村	男	7166	66.0	19.3	14.7	76.6	6.3	17.2	75.1	8.0	16.9	56.1	13.1	30.8
	女	7190	67.5	18.3	14.1	80.0	5.0	15.0	78.5	6.6	15.0	59.7	10.8	29.4
	合计	14356	66.7	18.8	14.4	78.3	5.6	16.1	76.8	7.3	15.9	57.9	12.0	30.1
合计	男	14530	67.0	18.7	14.3	76.9	6.4	16.7	76.3	7.7	16.0	57.0	13.3	29.7
	女	14598	68.8	18.4	12.8	80.9	5.1	14.0	79.9	6.1	14.0	60.7	10.9	28.4
	合计	29128	67.9	18.5	13.6	78.9	5.7	15.3	78.1	6.9	15.0	58.8	12.1	29.0

表 4-103　全国 15 岁年龄组口腔健康知识知晓情况（%）(2)

		调查人数	吃糖可以导致龋齿			氟化物对保护牙齿的作用			窝沟封闭可保护牙齿			口腔疾病可能会影响全身健康		
			回答正确	回答不正确	不知道	回答正确	回答不正确	不知道	回答正确	回答不正确	不知道	回答正确	回答不正确	不知道
城市	男	7364	73.4	10.1	16.5	50.0	5.2	44.8	25.0	14.6	60.5	68.9	10.9	20.2
	女	7408	79.8	7.5	12.8	46.6	4.2	49.2	22.3	11.9	65.8	68.0	11.3	20.7
	合计	14772	76.6	8.8	14.6	48.3	4.7	47.0	23.6	13.2	63.1	68.5	11.1	20.4
农村	男	7166	72.9	9.0	18.1	43.6	5.4	51.0	17.6	15.2	67.3	67.6	10.1	22.3
	女	7190	78.1	7.5	14.4	43.6	3.5	52.8	15.6	13.4	71.0	67.9	10.9	21.2
	合计	14356	75.5	8.2	16.3	43.6	4.5	51.9	16.6	14.3	69.1	67.7	10.5	21.7
合计	男	14530	73.2	9.5	17.3	46.9	5.3	47.9	21.3	14.9	63.8	68.3	10.5	21.2
	女	14598	79.0	7.5	13.6	45.2	3.9	51.0	19.0	12.6	68.4	68.0	11.1	20.9
	合计	29128	76.1	8.5	15.4	46.0	4.6	49.4	20.2	13.7	66.1	68.1	10.8	21.1

表 4-104　全国 12~15 岁年龄组口腔健康知识知晓情况（%）(1)

		调查人数	刷牙出血是否正常			细菌可引起牙龈发炎			刷牙对预防牙龈出血的作用			细菌可引起龋齿		
			回答正确	回答不正确	不知道	回答正确	回答不正确	不知道	回答正确	回答不正确	不知道	回答正确	回答不正确	不知道
城市	男	30120	66.4	19.6	14.0	75.3	6.4	18.3	75.7	7.5	16.7	56.6	13.0	30.5
	女	30189	68.4	18.6	12.9	78.2	5.0	16.8	79.5	6.0	14.5	59.4	10.2	30.4
	合计	60309	67.4	19.1	13.5	76.8	5.7	17.5	77.6	6.8	15.6	58.0	11.6	30.4
农村	男	29143	64.1	20.9	15.0	74.8	6.3	18.9	75.2	7.5	17.3	55.2	12.2	32.6
	女	29149	65.5	19.7	14.7	77.3	5.1	17.6	77.9	6.0	16.1	58.2	10.1	31.7
	合计	58292	64.8	20.3	14.9	76.0	5.7	18.3	76.5	6.8	16.7	56.7	11.1	32.2
合计	男	59263	65.2	20.2	14.5	75.1	6.3	18.6	75.4	7.5	17.0	55.9	12.6	31.5
	女	59338	67.0	19.2	13.8	77.7	5.1	17.2	78.7	6.0	15.3	58.8	10.1	31.1
	合计	118601	66.1	19.7	14.2	76.4	5.7	17.9	77.1	6.8	16.1	57.4	11.4	31.3

表 4-104 全国 12~15 岁年龄组口腔健康知识知晓情况 (%) (2)

		调查人数	吃糖可以导致龋齿			氟化物对保护牙齿的作用			窝沟封闭可保护牙齿			口腔疾病可能会影响全身健康		
			回答正确	回答不正确	不知道	回答正确	回答不正确	不知道	回答正确	回答不正确	不知道	回答正确	回答不正确	不知道
城市	男	30120	74.1	8.6	17.2	44.0	5.4	50.6	26.2	13.8	60.0	66.5	11.1	22.4
	女	30189	78.7	7.1	14.2	40.4	3.9	55.7	24.5	11.4	64.1	65.6	11.3	23.1
	合计	60309	76.4	7.9	15.7	42.2	4.6	53.2	25.4	12.6	62.1	66.1	11.2	22.7
农村	男	29143	72.4	8.6	19.0	40.1	5.5	54.4	18.5	14.8	66.8	66.9	9.9	23.1
	女	29149	76.8	7.4	15.8	37.2	3.5	59.3	16.5	12.3	71.2	66.7	10.8	22.5
	合计	58292	74.6	8.0	17.4	38.6	4.5	56.9	17.5	13.5	69.0	66.8	10.4	22.8
合计	男	59263	73.3	8.6	18.1	42.1	5.4	52.5	22.4	14.3	63.3	66.7	10.5	22.8
	女	59338	77.7	7.3	15.0	38.8	3.7	57.5	20.6	11.8	67.6	66.1	11.1	22.8
	合计	118601	75.5	7.9	16.6	40.4	4.6	55.0	21.5	13.0	65.5	66.4	10.8	22.8

表 4-105 全国 12 岁年龄组对口腔健康认识及口腔保健课次数

		调查人数	口腔健康对自己的生活很重要 (%)				定期口腔检查是十分必要的 (%)				牙齿的好坏是天生的,与自己的保护关系不大 (%)				预防牙病首先要靠自己 (%)				口腔保健课次数	
			同意	不同意	无所谓	不知道	同意	不同意	无所谓	不知道	同意	不同意	无所谓	不知道	同意	不同意	无所谓	不知道	$\bar{x}$	s
城市	男	7102	94.0	0.5	2.8	2.6	70.4	3.5	15.1	10.9	4.5	90.0	1.4	4.1	92.9	2.3	1.5	3.2	0.34	0.89
	女	7163	95.6	0.5	1.8	2.0	73.4	2.1	12.7	11.7	2.8	93.7	0.8	2.7	94.1	2.2	0.7	3.0	0.34	1.04
	合计	14265	94.8	0.5	2.3	2.3	71.9	2.8	13.9	11.3	3.7	91.9	1.1	3.4	93.5	2.3	1.1	3.1	0.34	0.97
农村	男	6739	93.2	0.7	3.2	2.8	70.4	3.6	14.6	11.4	4.1	90.3	1.6	4.0	91.6	2.8	1.5	4.1	0.19	0.70
	女	6817	95.5	0.6	1.6	2.3	72.1	2.8	11.7	13.4	2.1	94.1	0.9	2.9	93.8	2.1	0.8	3.3	0.17	0.57
	合计	13556	94.4	0.7	2.4	2.6	71.2	3.2	13.2	12.4	3.1	92.2	1.2	3.4	92.7	2.4	1.1	3.7	0.18	0.64
合计	男	13841	93.6	0.6	3.0	2.7	70.4	3.5	14.9	11.2	4.3	90.2	1.5	4.0	92.3	2.6	1.5	3.6	0.27	0.81
	女	13980	95.6	0.6	1.7	2.1	72.8	2.5	12.2	12.5	2.5	93.9	0.8	2.8	93.9	2.2	0.7	3.2	0.26	0.85
	合计	27821	94.6	0.6	2.4	2.4	71.6	3.0	13.5	11.9	3.4	92.0	1.1	3.4	93.1	2.4	1.1	3.4	0.26	0.83

表 4-106 全国 15 岁年龄组对口腔健康认识及口腔保健课次数

		调查人数	口腔健康对自己的生活很重要(%)				定期口腔检查是十分必要的(%)				牙齿的好坏是天生的，与自己的保护关系不大(%)				预防牙病首先要靠自己(%)				口腔保健课数	
			同意	不同意	无所谓	不知道	同意	不同意	无所谓	不知道	同意	不同意	无所谓	不知道	同意	不同意	无所谓	不知道	$\bar{x}$	s
城市	男	7364	94.1	0.5	3.6	1.9	67.6	2.6	20.9	8.9	4.5	90.8	2.1	2.6	94.2	1.8	1.7	2.2	0.19	0.60
	女	7408	97.2	0.3	1.5	1.1	76.4	1.4	13.9	8.3	2.4	95.1	0.8	1.7	95.9	1.7	0.5	1.9	0.20	0.63
	合计	14772	95.6	0.4	2.5	1.5	72.0	2.0	17.4	8.6	3.4	93.0	1.5	2.1	95.1	1.8	1.1	2.1	0.20	0.62
农村	男	7166	94.0	0.5	3.3	2.2	66.5	2.6	20.0	11.0	4.4	90.3	1.7	3.6	93.9	2.2	1.4	2.4	0.16	1.66
	女	7190	96.7	0.5	1.4	1.4	73.9	1.9	13.5	10.6	2.7	94.4	0.7	2.2	94.5	2.1	0.8	2.5	0.10	0.45
	合计	14356	95.4	0.5	2.3	1.8	70.2	2.2	16.8	10.8	3.5	92.3	1.2	2.9	94.2	2.2	1.1	2.5	0.13	1.21
合计	男	14530	94.1	0.5	3.4	2.0	67.0	2.6	20.4	9.9	4.4	90.5	1.9	3.1	94.1	2.0	1.6	2.3	0.18	1.25
	女	14598	97.0	0.4	1.4	1.2	75.2	1.7	13.7	9.4	2.5	94.8	0.7	1.9	95.2	1.9	0.7	2.2	0.15	0.55
	合计	29128	95.5	0.4	2.4	1.6	71.1	2.1	17.1	9.7	3.5	92.7	1.3	2.5	94.6	2.0	1.1	2.3	0.16	0.96

表 4-107 全国 12~15 岁年龄组对口腔健康认识及口腔保健课次数

		调查人数	口腔健康对自己的生活很重要(%)				定期口腔检查是十分必要的(%)				牙齿好坏是天生的，与自己关系不大(%)				预防牙病首先要靠自己(%)				口腔保健课次数	
			同意	不同意	无所谓	不知道	同意	不同意	无所谓	不知道	同意	不同意	无所谓	不知道	同意	不同意	无所谓	不知道	$\bar{x}$	s
城市	男	30120	93.9	0.5	3.3	2.2	68.7	3.0	18.4	9.8	4.6	90.2	1.8	3.4	93.6	2.2	1.6	2.7	0.26	0.75
	女	30189	96.2	0.4	1.8	1.6	74.1	1.8	14.1	9.9	2.5	94.5	0.8	2.1	95.0	1.9	0.7	2.4	0.24	0.75
	合计	60309	95.1	0.5	2.6	1.9	71.4	2.4	16.3	9.9	3.6	92.4	1.3	2.8	94.3	2.1	1.2	2.5	0.25	0.75
农村	男	29143	93.5	0.7	3.3	2.6	68.1	3.2	18.0	10.6	4.2	90.1	1.8	3.8	92.7	2.5	1.6	3.2	0.15	1.01
	女	29149	96.0	0.5	1.6	1.9	72.6	2.4	13.2	11.8	2.4	94.1	0.9	2.6	94.2	2.1	0.8	2.9	0.13	0.59
	合计	58292	94.7	0.6	2.4	2.2	70.4	2.8	15.6	11.2	3.3	92.1	1.4	3.2	93.4	2.3	1.2	3.0	0.14	0.83
合计	男	59263	93.7	0.6	3.3	2.4	68.4	3.1	18.2	10.2	4.4	90.2	1.8	3.6	93.1	2.3	1.6	2.9	0.20	0.89
	女	59338	96.1	0.4	1.7	1.7	73.4	2.1	13.6	10.8	2.5	94.3	0.9	2.4	94.6	2.0	0.8	2.6	0.18	0.68
	合计	118601	94.9	0.5	2.5	2.0	70.9	2.6	15.9	10.5	3.4	92.2	1.3	3.0	93.9	2.2	1.2	2.8	0.19	0.79

表 4-108　全国 12 岁年龄组自我评价口腔问题的影响（%）（1）

		调查人数	吃东西					发音					刷牙或漱口				
			严重影响	一般	轻微影响	不影响	不知道	严重影响	一般	轻微影响	不影响	不知道	严重影响	一般	轻微影响	不影响	不知道
城市	男	7102	7.2	16.6	29.6	40.7	6.0	2.3	6.3	13.9	69.8	7.8	4.9	10.5	18.5	59.5	6.6
	女	7163	7.1	18.5	28.6	41.5	4.3	2.2	7.1	12.7	71.1	6.9	6.3	11.1	18.0	58.9	5.6
	合计	14265	7.1	17.5	29.1	41.1	5.2	2.3	6.7	13.3	70.4	7.3	5.6	10.8	18.3	59.2	6.1
农村	男	6739	7.3	20.0	31.7	34.7	6.2	2.1	7.6	15.8	65.3	9.2	5.1	10.8	19.6	56.1	8.3
	女	6817	8.5	22.1	30.4	33.7	5.3	2.3	8.9	15.7	64.2	8.9	6.7	12.7	20.1	54.1	6.4
	合计	13556	7.9	21.1	31.1	34.2	5.8	2.2	8.3	15.8	64.7	9.1	5.9	11.8	19.9	55.1	7.4
合计	男	13841	7.2	18.3	30.6	37.8	6.1	2.2	6.9	14.8	67.6	8.5	5.0	10.7	19.0	57.9	7.4
	女	13980	7.8	20.3	29.5	37.7	4.8	2.3	8.0	14.2	67.7	7.8	6.5	11.9	19.1	56.6	6.0
	合计	27821	7.5	19.3	30.1	37.7	5.5	2.2	7.4	14.5	67.7	8.2	5.8	11.3	19.0	57.2	6.7

表 4-108　全国 12 岁年龄组自我评价口腔问题的影响（%）（2）

		调查人数	做家务					上学					睡眠				
			严重影响	一般	轻微影响	不影响	不知道	严重影响	一般	轻微影响	不影响	不知道	严重影响	一般	轻微影响	不影响	不知道
城市	男	7102	0.9	2.4	5.6	82.8	8.3	2.4	4.5	9.6	76.8	6.6	3.3	5.0	11.5	72.8	7.4
	女	7163	0.9	2.0	4.3	86.1	6.7	2.2	4.6	9.7	78.2	5.4	3.4	5.7	12.7	71.9	6.3
	合计	14265	0.9	2.2	4.9	84.4	7.5	2.3	4.5	9.7	77.5	6.0	3.3	5.4	12.1	72.3	6.8
农村	男	6739	0.9	2.7	6.0	79.8	10.6	2.2	5.6	11.4	73.2	7.7	3.2	6.3	14.1	67.5	8.9
	女	6817	0.7	3.0	5.1	82.8	8.3	2.5	5.5	11.7	73.8	6.5	3.9	7.2	14.7	66.6	7.6
	合计	13556	0.8	2.9	5.6	81.3	9.5	2.4	5.5	11.5	73.5	7.1	3.6	6.7	14.4	67.1	8.2
合计	男	13841	0.9	2.5	5.8	81.4	9.5	2.3	5.0	10.5	75.0	7.1	3.3	5.6	12.8	70.2	8.1
	女	13980	0.8	2.5	4.7	84.5	7.5	2.3	5.0	10.7	76.0	5.9	3.6	6.5	13.7	69.3	6.9
	合计	27821	0.8	2.5	5.2	82.9	8.5	2.3	5.0	10.6	75.5	6.5	3.4	6.0	13.2	69.8	7.5

表 4-108 全国 12 岁年龄组自我评价口腔问题的影响（%）(3)

		调查人数	露牙微笑 严重影响	一般	轻微影响	不影响	不知道	容易烦恼 严重影响	一般	轻微影响	不影响	不知道	人际交往 严重影响	一般	轻微影响	不影响	不知道
城市	男	7102	5.0	8.3	18.2	60.4	8.2	4.9	8.6	15.7	61.2	9.5	3.6	6.1	12.4	68.1	9.8
	女	7163	6.6	10.3	20.0	56.6	6.5	5.2	9.3	18.7	58.3	8.4	4.3	6.1	11.5	69.8	8.3
	合计	14265	5.8	9.3	19.1	58.5	7.4	5.1	9.0	17.2	59.8	9.0	3.9	6.1	11.9	69.0	9.0
农村	男	6739	5.2	9.9	20.7	54.0	10.2	5.5	10.2	18.0	54.8	11.4	4.4	7.7	14.6	60.9	12.3
	女	6817	7.0	10.8	20.6	53.4	8.3	6.2	11.3	19.1	52.2	11.2	4.7	7.4	13.8	62.7	11.4
	合计	13556	6.1	10.3	20.6	53.7	9.2	5.9	10.8	18.6	53.5	11.3	4.6	7.6	14.2	61.8	11.9
合计	男	13841	5.1	9.0	19.4	57.3	9.2	5.2	9.4	16.8	58.1	10.5	4.0	6.9	13.5	64.6	11.0
	女	13980	6.8	10.5	20.3	55.1	7.4	5.7	10.3	18.9	55.3	9.8	4.5	6.7	12.6	66.3	9.8
	合计	27821	5.9	9.8	19.9	56.2	8.3	5.5	9.8	17.9	56.7	10.1	4.2	6.8	13.1	65.5	10.4

表 4-109 全国 15 岁年龄组自我评价口腔问题的影响（%）(1)

		调查人数	吃东西 严重影响	一般	轻微影响	不影响	不知道	发音 严重影响	一般	轻微影响	不影响	不知道	刷牙或漱口 严重影响	一般	轻微影响	不影响	不知道
城市	男	7364	8.9	17.7	25.1	43.0	5.2	2.2	7.0	14.1	69.4	7.3	6.2	12.2	19.1	56.3	6.3
	女	7408	9.9	20.6	26.3	39.6	3.5	2.3	8.2	12.6	71.4	5.6	8.0	13.4	20.3	54.5	3.9
	合计	14772	9.4	19.2	25.7	41.3	4.4	2.2	7.6	13.3	70.4	6.4	7.1	12.8	19.7	55.4	5.1
农村	男	7166	8.9	19.7	27.0	39.1	5.3	2.5	8.1	15.8	65.4	8.3	6.0	13.6	20.9	52.9	6.6
	女	7190	11.2	23.4	27.4	33.9	4.1	2.2	9.7	14.8	65.9	7.3	9.3	14.8	20.7	50.2	4.9
	合计	14356	10.1	21.5	27.2	36.5	4.7	2.4	8.9	15.3	65.7	7.8	7.7	14.2	20.8	51.6	5.7
合计	男	14530	8.9	18.7	26.1	41.1	5.3	2.3	7.5	14.9	67.4	7.8	6.1	12.9	20.0	54.7	6.4
	女	14598	10.6	22.0	26.8	36.8	3.8	2.3	8.9	13.7	68.7	6.4	8.7	14.1	20.5	52.4	4.4
	合计	29128	9.7	20.3	26.4	39.0	4.5	2.3	8.2	14.3	68.1	7.1	7.4	13.5	20.2	53.5	5.4

表 4-109　全国 15 岁年龄组自我评价口腔问题的影响（%）(2)

		调查人数	做家务					上学					睡眠				
			严重影响	一般	轻微影响	不影响	不知道	严重影响	一般	轻微影响	不影响	不知道	严重影响	一般	轻微影响	不影响	不知道
城市	男	7364	1.1	2.7	5.9	83.1	7.1	3.0	5.5	10.8	74.5	6.1	4.0	7.1	13.2	69.3	6.4
	女	7408	0.5	2.8	5.5	85.9	5.3	2.9	6.2	10.6	76.4	3.9	5.2	8.5	13.9	68.0	4.4
	合计	14772	0.8	2.7	5.7	84.5	6.2	3.0	5.8	10.7	75.5	5.0	4.6	7.8	13.6	68.7	5.4
农村	男	7166	1.2	3.3	7.0	80.1	8.4	3.6	6.5	11.8	71.7	6.4	4.9	8.3	14.2	65.3	7.2
	女	7190	0.8	3.4	6.4	82.7	6.6	3.5	7.4	11.8	72.0	5.4	6.2	9.4	15.5	63.0	6.0
	合计	14356	1.0	3.3	6.7	81.4	7.5	3.5	7.0	11.8	71.8	5.9	5.5	8.8	14.9	64.2	6.6
合计	男	14530	1.2	3.0	6.4	81.7	7.8	3.3	6.0	11.3	73.1	6.3	4.4	7.7	13.7	67.4	6.8
	女	14598	0.7	3.1	5.9	84.3	6.0	3.2	6.8	11.2	74.2	4.6	5.7	8.9	14.7	65.5	5.2
	合计	29128	0.9	3.0	6.2	83.0	6.9	3.2	6.4	11.3	73.7	5.5	5.0	8.3	14.2	66.4	6.0

表 4-109　全国 15 岁年龄组自我评价口腔问题的影响（%）(3)

		调查人数	露牙微笑					容易烦恼					人际交往				
			严重影响	一般	轻微影响	不影响	不知道	严重影响	一般	轻微影响	不影响	不知道	严重影响	一般	轻微影响	不影响	不知道
城市	男	7364	5.9	8.9	18.2	60.0	7.0	5.5	8.8	16.3	60.8	8.6	4.6	7.4	14.5	64.8	8.6
	女	7408	7.5	10.8	18.5	58.4	4.8	6.3	10.9	19.0	57.2	6.6	4.4	7.6	13.2	68.4	6.4
	合计	14772	6.7	9.8	18.4	59.2	5.9	5.9	9.9	17.7	59.0	7.6	4.5	7.5	13.9	66.6	7.5
农村	男	7166	6.2	10.9	19.1	56.1	7.7	6.0	10.7	17.6	56.1	9.6	5.4	9.5	14.9	60.9	9.3
	女	7190	7.9	12.6	20.4	53.4	5.7	7.6	12.5	19.8	51.8	8.2	6.1	10.0	13.7	62.3	8.0
	合计	14356	7.0	11.8	19.8	54.7	6.7	6.8	11.6	18.7	54.0	8.9	5.7	9.7	14.3	61.6	8.6
合计	男	14530	6.1	9.9	18.6	58.1	7.3	5.7	9.7	16.9	58.5	9.1	5.0	8.4	14.7	62.9	8.9
	女	14598	7.7	11.7	19.5	56.0	5.2	6.9	11.7	19.4	54.5	7.4	5.2	8.8	13.4	65.4	7.2
	合计	29128	6.9	10.8	19.0	57.0	6.3	6.3	10.7	18.2	56.5	8.2	5.1	8.6	14.1	64.1	8.1

表 4-110 全国 12~15 岁年龄组自我评价口腔问题的影响（%）(1)

		调查人数	吃东西					发音					刷牙或漱口				
			严重影响	一般	轻微影响	不影响	不知道	严重影响	一般	轻微影响	不影响	不知道	严重影响	一般	轻微影响	不影响	不知道
城市	男	30120	8.1	17.2	27.6	41.6	5.5	2.2	6.7	13.9	69.6	7.6	5.6	11.0	18.9	57.9	6.5
	女	30189	8.6	19.6	27.3	40.6	3.9	2.3	7.6	13.0	70.8	6.3	7.5	12.2	19.2	56.4	4.7
	合计	60309	8.4	18.4	27.5	41.1	4.7	2.2	7.2	13.5	70.2	6.9	6.6	11.6	19.1	57.2	5.6
农村	男	29143	8.2	19.6	28.8	37.6	5.7	2.3	7.6	15.3	66.0	8.8	5.5	12.2	20.1	54.5	7.6
	女	29149	9.7	22.5	29.1	34.1	4.7	2.3	9.0	15.2	65.5	8.1	8.0	13.7	20.4	52.2	5.6
	合计	58292	9.0	21.0	29.0	35.8	5.2	2.3	8.3	15.2	65.7	8.4	6.8	13.0	20.3	53.4	6.6
合计	男	59263	8.2	18.4	28.2	39.6	5.6	2.2	7.2	14.6	67.8	8.2	5.6	11.6	19.5	56.2	7.1
	女	59338	9.1	21.0	28.2	37.4	4.3	2.3	8.3	14.1	68.2	7.2	7.7	12.9	19.8	54.4	5.2
	合计	118601	8.7	19.7	28.2	38.5	4.9	2.3	7.7	14.3	68.0	7.7	6.7	12.3	19.7	55.3	6.1

表 4-110 全国 12~15 岁年龄组自我评价口腔问题的影响（%）(2)

		调查人数	做家务					上学					睡眠				
			严重影响	一般	轻微影响	不影响	不知道	严重影响	一般	轻微影响	不影响	不知道	严重影响	一般	轻微影响	不影响	不知道
城市	男	30120	0.9	2.6	5.8	83.0	7.7	2.8	5.0	10.1	75.9	6.2	3.6	6.1	12.4	70.9	7.0
	女	30189	0.7	2.4	4.9	86.0	5.9	2.5	5.5	10.2	77.2	4.5	4.2	7.4	13.5	69.5	5.4
	合计	60309	0.8	2.5	5.4	84.5	6.8	2.7	5.3	10.2	76.6	5.4	3.9	6.7	13.0	70.2	6.2
农村	男	29143	1.0	3.0	6.4	80.3	9.3	3.0	6.0	11.8	72.3	7.0	4.0	7.2	14.0	66.6	8.2
	女	29149	0.8	3.2	5.9	82.9	7.3	3.0	6.3	11.9	72.9	5.8	5.0	8.4	15.2	64.6	6.8
	合计	58292	0.9	3.1	6.1	81.6	8.3	3.0	6.2	11.9	72.6	6.4	4.5	7.8	14.6	65.6	7.5
合计	男	59263	1.0	2.8	6.1	81.7	8.5	2.9	5.5	10.9	74.1	6.6	3.8	6.6	13.2	68.8	7.6
	女	59338	0.7	2.8	5.4	84.5	6.6	2.7	5.9	11.1	75.1	5.1	4.6	7.9	14.4	67.1	6.1
	合计	118601	0.8	2.8	5.7	83.1	7.5	2.8	5.7	11.0	74.6	5.9	4.2	7.2	13.8	67.9	6.8

表4-110　全国12~15岁年龄组自我评价口腔问题的影响（%）（3）

		调查人数	露牙微笑					容易烦恼					人际交往				
			严重影响	一般	轻微影响	不影响	不知道	严重影响	一般	轻微影响	不影响	不知道	严重影响	一般	轻微影响	不影响	不知道
城市	男	30120	5.5	8.7	18.2	60.0	7.6	5.1	8.6	16.1	60.9	9.2	4.3	6.7	13.7	66.1	9.2
	女	30189	6.9	10.5	19.6	57.5	5.5	5.7	10.0	18.7	58.0	7.6	4.3	6.7	12.3	69.4	7.3
	合计	60309	6.2	9.6	18.9	58.8	6.6	5.4	9.3	17.4	59.5	8.4	4.3	6.7	13.0	67.7	8.2
农村	男	29143	5.8	9.9	19.5	55.7	9.0	5.8	10.2	17.5	55.5	11.0	4.9	8.4	14.7	61.2	10.8
	女	29149	7.5	11.5	20.3	53.8	6.9	6.7	12.0	19.5	52.0	9.8	5.2	8.6	13.5	62.9	9.7
	合计	58292	6.7	10.7	19.9	54.7	8.0	6.2	11.1	18.5	53.7	10.4	5.1	8.5	14.1	62.1	10.2
合计	男	59263	5.6	9.3	18.9	57.9	8.3	5.4	9.4	16.8	58.3	10.1	4.6	7.5	14.2	63.7	10.0
	女	59338	7.2	11.0	19.9	55.7	6.2	6.2	11.0	19.1	55.0	8.7	4.8	7.7	12.9	66.2	8.5
	合计	118601	6.4	10.1	19.4	56.8	7.2	5.8	10.2	18.0	56.7	9.4	4.7	7.6	13.6	65.0	9.2

表4-111　全国35~44岁年龄组患龋率、龋均及龋补充填比

		受检人数	患龋率（%）		DMFT		DT			MT			FT			DFT		龋补充填比（%）
			DMFT	DFT	$\bar{x}$	s	$\bar{x}$	s	构成比（%）	$\bar{x}$	s	构成比（%）	$\bar{x}$	s	构成比（%）	$\bar{x}$	s	
城市	男	1099	87.4	56.1	4.01	3.65	1.23	2.21	30.6	2.32	2.37	57.7	0.47	1.19	11.7	1.70	2.56	27.6
	女	1140	91.2	68.8	4.96	3.77	1.62	2.40	32.6	2.47	2.06	49.9	0.87	1.70	17.5	2.48	2.93	34.9
	合计	2239	89.4	62.6	4.49	3.74	1.43	2.32	31.7	2.40	2.21	53.3	0.67	1.49	14.9	2.10	2.79	31.9
农村	男	1098	85.0	52.6	3.84	3.65	1.25	2.15	32.5	2.31	2.30	60.0	0.29	1.05	7.4	1.54	2.44	18.8
	女	1073	92.5	73.2	5.34	4.38	2.18	2.88	40.9	2.52	2.46	47.3	0.63	1.63	11.9	2.81	3.34	22.4
	合计	2171	88.7	62.7	4.58	4.10	1.71	2.58	37.3	2.41	2.38	52.7	0.46	1.38	10.0	2.17	2.99	21.2
合计	男	2197	86.2	54.3	3.93	3.65	1.24	2.18	31.5	2.31	2.33	58.9	0.38	1.13	9.6	1.62	2.50	23.5
	女	2213	91.8	70.9	5.14	4.08	1.89	2.66	36.8	2.50	2.26	48.6	0.75	1.67	14.6	2.64	3.14	28.4
	合计	4410	89.0	62.7	4.54	3.92	1.57	2.46	34.5	2.40	2.30	53.0	0.57	1.44	12.5	2.13	2.89	26.6

表 4-112　全国 55~64 岁年龄组患龋率、龋均及龋补充填比

		患龋率(%)		DT			MT			FT			DMFT		DFT		龋补充填比(%)
	受检人数	DMFT	DFT	$\bar{x}$	s	构成比(%)	$\bar{x}$	s	构成比(%)	$\bar{x}$	s	构成比(%)	$\bar{x}$	s	$\bar{x}$	s	
城市 男	1158	94.7	67.6	1.92	2.84	23.2	5.88	6.36	71.0	0.48	1.32	5.8	8.29	7.07	2.40	3.13	20.0
女	1184	96.1	77.0	2.37	3.12	28.2	5.21	5.32	61.8	0.85	1.80	10.1	8.43	6.74	3.22	3.47	26.4
合计	2342	95.4	72.4	2.15	2.99	25.7	5.54	5.87	66.3	0.67	1.59	8.0	8.36	6.90	2.82	3.33	23.8
农村 男	1134	94.2	67.6	2.32	3.29	27.6	5.83	6.50	69.3	0.26	0.98	3.1	8.41	7.35	2.58	3.40	10.1
女	1147	97.3	77.8	3.22	3.93	33.4	6.01	6.28	62.4	0.41	1.26	4.3	9.65	7.55	3.63	4.08	11.3
合计	2281	95.7	72.7	2.77	3.65	30.7	5.92	6.39	65.6	0.34	1.13	3.7	9.03	7.48	3.11	3.79	10.9
合计 男	2292	94.5	67.6	2.12	3.07	25.4	5.86	6.43	70.2	0.37	1.17	4.5	8.35	7.21	2.49	3.27	14.9
女	2331	96.7	77.4	2.79	3.57	30.9	5.60	5.82	62.1	0.63	1.57	7.0	9.03	7.18	3.42	3.78	18.4
合计	4623	95.6	72.6	2.46	3.35	28.3	5.73	6.13	65.9	0.50	1.39	5.8	8.69	7.20	2.96	3.57	16.9

表 4-113　全国 65~74 岁年龄组患龋率、龋均及龋补充填比

		患龋率(%)		DT			MT			FT			DMFT		DFT		龋补充填比(%)
	受检人数	DMFT	DFT	$\bar{x}$	s	构成比(%)	$\bar{x}$	s	构成比(%)	$\bar{x}$	s	构成比(%)	$\bar{x}$	s	$\bar{x}$	s	
城市 男	1127	98.4	75.3	2.86	3.66	23.2	8.93	8.24	72.7	0.51	1.30	4.1	12.30	8.89	3.36	3.82	15.1
女	1120	98.3	81.5	3.19	3.95	24.3	9.04	8.35	68.8	0.90	2.01	6.8	13.13	9.01	4.09	4.28	22.0
合计	2247	98.4	78.4	3.02	3.81	23.8	8.99	8.29	70.7	0.70	1.70	5.5	12.71	8.96	3.73	4.07	18.8
农村 男	1095	97.2	71.4	3.15	4.01	23.4	10.10	9.12	75.0	0.21	0.84	1.6	13.47	9.54	3.37	4.11	6.3
女	1089	98.3	78.3	4.16	4.87	28.8	9.98	8.85	69.0	0.32	1.12	2.2	14.45	9.72	4.48	4.92	7.1
合计	2184	97.7	74.9	3.65	4.48	26.2	10.04	8.99	71.9	0.27	0.99	1.9	13.96	9.64	3.92	4.56	6.9
合计 男	2222	97.8	73.4	3.00	3.84	23.3	9.51	8.70	73.9	0.36	1.10	2.8	12.87	9.23	3.36	3.96	10.7
女	2209	98.3	79.9	3.67	4.45	26.6	9.50	8.61	68.9	0.61	1.66	4.5	13.78	9.39	4.28	4.61	14.3
合计	4431	98.0	76.7	3.33	4.17	25.0	9.50	8.66	71.3	0.49	1.41	3.7	13.33	9.32	3.82	4.32	12.8

表 4-114　全国 35~44 岁年龄组根龋患龋率及龋均

		受检人数	根龋患龋率（%）	DRoot			FRoot			DFRoot	
				$\bar{x}$	s	构成比（%）	$\bar{x}$	s	构成比（%）	$\bar{x}$	s
城市	男	1099	20.3	0.42	1.37	95.5	0.01	0.14	4.5	0.44	1.39
	女	1140	23.5	0.48	1.29	96.0	0.03	0.36	4.0	0.50	1.34
	合计	2239	21.9	0.45	1.33	95.7	0.02	0.28	4.3	0.47	1.36
农村	男	1098	24.8	0.53	1.34	98.1	0.01	0.11	1.9	0.54	1.34
	女	1073	33.5	0.82	1.77	98.8	0.01	0.12	1.2	0.83	1.78
	合计	2171	29.1	0.67	1.57	98.5	0.01	0.12	1.5	0.68	1.58
合计	男	2197	22.5	0.48	1.36	98.0	0.01	0.13	2.0	0.49	1.37
	女	2213	28.3	0.64	1.55	97.0	0.02	0.27	3.0	0.66	1.58
	合计	4410	25.4	0.56	1.46	98.2	0.01	0.22	1.8	0.57	1.48

表 4-115　全国 55~64 岁年龄组根龋患龋率及龋均

		受检人数	根龋患龋率（%）	DRoot			FRoot			DFRoot	
				$\bar{x}$	s	构成比（%）	$\bar{x}$	s	构成比（%）	$\bar{x}$	s
城市	男	1158	46.8	1.28	2.29	93.4	0.09	0.65	6.6	1.37	2.39
	女	1184	47.8	1.41	2.52	94.6	0.08	0.51	5.4	1.49	2.57
	合计	2342	47.3	1.34	2.41	93.7	0.09	0.58	6.3	1.43	2.48
农村	男	1134	52.4	1.65	2.83	98.8	0.01	0.17	1.2	1.67	2.83
	女	1147	57.1	2.09	3.22	97.7	0.05	0.40	2.3	2.14	3.23
	合计	2281	54.8	1.88	3.04	98.9	0.03	0.31	1.1	1.90	3.05
合计	男	2292	49.6	1.46	2.57	96.1	0.05	0.48	3.9	1.52	2.62
	女	2331	52.4	1.74	2.91	96.1	0.06	0.46	3.9	1.81	2.93
	合计	4623	51.0	1.60	2.75	96.4	0.06	0.47	3.6	1.66	2.79

表 4-116　全国 65~74 岁年龄组根龋患龋率及龋均

		受检人数	根龋患龋率（%）	DRoot			FRoot			DFRoot	
				$\bar{x}$	s	构成比（%）	$\bar{x}$	s	构成比（%）	$\bar{x}$	s
城市	男	1127	58.2	2.17	3.33	93.9	0.14	0.77	6.1	2.31	3.42
	女	1120	62.0	2.29	3.37	93.9	0.15	0.87	6.1	2.44	3.45
	合计	2247	60.1	2.23	3.35	94.1	0.14	0.82	5.9	2.37	3.44
农村	男	1095	60.3	2.56	3.66	99.2	0.02	0.21	0.8	2.58	3.66
	女	1089	67.5	3.24	4.37	99.1	0.03	0.29	0.9	3.27	4.36
	合计	2184	63.9	2.90	4.04	99.0	0.03	0.25	1.0	2.93	4.04
合计	男	2222	59.2	2.36	3.50	96.7	0.08	0.57	3.3	2.44	3.54
	女	2209	64.7	2.76	3.92	96.8	0.09	0.66	3.2	2.85	3.95
	合计	4431	61.9	2.56	3.72	97.0	0.09	0.61	3.0	2.64	3.76

表4-117　全国35~44岁年龄组牙周健康率、牙龈出血、牙石、牙周袋、附着丧失情况

		受检人数	牙周健康率(%)	牙龈出血				牙石				牙周袋≥4mm				附着丧失≥4mm			
				检出牙数 $\bar{x}$	s	检出人数	检出率(%)	检出牙数 $\bar{x}$	s	检出人数	检出率(%)	检出牙数 $\bar{x}$	s	检出人数	检出率(%)	检出牙数 $\bar{x}$	s	检出人数	检出率(%)
城市	男	1099	9.1	14.07	10.67	954	86.8	21.01	9.06	1068	97.2	4.17	6.42	633	57.6	2.10	4.68	388	35.3
	女	1140	11.6	12.47	10.11	978	85.8	17.38	9.59	1078	94.6	2.39	4.48	542	47.5	1.15	3.24	292	25.6
	合计	2239	10.4	13.26	10.42	1932	86.3	19.16	9.50	2146	95.8	3.26	5.59	1175	52.5	1.62	4.04	680	30.4
农村	男	1098	6.5	15.18	10.71	980	89.3	22.98	8.02	1084	98.7	4.41	6.61	656	59.7	2.44	4.72	465	42.3
	女	1073	9.1	13.41	10.09	942	87.8	19.07	9.11	1036	96.6	2.60	4.80	494	46.0	1.26	2.84	318	29.6
	合计	2171	7.8	14.30	10.44	1922	88.5	21.05	8.79	2120	97.7	3.51	5.85	1150	53.0	1.85	3.95	783	36.1
合计	男	2197	7.8	14.63	10.70	1934	88.0	21.99	8.61	2152	98.0	4.29	6.52	1289	58.7	2.27	4.70	853	38.8
	女	2213	10.4	12.93	10.11	1920	86.8	18.20	9.39	2114	95.5	2.49	4.64	1036	46.8	1.20	3.05	610	27.6
	合计	4410	9.1	13.77	10.44	3854	87.4	20.09	9.21	4266	96.7	3.38	5.72	2325	52.7	1.73	4.00	1463	33.2

表4-118　全国55~64岁年龄组牙周健康率、牙龈出血、牙石、牙周袋、附着丧失情况

		受检人数	牙周健康率(%)	牙龈出血				牙石				牙周袋≥4mm				附着丧失≥4mm			
				检出牙数 $\bar{x}$	s	检出人数	检出率(%)	检出牙数 $\bar{x}$	s	检出人数	检出率(%)	检出牙数 $\bar{x}$	s	检出人数	检出率(%)	检出牙数 $\bar{x}$	s	检出人数	检出率(%)
城市	男	1158	4.0	13.50	10.13	1020	88.1	20.00	8.80	1124	97.1	5.97	6.72	885	76.4	6.09	6.64	864	74.6
	女	1184	7.1	13.57	9.81	1037	87.6	18.05	8.89	1137	96.0	3.80	5.17	752	63.5	3.70	5.02	715	60.4
	合计	2342	5.6	13.54	9.96	2057	87.8	19.01	8.90	2261	96.5	4.87	6.08	1637	69.9	4.88	6.00	1579	67.4
农村	男	1134	3.8	14.36	10.29	1005	88.6	21.12	8.63	1099	96.9	5.61	6.63	847	74.7	6.51	6.83	887	78.2
	女	1147	5.1	14.09	9.91	1027	89.5	18.72	8.95	1096	95.6	4.04	5.68	722	62.9	4.43	5.46	767	66.9
	合计	2281	4.5	14.22	10.10	2032	89.1	19.91	8.87	2195	96.2	4.82	6.22	1569	68.8	5.47	6.27	1654	72.5
合计	男	2292	3.9	13.93	10.22	2025	88.4	20.56	8.73	2223	97.0	5.79	6.68	1732	75.6	6.30	6.74	1751	76.4
	女	2331	6.1	13.82	9.86	2064	88.5	18.38	8.93	2233	95.8	3.92	5.43	1474	63.2	4.06	5.25	1482	63.6
	合计	4623	5.0	13.87	10.04	4089	88.4	19.46	8.90	4456	96.4	4.85	6.15	3206	69.3	5.17	6.14	3233	69.9

表 4-119　全国 65~74 岁年龄组牙周健康率、牙龈出血、牙石、牙周袋、附着丧失情况

地区	性别	受检人数	牙周健康率	牙龈出血 检出牙数 x̄	牙龈出血 检出牙数 s	牙龈出血 检出人数	牙龈出血 检出率(%)	牙石 检出牙数 x̄	牙石 检出牙数 s	牙石 检出人数	牙石 检出率(%)	牙周袋≥4mm 检出牙数 x̄	牙周袋≥4mm 检出牙数 s	牙周袋≥4mm 检出人数	牙周袋≥4mm 检出率(%)	附着丧失≥4mm 检出牙数 x̄	附着丧失≥4mm 检出牙数 s	附着丧失≥4mm 检出人数	附着丧失≥4mm 检出率(%)
城市	男	1127	7.7	11.20	9.62	923	81.9	16.39	9.47	1024	90.9	4.48	5.74	767	68.1	6.41	6.31	881	78.2
	女	1120	9.8	11.15	9.53	918	82.0	14.86	9.45	1012	90.4	3.77	5.12	697	62.2	4.50	5.26	776	69.3
	合计	2247	8.8	11.17	9.57	1841	81.9	15.63	9.49	2036	90.6	4.12	5.45	1464	65.2	5.46	5.89	1657	73.7
农村	男	1095	9.8	11.47	9.70	910	83.1	16.18	9.80	988	90.2	4.48	6.03	734	67.0	6.66	6.76	844	77.1
	女	1089	9.8	11.18	9.17	907	83.3	14.86	9.80	979	89.9	3.37	5.08	666	61.2	4.97	5.69	786	72.2
	合计	2184	9.8	11.33	9.44	1817	83.2	15.52	9.82	1967	90.1	3.93	5.60	1400	64.1	5.82	6.31	1630	74.6
合计	男	2222	8.7	11.33	9.66	1833	82.5	16.29	9.64	2012	90.5	4.48	5.88	1501	67.6	6.53	6.54	1725	77.6
	女	2209	9.8	11.16	9.35	1825	82.6	14.86	9.63	1991	90.1	3.57	5.11	1363	61.7	4.73	5.48	1562	70.7
	合计	4431	9.3	11.25	9.51	3658	82.6	15.57	9.66	4003	90.3	4.03	5.53	2864	64.6	5.63	6.10	3287	74.2

表 4-120　全国 35~44 岁年龄组牙周袋的检出牙数

地区	性别	受检人数	深牙周袋(≥6mm) x̄	深牙周袋(≥6mm) s	浅牙周袋(4~5mm) x̄	浅牙周袋(4~5mm) s	无牙周袋 x̄	无牙周袋 s	不作记录 x̄	不作记录 s	缺失牙 x̄	缺失牙 s
城市	男	1099	0.25	1.02	3.92		24.71	7.22	0.79	1.78	2.33	2.37
	女	1140	0.14	0.98	2.25		26.27	5.20	0.84	1.63	2.50	2.09
	合计	2239	0.19	1.00	3.07		25.50	6.32	0.82	1.71	2.42	2.24
农村	男	1098	0.21	1.10	4.19		24.42	7.29	0.85	1.98	2.33	2.31
	女	1073	0.05	0.35	2.54		25.81	5.78	1.05	2.28	2.54	2.49
	合计	2171	0.14	0.82	3.38		25.10	6.62	0.95	2.13	2.44	2.40
合计	男	2197	0.23	1.06	4.06		24.56	7.25	0.82	1.88	2.33	2.34
	女	2213	0.10	0.74	2.39		26.05	5.49	0.94	1.97	2.52	2.29
	合计	4410	0.16	0.92	3.22		25.31	6.47	0.88	1.93	2.43	2.32

表 4-121　全国 55~64 岁年龄组牙周袋的检出牙数

		受检人数	深牙周袋（≥6mm）		浅牙周袋（4~5mm）		无牙周袋		不作记录		缺失牙	
			$\bar{x}$	s	$\bar{x}$	s	$\bar{x}$	s	$\bar{x}$	s	$\bar{x}$	s
城市	男	1158	0.60	1.75	5.37	5.98	18.45	9.16	1.64	2.73	5.94	6.39
	女	1184	0.22	0.85	3.58	4.84	21.11	7.98	1.83	3.12	5.26	5.37
	合计	2342	0.41	1.38	4.46	5.50	19.80	8.69	1.74	2.93	5.59	5.90
农村	男	1134	0.43	1.52	5.18	6.12	18.47	9.17	2.05	3.52	5.88	6.52
	女	1147	0.20	0.98	3.84	5.36	19.45	8.45	2.42	3.74	6.08	6.33
	合计	2281	0.31	1.28	4.51	5.79	18.96	8.82	2.23	3.63	5.98	6.43
合计	男	2292	0.52	1.64	5.27	6.05	18.46	9.16	1.84	3.15	5.91	6.45
	女	2331	0.21	0.92	3.71	5.10	20.30	8.25	2.12	3.45	5.66	5.88
	合计	4623	0.36	1.34	4.48	5.64	19.39	8.76	1.98	3.31	5.79	6.17

表 4-122　全国 65~74 岁年龄组牙周袋的检出牙数

		受检人数	深牙周袋（≥6mm）		浅牙周袋（4~5mm）		无牙周袋		不作记录		缺失牙	
			$\bar{x}$	s	$\bar{x}$	s	$\bar{x}$	s	$\bar{x}$	s	$\bar{x}$	s
城市	男	1127	0.43	1.51	4.04	5.19	15.99	9.25	2.47	3.73	9.06	8.29
	女	1120	0.31	1.39	3.45	4.67	16.52	9.08	2.60	3.97	9.12	8.37
	合计	2247	0.37	1.46	3.75	4.94	16.26	9.17	2.53	3.85	9.09	8.33
农村	男	1095	0.33	1.03	4.15	5.63	14.19	9.73	3.17	4.89	10.20	9.14
	女	1089	0.23	1.02	3.13	4.73	15.28	9.37	3.32	4.63	10.00	8.88
	合计	2184	0.28	1.03	3.65	5.22	14.74	9.57	3.25	4.76	10.10	9.01
合计	男	2222	0.38	1.30	4.10	5.41	15.11	9.53	2.82	4.35	9.60	8.74
	女	2209	0.27	1.22	3.30	4.70	15.91	9.24	2.95	4.32	9.57	8.64
	合计	4431	0.33	1.26	3.70	5.08	15.51	9.40	2.88	4.34	9.58	8.69

表 4-123 全国 35~44 岁年龄组附着丧失的检出牙数

		受检人数	牙周附着丧失 ≥12mm		牙周附着丧失 9~11mm		牙周附着丧失 6~8mm		牙周附着丧失 4~5mm		牙周附着丧失 0~3mm		不作记录		缺失牙	
			$\bar{x}$	s	$\bar{x}$	s	$\bar{x}$	s	$\bar{x}$	s	$\bar{x}$	s	$\bar{x}$	s	$\bar{x}$	s
城市	男	1099	0.01	0.10	0.03	0.28	0.34	1.35	1.72	3.74	26.64	6.24	0.93	1.92	2.33	2.37
	女	1140	0.00	0.04	0.01	0.17	0.12	0.80	1.01	2.75	27.30	4.69	1.05	1.94	2.50	2.09
	合计	2239	0.00	0.08	0.02	0.24	0.23	1.11	1.36	3.29	26.98	5.52	0.99	1.93	2.42	2.24
农村	男	1098	0.01	0.17	0.01	0.13	0.23	1.01	2.18	4.12	26.14	6.17	1.08	2.34	2.34	2.32
	女	1073	0.00	0.04	0.01	0.09	0.12	0.68	1.13	2.51	26.82	5.01	1.38	2.66	2.54	2.49
	合计	2171	0.01	0.13	0.01	0.11	0.18	0.87	1.66	3.46	26.48	5.64	1.23	2.51	2.44	2.40
合计	男	2197	0.01	0.14	0.02	0.22	0.29	1.19	1.95	3.94	26.39	6.21	1.01	2.14	2.33	2.34
	女	2213	0.00	0.04	0.01	0.14	0.12	0.74	1.07	2.64	27.07	4.86	1.21	2.32	2.52	2.29
	合计	4410	0.01	0.11	0.02	0.18	0.20	1.00	1.51	3.38	26.73	5.58	1.11	2.24	2.43	2.32

表 4-124 全国 55~64 岁年龄组附着丧失的检出牙数

		受检人数	牙周附着丧失 ≥12mm		牙周附着丧失 9~11mm		牙周附着丧失 6~8mm		牙周附着丧失 4~5mm		牙周附着丧失 0~3mm		不作记录		缺失牙	
			$\bar{x}$	s	$\bar{x}$	s	$\bar{x}$	s	$\bar{x}$	s	$\bar{x}$	s	$\bar{x}$	s	$\bar{x}$	s
城市	男	1158	0.06	0.31	0.19	0.78	1.22	2.41	4.63	5.20	17.95	9.94	2.03	3.12	5.94	6.39
	女	1184	0.02	0.14	0.09	0.46	0.63	1.66	2.96	4.06	20.74	8.77	2.32	3.61	5.25	5.36
	合计	2342	0.04	0.24	0.14	0.64	0.92	2.09	3.78	4.73	19.36	9.47	2.17	3.38	5.59	5.90
农村	男	1134	0.07	0.35	0.13	0.51	1.24	2.43	5.07	5.41	16.96	9.82	2.65	4.03	5.88	6.52
	女	1147	0.02	0.16	0.09	0.44	0.69	1.64	3.64	4.54	18.29	9.37	3.19	4.42	6.08	6.33
	合计	2281	0.04	0.27	0.11	0.48	0.96	2.09	4.35	5.04	17.63	9.62	2.92	4.24	5.98	6.42
合计	男	2292	0.06	0.33	0.16	0.66	1.23	2.42	4.84	5.31	17.46	9.89	2.33	3.61	5.91	6.45
	女	2331	0.02	0.15	0.09	0.45	0.66	1.65	3.29	4.32	19.53	9.15	2.75	4.05	5.66	5.87
	合计	4623	0.04	0.26	0.12	0.57	0.94	2.09	4.06	4.90	18.51	9.58	2.54	3.84	5.78	6.17

表 4-125 全国 65~74 岁年龄组附着丧失的检出牙数

		受检人数	牙周附着丧失≥12mm		牙周附着丧失9~11mm		牙周附着丧失6~8mm		牙周附着丧失4~5mm		牙周附着丧失0~3mm		不作记录		缺失牙	
			$\bar{x}$	s	$\bar{x}$	s	$\bar{x}$	s	$\bar{x}$	s	$\bar{x}$	s	$\bar{x}$	s	$\bar{x}$	s
城市	男	1127	0.09	0.57	0.22	0.77	1.44	2.52	4.66	4.93	13.54	9.77	2.99	4.03	9.05	8.29
	女	1120	0.03	0.20	0.13	0.65	0.86	1.75	3.48	4.25	15.13	9.84	3.25	4.49	9.12	8.37
	合计	2247	0.06	0.43	0.18	0.72	1.15	2.19	4.07	4.64	14.33	9.83	3.12	4.27	9.09	8.33
农村	男	1095	0.09	0.41	0.25	0.72	1.51	2.70	4.81	5.21	11.24	9.89	3.94	5.35	10.20	9.14
	女	1089	0.04	0.35	0.15	0.65	0.95	1.99	3.83	4.61	12.82	9.89	4.18	5.26	10.00	8.88
	合计	2184	0.07	0.38	0.20	0.69	1.23	2.39	4.32	4.94	12.03	9.92	4.06	5.31	10.10	9.01
合计	男	2222	0.09	0.49	0.24	0.75	1.47	2.61	4.73	5.07	12.41	9.90	3.46	4.75	9.60	8.74
	女	2209	0.04	0.28	0.14	0.65	0.90	1.87	3.65	4.43	13.99	9.93	3.71	4.91	9.57	8.64
	合计	4431	0.06	0.40	0.19	0.70	1.19	2.29	4.20	4.79	13.20	9.94	3.58	4.83	9.58	8.69

表 4-126 全国 35~44 岁年龄组牙周袋最高记分分布

		受检人数	深牙周袋（≥6mm）		浅牙周袋（4~5mm）		无牙周袋		除外情况#	
			人数	百分比(%)	人数	百分比(%)	人数	百分比(%)	人数	百分比(%)
城市	男	1099	111	10.1	522	47.5	466	42.4	0	0.0
	女	1140	61	5.4	481	42.2	598	52.5	0	0.0
	合计	2239	172	7.7	1003	44.8	1064	47.5	0	0.0
农村	男	1098	99	9.0	557	50.7	440	40.1	2	0.2
	女	1073	34	3.2	460	42.9	578	53.9	1	0.1
	合计	2171	133	6.1	1017	46.8	1018	46.9	3	0.1
合计	男	2197	210	9.6	1079	49.1	906	41.2	2	0.1
	女	2213	95	4.3	941	42.5	1176	53.1	1	0.0
	合计	4410	305	6.9	2020	45.8	2082	47.2	3	0.1

#：包括"不作记录"和"缺失牙"

表 4-127 全国 55~64 岁年龄组牙周袋最高记分分布

		受检人数	深牙周袋（≥6mm）		浅牙周袋（4~5mm）		无牙周袋		除外情况 #	
			人数	百分比（%）	人数	百分比（%）	人数	百分比（%）	人数	百分比（%）
城市	男	1158	259	22.4	626	54.1	258	22.3	15	1.3
	女	1184	123	10.4	629	53.1	414	35.0	18	1.5
	合计	2342	382	16.3	1255	53.6	672	28.7	33	1.4
农村	男	1134	190	16.8	657	57.9	266	23.5	21	1.9
	女	1147	127	11.1	595	51.9	401	35.0	24	2.1
	合计	2281	317	13.9	1252	54.9	667	29.2	45	2.0
合计	男	2292	449	19.6	1283	56.0	524	22.9	36	1.6
	女	2331	250	10.7	1224	52.5	815	35.0	42	1.8
	合计	4623	699	15.1	2507	54.2	1339	29.0	78	1.7

#:包括"不作记录"和"缺失牙"

表 4-128 全国 65~74 岁年龄组牙周袋最高记分分布

		受检人数	深牙周袋（≥6mm）		浅牙周袋（4~5mm）		无牙周袋		除外情况 #	
			人数	百分比（%）	人数	百分比（%）	人数	百分比（%）	人数	百分比（%）
城市	男	1127	199	17.7	568	50.4	305	27.1	55	4.9
	女	1120	158	14.1	539	48.1	362	32.3	61	5.4
	合计	2247	357	15.9	1107	49.3	667	29.7	116	5.2
农村	男	1095	169	15.4	565	51.6	277	25.3	84	7.7
	女	1089	127	11.7	539	49.5	346	31.8	77	7.1
	合计	2184	296	13.6	1104	50.5	623	28.5	161	7.4
合计	男	2222	368	16.6	1133	51.0	582	26.2	139	6.3
	女	2209	285	12.9	1078	48.8	708	32.1	138	6.2
	合计	4431	653	14.7	2211	49.9	1290	29.1	277	6.3

#:包括"不作记录"和"缺失牙"

表 4-129　全国 35~44 岁年龄组牙周附着丧失最高记分分布

		受检人数	牙周附着丧失 ≥12mm		牙周附着丧失 9~11mm		牙周附着丧失 6~8mm		牙周附着丧失 4~5mm		牙周附着丧失 0~3mm		除外情况 #	
			人数	百分比(%)	人数	百分比(%)	人数	百分比(%)	人数	百分比(%)	人数	百分比(%)	人数	百分比(%)
城市	男	1099	6	0.5	17	1.5	103	9.4	262	23.8	711	64.7	0	0.0
	女	1140	2	0.2	8	0.7	41	3.6	241	21.1	848	74.4	0	0.0
	合计	2239	8	0.4	25	1.1	144	6.4	503	22.5	1559	69.6	0	0.0
农村	男	1098	6	0.5	9	0.8	93	8.5	357	32.5	631	57.5	2	0.2
	女	1073	2	0.2	6	0.6	46	4.3	264	24.6	754	70.3	1	0.1
	合计	2171	8	0.4	15	0.7	139	6.4	621	28.6	1385	63.8	3	0.1
合计	男	2197	12	0.5	26	1.2	196	8.9	619	28.2	1342	61.1	2	0.1
	女	2213	4	0.2	14	0.6	87	3.9	505	22.8	1602	72.4	1	0.0
	合计	4410	16	0.4	40	0.9	283	6.4	1124	25.5	2944	66.8	3	0.1

#：包括"不作记录"和"缺失牙"

表 4-130　全国 55~64 岁年龄组牙周附着丧失最高记分分布

		受检人数	牙周附着丧失 ≥12mm		牙周附着丧失 9~11mm		牙周附着丧失 6~8mm		牙周附着丧失 4~5mm		牙周附着丧失 0~3mm		除外情况 #	
			人数	百分比(%)	人数	百分比(%)	人数	百分比(%)	人数	百分比(%)	人数	百分比(%)	人数	百分比(%)
城市	男	1158	50	4.3	94	8.1	316	27.3	404	34.9	276	23.8	18	1.6
	女	1184	22	1.9	56	4.7	214	18.1	423	35.7	448	37.8	21	1.8
	合计	2342	72	3.1	150	6.4	530	22.6	827	35.3	724	30.9	39	1.7
农村	男	1134	55	4.9	78	6.9	324	28.6	430	37.9	222	19.6	25	2.2
	女	1147	20	1.7	60	5.2	254	22.1	433	37.8	353	30.8	27	2.4
	合计	2281	75	3.3	138	6.0	578	25.3	863	37.8	575	25.2	52	2.3
合计	男	2292	105	4.6	172	7.5	640	27.9	834	36.4	498	21.7	43	1.9
	女	2331	42	1.8	116	5.0	468	20.1	856	36.7	801	34.4	48	2.1
	合计	4623	147	3.2	288	6.2	1108	24.0	1690	36.6	1299	28.1	91	2.0

#：包括"不作记录"和"缺失牙"

表 4-131 全国 65~74 岁年龄组牙周附着丧失最高记分分布

		受检人数	牙周附着丧失 ≥12mm		牙周附着丧失 9~11mm		牙周附着丧失 6~8mm		牙周附着丧失 4~5mm		牙周附着丧失 0~3mm		除外情况 #	
			人数	百分比(%)	人数	百分比(%)	人数	百分比(%)	人数	百分比(%)	人数	百分比(%)	人数	百分比(%)
城市	男	1127	56	5.0	119	10.6	358	31.8	348	30.9	187	16.6	59	5.2
	女	1120	27	2.4	71	6.3	303	27.1	375	33.5	278	24.8	66	5.9
	合计	2247	83	3.7	190	8.5	661	29.4	723	32.2	465	20.7	125	5.6
农村	男	1095	70	6.4	136	12.4	330	30.1	308	28.1	155	14.2	96	8.8
	女	1089	28	2.6	81	7.4	280	25.7	397	36.5	210	19.3	93	8.5
	合计	2184	98	4.5	217	9.9	610	27.9	705	32.3	365	16.7	189	8.7
合计	男	2222	126	5.7	255	11.5	688	31.0	656	29.5	342	15.4	155	7.0
	女	2209	55	2.5	152	6.9	583	26.4	772	34.9	488	22.1	159	7.2
	合计	4431	181	4.1	407	9.2	1271	28.7	1428	32.2	830	18.7	314	7.1

#:包括"不作记录"和"缺失牙"

表 4-132 全国 35~44 岁年龄组各种口腔黏膜异常检出人数及检出率(1/10 万)

		受检人数	口腔黏膜异常		恶性肿瘤		白斑		扁平苔藓		溃疡		念珠菌病		脓肿		其他	
			人数	检出率	人数	检出率	人数	检出率	人数	检出率	人数	检出率	人数	检出率	人数	检出率	人数	检出率
城市	男	1099	45	4095	0	0	5	455	2	182	15	1365	0	0	9	819	15	1365
	女	1140	41	3596	0	0	0	0	2	175	21	1842	0	0	10	877	10	877
	合计	2239	86	3841	0	0	5	223	4	179	36	1608	0	0	19	849	25	1117
农村	男	1098	64	5829	0	0	3	273	9	820	23	2095	0	0	3	273	28	2550
	女	1073	35	3262	0	0	1	93	2	186	14	1305	0	0	7	652	11	1025
	合计	2171	99	4560	0	0	4	184	11	507	37	1704	0	0	10	461	39	1796
合计	男	2197	109	4961	0	0	8	364	11	501	38	1730	0	0	12	546	43	1957
	女	2213	76	3434	0	0	1	45	4	181	35	1582	0	0	17	768	21	949
	合计	4410	185	4195	0	0	9	204	15	340	73	1655	0	0	29	658	64	1451

表 4-133　全国 55~64 岁年龄组各种口腔黏膜异常检出人数及检出率 (1/10 万)

		口腔黏膜异常		恶性肿瘤		白斑		扁平苔藓		溃疡		念珠菌病		脓肿		其他	
	受检人数	人数	检出率	人数	检出率	人数	检出率	人数	检出率	人数	检出率	人数	检出率	人数	检出率	人数	检出率
城市 男	1158	89	7686	0	0	11	950	10	864	28	2418	0	0	14	1209	30	2591
城市 女	1184	69	5828	0	0	1	84	5	422	25	2111	0	0	21	1774	16	1351
城市 合计	2342	158	6746	0	0	12	512	15	640	53	2263	0	0	35	1494	46	1964
农村 男	1134	81	7143	2	176	5	441	10	882	17	1499	1	88	21	1852	25	2205
农村 女	1147	75	6539	0	0	0	0	9	785	26	2267	0	0	24	2092	18	1569
农村 合计	2281	156	6839	2	88	5	219	19	833	43	1885	1	44	45	1973	43	1885
合计 男	2292	170	7417	2	87	16	698	20	873	45	1963	1	44	35	1527	55	2400
合计 女	2331	144	6178	0	0	1	43	14	601	51	2188	0	0	45	1931	34	1459
合计 合计	4623	314	6792	2	43	17	368	34	735	96	2077	1	22	80	1730	89	1925

表 4-134　全国 65~74 岁年龄组各种口腔黏膜异常检出人数及检出率 (1/10 万)

		口腔黏膜异常		恶性肿瘤		白斑		扁平苔藓		溃疡		念珠菌病		脓肿		其他	
	受检人数	人数	检出率	人数	检出率	人数	检出率	人数	检出率	人数	检出率	人数	检出率	人数	检出率	人数	检出率
城市 男	1127	78	6921	1	89	5	444	9	799	13	1154	1	89	26	2307	23	2041
城市 女	1120	71	6339	0	0	2	179	7	625	21	1875	0	0	25	2232	20	1786
城市 合计	2247	149	6631	1	45	7	312	16	712	34	1513	1	45	51	2270	43	1914
农村 男	1095	71	6484	0	0	6	548	5	457	18	1644	0	0	16	1461	28	2557
农村 女	1089	66	6061	0	0	4	367	8	735	23	2112	0	0	23	2112	15	1377
农村 合计	2184	137	6273	0	0	10	458	13	595	41	1877	0	0	39	1786	43	1969
合计 男	2222	149	6706	1	45	11	495	14	630	31	1395	1	45	42	1890	51	2295
合计 女	2209	137	6202	0	0	6	272	15	679	44	1992	0	0	48	2173	35	1584
合计 合计	4431	286	6455	1	23	17	384	29	654	75	1693	1	23	90	2031	86	1941

表 4-135　全国 35~44 岁年龄组人均存留牙数、牙对数及无牙颌率

		受检人数	存留牙数		存留牙对数		无牙颌	
			$\bar{x}$	s	$\bar{x}$	s	人数	率（%）
城市	男	1099	29.68	2.37	13.16	1.69	0	0.0
	女	1140	29.53	2.06	13.19	1.39	0	0.0
	合计	2239	29.60	2.21	13.18	1.54	0	0.0
农村	男	1098	29.69	2.30	13.08	1.68	0	0.0
	女	1073	29.48	2.46	12.96	1.79	0	0.0
	合计	2171	29.59	2.38	13.02	1.73	0	0.0
合计	男	2197	29.69	2.33	13.12	1.69	0	0.0
	女	2213	29.50	2.26	13.08	1.60	0	0.0
	合计	4410	29.60	2.30	13.10	1.64	0	0.0

表 4-136　全国 55~64 岁年龄组人均存留牙数、牙对数及无牙颌率

		受检人数	存留牙数		存留牙对数		无牙颌	
			$\bar{x}$	s	$\bar{x}$	s	人数	率（%）
城市	男	1158	26.12	6.36	10.47	4.00	10	0.9
	女	1184	26.79	5.32	11.10	3.51	9	0.8
	合计	2342	26.46	5.87	10.79	3.77	19	0.8
农村	男	1134	26.17	6.50	10.34	4.04	16	1.4
	女	1147	25.99	6.28	10.19	4.03	16	1.4
	合计	2281	26.08	6.39	10.26	4.04	32	1.4
合计	男	2292	26.14	6.43	10.41	4.02	26	1.1
	女	2331	26.40	5.82	10.65	3.80	25	1.1
	合计	4623	26.27	6.13	10.53	3.91	51	1.1

表 4-137　全国 65~74 岁年龄组人均存留牙数、牙对数及无牙颌率

		受检人数	存留牙数		存留牙对数		无牙颌	
			$\bar{x}$	s	$\bar{x}$	s	人数	率（%）
城市	男	1127	23.07	8.24	8.44	4.80	40	3.5
	女	1120	22.96	8.35	8.52	4.73	45	4.0
	合计	2247	23.01	8.29	8.48	4.76	85	3.8
农村	男	1095	21.90	9.12	7.61	5.05	61	5.6
	女	1089	22.02	8.85	7.58	4.96	53	4.9
	合计	2184	21.96	8.99	7.60	5.00	114	5.2
合计	男	2222	22.49	8.70	8.03	4.94	101	4.5
	女	2209	22.50	8.61	8.06	4.87	98	4.4
	合计	4431	22.50	8.66	8.04	4.90	199	4.5

表 4-138 全国 35~44 岁年龄组各种义齿修复状况

		受检人数	种植义齿		固定义齿		可摘局部义齿		全口义齿		非正规义齿		有缺牙未修复	
			人数	率(%)	人数	率(%)	人数	率(%)	人数	率(%)	人数	率(%)	人数	率(%)
城市	男	1099	3	0.3	162	14.7	35	3.2	11	1.0	21	1.9	178	16.2
	女	1140	2	0.2	221	19.4	33	2.9	12	1.1	26	2.3	191	16.8
	合计	2239	5	0.2	383	17.1	68	3.0	23	1.0	47	2.1	369	16.5
农村	男	1098	0	0.0	124	11.3	25	2.3	5	0.5	46	4.2	224	20.4
	女	1073	2	0.2	193	18.0	32	3.0	10	0.9	40	3.7	228	21.2
	合计	2171	2	0.1	317	14.6	57	2.6	15	0.7	86	4.0	452	20.8
合计	男	2197	3	0.1	286	13.0	60	2.7	16	0.7	67	3.0	402	18.3
	女	2213	4	0.2	414	18.7	65	2.9	22	1.0	66	3.0	419	18.9
	合计	4410	7	0.2	700	15.9	125	2.8	38	0.9	133	3.0	821	18.6

表 4-139 全国 55~64 岁年龄组各种义齿修复状况

		受检人数	种植义齿		固定义齿		可摘局部义齿		全口义齿		非正规义齿		有缺牙未修复	
			人数	率(%)	人数	率(%)	人数	率(%)	人数	率(%)	人数	率(%)	人数	率(%)
城市	男	1158	3	0.3	248	21.4	175	15.1	20	1.7	100	8.6	454	39.2
	女	1184	0	0.0	350	29.6	168	14.2	14	1.2	75	6.3	406	34.3
	合计	2342	3	0.1	598	25.5	343	14.6	34	1.5	175	7.5	860	36.7
农村	男	1134	1	0.1	245	21.6	138	12.2	23	2.0	128	11.3	465	41.0
	女	1147	0	0.0	296	25.8	147	12.8	31	2.7	141	12.3	473	41.2
	合计	2281	1	0.0	541	23.7	285	12.5	54	2.4	269	11.8	938	41.1
合计	男	2292	4	0.2	493	21.5	313	13.7	43	1.9	228	9.9	919	40.1
	女	2331	0	0.0	646	27.7	315	13.5	45	1.9	216	9.3	879	37.7
	合计	4623	4	0.1	1139	24.6	628	13.6	88	1.9	444	9.6	1798	38.9

表4-140 全国65~74岁年龄组各种义齿修复状况

		受检人数	种植义齿		固定义齿		可摘局部义齿		全口义齿		非正规义齿		有缺牙未修复	
			人数	率(%)	人数	率(%)	人数	率(%)	人数	率(%)	人数	率(%)	人数	率(%)
城市	男	1127	5	0.4	290	25.7	239	21.2	55	4.9	122	10.8	502	44.5
	女	1120	4	0.4	349	31.2	277	24.7	56	5.0	124	11.1	492	43.9
	合计	2247	9	0.4	639	28.4	516	23.0	111	4.9	246	10.9	994	44.2
农村	男	1095	0	0.0	254	23.2	199	18.2	65	5.9	179	16.3	556	50.8
	女	1089	5	0.5	272	25.0	188	17.3	59	5.4	154	14.1	564	51.8
	合计	2184	5	0.2	526	24.1	387	17.7	124	5.7	333	15.2	1120	51.3
合计	男	2222	5	0.2	544	24.5	438	19.7	120	5.4	301	13.5	1058	47.6
	女	2209	9	0.4	621	28.1	465	21.1	115	5.2	278	12.6	1056	47.8
	合计	4431	14	0.3	1165	26.3	903	20.4	235	5.3	579	13.1	2114	47.7

表 4-141　全国 35~44 岁年龄组最高学历（%）

		调查人数	没有上过学	小学	初中	高中	中专	大专	本科	硕士及以上
城市	男	1099	1.9	9.6	24.7	15.1	6.6	21.8	19.7	0.5
	女	1140	4.3	11.0	20.5	14.0	7.5	24.6	17.8	0.4
	合计	2239	3.1	10.3	22.6	14.6	7.1	23.2	18.8	0.4
农村	男	1098	5.6	19.1	39.2	12.0	6.9	10.7	6.0	0.5
	女	1073	13.7	21.8	38.5	7.8	5.1	8.0	4.8	0.2
	合计	2171	9.6	20.5	38.8	9.9	6.0	9.4	5.4	0.3
合计	男	2197	3.8	14.3	32.0	13.6	6.8	16.2	12.9	0.5
	女	2213	8.9	16.2	29.2	11.0	6.3	16.5	11.5	0.3
	合计	4410	6.3	15.3	30.6	12.3	6.6	16.4	12.2	0.4

表 4-142　全国 55~64 岁年龄组最高学历（%）

		调查人数	没有上过学	小学	初中	高中	中专	大专	本科	硕士及以上
城市	男	1158	6.0	21.1	34.8	22.2	5.3	8.2	2.5	0.0
	女	1184	17.1	22.5	30.0	18.9	4.8	5.2	1.6	0.0
	合计	2342	11.6	21.8	32.4	20.5	5.0	6.7	2.0	0.0
农村	男	1134	14.8	31.4	33.3	13.8	2.5	2.9	1.2	0.1
	女	1147	41.4	29.8	18.2	8.0	1.1	1.1	0.3	0.0
	合计	2281	28.2	30.6	25.7	10.9	1.8	2.0	0.7	0.0
合计	男	2292	10.3	26.2	34.1	18.0	3.9	5.6	1.9	0.0
	女	2331	29.0	26.1	24.2	13.6	3.0	3.2	0.9	0.0
	合计	4623	19.8	26.1	29.1	15.8	3.4	4.4	1.4	0.0

表 4-143　全国 65~74 岁年龄组最高学历（%）

		调查人数	没有上过学	小学	初中	高中	中专	大专	本科	硕士及以上
城市	男	1127	8.6	28.5	31.2	11.1	8.9	7.5	4.1	0.1
	女	1120	21.6	34.9	25.8	5.9	7.1	3.8	1.0	0.0
	合计	2247	15.1	31.7	28.5	8.5	8.0	5.7	2.5	0.0
农村	男	1095	16.9	47.9	23.7	5.8	3.0	1.9	0.6	0.0
	女	1089	46.7	37.8	11.4	2.2	0.7	0.9	0.2	0.0
	合计	2184	31.8	42.9	17.6	4.0	1.9	1.4	0.4	0.0
合计	男	2222	12.7	38.1	27.5	8.5	6.0	4.8	2.4	0.0
	女	2209	34.0	36.3	18.7	4.1	3.9	2.4	0.6	0.0
	合计	4431	23.3	37.2	23.1	6.3	5.0	3.6	1.5	0.0

表 4-144　全国 35~44 岁年龄组饮食习惯（%）

		调查人数	甜点及糖果						甜饮料						加糖的牛奶/酸奶/奶粉/茶/咖啡					
			每天≥2次	每天1次	每周2~6次	每周1次	每月1~3次	很少/从不	每天≥2次	每天1次	每周2~6次	每周1次	每月1~3次	很少/从不	每天≥2次	每天1次	每周2~6次	每周1次	每月1~3次	很少/从不
城市	男	1099	1.9	7.3	16.5	12.4	21.2	40.8	2.0	4.4	11.9	10.4	20.5	50.9	6.4	12.8	13.4	7.7	13.6	46.0
	女	1140	2.6	9.3	20.4	14.6	23.2	29.7	0.7	2.3	7.9	7.0	20.1	62.0	3.3	16.4	15.0	8.8	13.0	43.5
	合计	2239	2.3	8.3	18.5	13.5	22.2	35.1	1.3	3.3	9.9	8.7	20.3	56.5	4.8	14.6	14.2	8.3	13.3	44.8
农村	男	1098	2.3	5.0	12.8	11.1	19.8	49.1	1.5	4.5	11.0	9.8	19.2	53.9	3.6	8.7	11.2	7.0	11.8	57.6
	女	1073	2.2	7.5	15.5	10.3	22.5	42.1	1.4	3.1	6.7	5.5	19.6	63.7	1.9	8.7	10.7	6.1	12.6	60.1
	合计	2171	2.3	6.2	14.1	10.7	21.1	45.6	1.5	3.8	8.9	7.7	19.4	58.8	2.8	8.7	11.0	6.5	12.2	58.8
合计	男	2197	2.1	6.1	14.6	11.7	20.5	44.9	1.8	4.4	11.5	10.1	19.8	52.4	5.0	10.8	12.3	7.4	12.7	51.8
	女	2213	2.4	8.4	18.0	12.5	22.9	35.7	1.0	2.7	7.3	6.3	19.8	62.9	2.6	12.7	12.9	7.5	12.8	51.6
	合计	4410	2.3	7.3	16.3	12.1	21.7	40.3	1.4	3.5	9.4	8.2	19.8	57.6	3.8	11.7	12.6	7.4	12.8	51.7

表 4-145　全国 55~64 岁年龄组饮食习惯（%）

		调查人数	甜点及糖果						甜饮料						加糖的牛奶/酸奶/奶粉/茶/咖啡					
			每天≥2次	每天1次	每周2~6次	每周1次	每月1~3次	很少/从不	每天≥2次	每天1次	每周2~6次	每周1次	每月1~3次	很少/从不	每天≥2次	每天1次	每周2~6次	每周1次	每月1~3次	很少/从不
城市	男	1158	1.9	5.4	13.5	6.4	20.9	51.9	0.9	2.0	5.1	3.7	13.1	75.2	6.6	12.0	10.4	5.1	9.9	56.0
	女	1184	3.1	6.9	13.7	10.1	19.3	46.9	0.5	1.6	3.8	2.8	10.2	81.1	3.3	12.5	13.3	5.0	9.3	56.7
	合计	2342	2.5	6.2	13.6	8.3	20.1	49.4	0.7	1.8	4.4	3.2	11.7	78.2	4.9	12.3	11.8	5.0	9.6	56.4
农村	男	1134	1.9	5.8	9.6	6.3	19.1	57.3	0.5	2.5	6.0	3.5	14.6	72.8	3.4	9.2	7.8	3.2	8.9	67.5
	女	1147	1.5	4.2	7.7	5.7	20.4	60.6	0.5	0.8	3.2	2.8	13.4	79.3	2.3	7.5	6.4	3.2	9.7	71.0
	合计	2281	1.7	5.0	8.6	6.0	19.8	59.0	0.5	1.6	4.6	3.2	14.0	76.1	2.8	8.3	7.1	3.2	9.3	69.2
合计	男	2292	1.9	5.6	11.6	6.3	20.0	54.6	0.7	2.2	5.5	3.6	13.9	74.0	5.0	10.6	9.1	4.1	9.4	61.7
	女	2331	2.3	5.6	10.7	7.9	19.8	53.6	0.5	1.2	3.5	2.8	11.8	80.2	2.8	10.0	9.9	4.1	9.5	63.7
	合计	4623	2.1	5.6	11.1	7.1	19.9	54.1	0.6	1.7	4.5	3.2	12.8	77.1	3.9	10.3	9.5	4.1	9.5	62.7

表 4-146 全国 65~74 岁年龄组饮食习惯 (%)

		调查人数	甜点及糖果						甜饮料						加糖的牛奶/酸奶/奶粉/茶/咖啡					
			每天≥2次	每天1次	每周2~6次	每周1次	每月1~3次	很少/从不	每天≥2次	每天1次	每周2~6次	每周1次	每月1~3次	很少/从不	每天≥2次	每天1次	每周2~6次	每周1次	每月1~3次	很少/从不
城市	男	1127	2.2	7.2	11.7	8.7	16.1	54.1	0.9	1.4	3.2	3.6	7.7	83.1	5.8	15.0	9.9	4.3	7.6	57.4
	女	1120	1.7	7.3	11.3	7.2	16.9	55.5	0.6	1.9	2.7	1.9	8.4	84.6	2.9	15.2	10.6	4.3	6.4	60.5
	合计	2247	2.0	7.3	11.5	8.0	16.5	54.8	0.8	1.6	2.9	2.8	8.1	83.8	4.4	15.1	10.3	4.3	7.0	59.0
农村	男	1095	1.2	7.2	9.9	5.7	18.1	58.0	0.6	2.3	3.7	2.7	13.8	76.9	3.3	9.6	7.3	3.1	10.8	65.9
	女	1089	1.3	3.8	8.1	5.4	17.4	64.0	0.6	0.8	2.8	2.4	11.9	81.5	1.4	8.3	5.6	3.6	9.4	71.8
	合计	2184	1.2	5.5	9.0	5.5	17.8	61.0	0.6	1.6	3.2	2.6	12.9	79.2	2.3	8.9	6.5	3.3	10.1	68.9
合计	男	2222	1.7	7.2	10.8	7.2	17.1	56.0	0.8	1.8	3.4	3.2	10.7	80.1	4.5	12.3	8.6	3.7	9.2	61.6
	女	2209	1.5	5.6	9.7	6.3	17.2	59.7	0.6	1.4	2.7	2.1	10.1	83.1	2.2	11.8	8.1	3.9	7.9	66.1
	合计	4431	1.6	6.4	10.3	6.8	17.1	57.9	0.7	1.6	3.1	2.7	10.4	81.6	3.4	12.1	8.4	3.8	8.5	63.8

表 4-147 全国 35~44 岁年龄组吸烟情况

		调查人数	吸烟习惯 (%)			吸烟人数	吸烟年限		每天吸烟量 (%)				
			吸烟	从不吸烟	已戒烟		$\bar{x}$	s	≤5支	6~10支	11~20支	21~40支	≥40支
城市	男	1099	51.6	39.5	8.9	567	16.43	7.26	19.8	21.6	46.6	11.1	0.9
	女	1140	2.4	97.0	0.6	27	11.19	6.41	37.0	33.3	29.6	0.0	0.0
	合计	2239	26.5	68.8	4.7	594	16.19	7.30	20.6	22.1	45.9	10.6	0.8
农村	男	1098	55.4	35.2	9.5	608	16.04	6.94	12.8	18.4	49.3	17.3	2.1
	女	1073	2.8	95.6	1.6	30	12.04	6.38	36.7	30.0	23.3	10.0	0.0
	合计	2171	29.4	65.0	5.6	638	15.87	6.96	13.9	19.0	48.1	16.9	2.0
合计	男	2197	53.5	37.3	9.2	1175	16.23	7.10	16.2	19.9	48.0	14.3	1.5
	女	2213	2.6	96.3	1.1	57	11.60	6.35	36.8	31.6	26.3	5.3	0.0
	合计	4410	27.9	66.9	5.1	1232	16.03	7.13	17.1	20.5	47.0	13.9	1.5

表 4-148 全国 55~64 岁年龄组吸烟情况

| | | 调查人数 | 吸烟习惯（%） | | | 吸烟人数 | 吸烟年限 | | 每天吸烟量（%） | | | | |
			吸烟	从不吸烟	已戒烟		$\bar{x}$	s	≤5 支	6~10 支	11~20 支	21~40 支	≥40 支
城市	男	1158	50.4	26.7	22.9	584	32.93	10.14	13.9	21.2	48.3	13.2	3.4
	女	1184	1.8	96.8	1.4	21	23.47	14.28	33.3	42.9	9.5	14.3	0.0
	合计	2342	25.9	62.1	12.1	605	32.63	10.41	14.5	22.0	46.9	13.2	3.3
农村	男	1134	52.0	29.3	18.7	590	31.58	10.92	14.4	15.6	45.8	20.8	3.4
	女	1147	6.6	92.0	1.4	76	31.19	13.81	15.8	26.3	51.3	6.6	0.0
	合计	2281	29.2	60.8	10.0	666	31.54	11.26	14.6	16.8	46.4	19.2	3.0
合计	男	2292	51.2	28.0	20.8	1174	32.25	10.55	14.1	18.4	47.0	17.0	3.4
	女	2331	4.2	94.4	1.4	97	29.61	14.18	19.6	29.9	42.3	8.2	0.0
	合计	4623	27.5	61.5	11.0	1271	32.05	10.88	14.6	19.3	46.7	16.4	3.1

表 4-149 全国 65~74 岁年龄组吸烟情况

| | | 调查人数 | 吸烟习惯（%） | | | 吸烟人数 | 吸烟年限 | | 每天吸烟量（%） | | | | |
			吸烟	从不吸烟	已戒烟		$\bar{x}$	s	≤5 支	6~10 支	11~20 支	21~40 支	≥40 支
城市	男	1127	33.9	37.7	28.4	382	39.00	12.37	17.8	23.3	43.2	14.7	1.0
	女	1120	4.7	94.4	0.9	53	30.43	14.76	30.8	25.0	40.4	3.8	0.0
	合计	2247	19.4	66.0	14.7	435	38.01	12.95	19.4	23.5	42.9	13.4	0.9
农村	男	1095	47.7	28.7	23.7	522	38.60	12.97	15.9	18.8	48.2	15.2	1.9
	女	1089	8.1	88.9	3.0	88	32.76	16.63	22.7	30.7	42.0	4.5	0.0
	合计	2184	27.9	58.7	13.4	610	37.78	13.68	16.9	20.5	47.3	13.6	1.6
合计	男	2222	40.7	33.3	26.1	904	38.77	12.72	16.7	20.7	46.1	15.0	1.6
	女	2209	6.4	91.7	1.9	141	31.90	15.95	25.7	28.6	41.4	4.3	0.0
	合计	4431	23.6	62.4	14.0	1045	37.88	13.37	17.9	21.8	45.4	13.5	1.3

表4-150 全国35~44岁年龄组饮酒频率（%）

		调查人数	每天喝	每周喝	很少喝	从不喝	已戒酒
城市	男	1099	7.1	18.2	44.4	26.0	4.3
	女	1140	0.4	0.8	21.5	76.4	1.0
	合计	2239	3.7	9.3	32.7	51.7	2.6
农村	男	1098	10.4	14.4	38.5	32.3	4.4
	女	1073	0.9	0.7	15.4	82.2	0.8
	合计	2171	5.7	7.6	27.1	57.0	2.6
合计	男	2197	8.7	16.3	41.4	29.2	4.3
	女	2213	0.6	0.7	18.5	79.2	0.9
	合计	4410	4.7	8.5	30.0	54.3	2.6

表4-151 全国55~64岁年龄组饮酒频率（%）

		调查人数	每天喝	每周喝	很少喝	从不喝	已戒酒
城市	男	1158	19.4	10.4	30.1	28.9	11.1
	女	1184	1.2	1.4	16.8	78.8	1.9
	合计	2342	10.2	5.9	23.3	54.1	6.5
农村	男	1134	20.5	10.1	22.3	34.7	12.3
	女	1147	1.3	0.8	10.6	83.5	3.8
	合计	2281	10.9	5.4	16.4	59.3	8.0
合计	男	2292	20.0	10.3	26.2	31.8	11.7
	女	2331	1.2	1.1	13.7	81.1	2.8
	合计	4623	10.5	5.6	19.9	56.7	7.2

表4-152 全国65~74岁年龄组饮酒频率（%）

		调查人数	每天喝	每周喝	很少喝	从不喝	已戒酒
城市	男	1127	17.0	6.5	25.6	37.0	13.9
	女	1120	2.1	0.9	12.3	82.5	2.1
	合计	2247	9.6	3.7	19.0	59.7	8.1
农村	男	1095	17.3	6.0	19.7	41.6	15.4
	女	1089	1.5	1.0	8.4	85.6	3.6
	合计	2184	9.4	3.5	14.0	63.5	9.5
合计	男	2222	17.1	6.3	22.7	39.3	14.7
	女	2209	1.8	1.0	10.4	84.0	2.9
	合计	4431	9.5	3.6	16.5	61.6	8.8

表 4-153 全国 35~44 岁年龄组刷牙率及刷牙频率

		调查人数	每天刷牙		刷牙频率(%)					
			人数	刷牙率(%)	每天 ≥2次	每天 1次	每周 2~6次	每周 1次	每月 1~3次	很少/从不
城市	男	1099	1036	94.3	45.3	49.0	3.5	0.8	0.6	0.7
	女	1140	1108	97.2	68.8	28.4	1.6	0.3	0.4	0.5
	合计	2239	2144	95.8	57.3	38.5	2.5	0.5	0.5	0.6
农村	男	1098	959	87.3	33.8	53.6	7.2	1.9	0.8	2.7
	女	1073	1009	94.0	42.6	51.4	3.6	0.3	0.7	1.4
	合计	2171	1968	90.6	38.1	52.5	5.4	1.1	0.7	2.1
合计	男	2197	1995	90.8	39.6	51.3	5.4	1.4	0.7	1.7
	女	2213	2117	95.7	56.1	39.6	2.6	0.3	0.5	0.9
	合计	4410	4112	93.2	47.8	45.4	4.0	0.8	0.6	1.3

表 4-154 全国 55~64 岁年龄组刷牙率及刷牙频率

		调查人数	每天刷牙		刷牙频率(%)					
			人数	刷牙率(%)	每天 ≥2次	每天 1次	每周 2~6次	每周 1次	每月 1~3次	很少/从不
城市	男	1158	1035	89.4	32.3	57.1	4.0	1.2	0.9	4.6
	女	1184	1117	94.3	50.9	43.4	2.2	0.7	0.5	2.3
	合计	2342	2152	91.9	41.7	50.2	3.1	0.9	0.7	3.4
农村	男	1134	879	77.5	17.5	60.1	9.9	2.0	1.9	8.7
	女	1147	934	81.4	20.9	60.5	8.7	2.4	1.8	5.7
	合计	2281	1813	79.5	19.2	60.3	9.3	2.2	1.8	7.2
合计	男	2292	1914	83.5	25.0	58.6	6.9	1.6	1.4	6.6
	女	2331	2051	88.0	36.2	51.8	5.4	1.5	1.2	3.9
	合计	4623	3965	85.8	30.6	55.2	6.1	1.6	1.3	5.3

表 4-155 全国 65~74 岁年龄组刷牙率及刷牙频率

		调查人数	每天刷牙		刷牙频率(%)					
			人数	刷牙率(%)	每天 ≥2次	每天 1次	每周 2~6次	每周 1次	每月 1~3次	很少/从不
城市	男	1127	996	88.4	37.0	51.4	3.3	1.3	0.9	6.1
	女	1120	1025	91.5	46.5	45.0	2.9	0.6	1.1	3.9
	合计	2247	2021	89.9	41.7	48.2	3.1	1.0	1.0	5.0
农村	男	1095	746	68.1	15.6	52.5	9.3	2.5	2.7	17.4
	女	1089	819	75.2	20.7	54.5	9.3	1.7	1.8	11.9
	合计	2184	1565	71.7	18.1	53.5	9.3	2.1	2.3	14.7
合计	男	2222	1742	78.4	26.5	51.9	6.3	1.9	1.8	11.7
	女	2209	1844	83.5	33.8	49.7	6.0	1.2	1.4	7.9
	合计	4431	3586	80.9	30.1	50.8	6.1	1.5	1.6	9.8

表 4-156　全国 35~44 岁年龄组牙签使用率及使用频率

		调查人数	每天使用牙签		使用牙签频率（%）					
			人数	牙签使用率（%）	每天≥2次	每天1次	每周2~6次	每周1次	每月1~3次	很少/从不
城市	男	1099	243	22.1	12.6	9.6	10.9	5.2	6.3	55.5
	女	1140	223	19.6	11.0	8.6	9.0	3.9	9.1	58.3
	合计	2239	466	20.8	11.7	9.1	10.0	4.6	7.7	56.9
农村	男	1098	293	26.7	15.8	10.8	10.4	5.4	7.5	50.1
	女	1073	250	23.3	13.5	9.8	10.2	5.2	8.0	53.3
	合计	2171	543	25.0	14.7	10.3	10.3	5.3	7.7	51.7
合计	男	2197	536	24.4	14.2	10.2	10.7	5.3	6.9	52.8
	女	2213	473	21.4	12.2	9.2	9.6	4.6	8.6	55.9
	合计	4410	1009	22.9	13.2	9.7	10.1	4.9	7.7	54.4

表 4-157　全国 55~64 岁年龄组牙签使用率及使用频率

		调查人数	每天使用牙签		使用牙签频率（%）					
			人数	牙签使用率（%）	每天≥2次	每天1次	每周2~6次	每周1次	每月1~3次	很少/从不
城市	男	1158	409	35.4	23.9	11.4	11.3	4.1	4.1	45.1
	女	1184	323	27.3	18.3	9.0	10.8	4.4	7.8	49.7
	合计	2342	732	31.3	21.1	10.2	11.1	4.2	6.0	47.4
农村	男	1134	412	36.3	24.3	12.0	10.7	3.0	5.4	44.6
	女	1147	313	27.3	17.9	9.4	12.4	4.7	7.3	48.3
	合计	2281	725	31.8	21.1	10.7	11.5	3.9	6.4	46.5
合计	男	2292	821	35.8	24.1	11.7	11.0	3.5	4.8	44.9
	女	2331	636	27.3	18.1	9.2	11.6	4.5	7.6	49.0
	合计	4623	1457	31.5	21.1	10.5	11.3	4.0	6.2	47.0

表 4-158　全国 65~74 岁年龄组牙签使用率及使用频率

		调查人数	每天使用牙签		使用牙签频率（%）					
			人数	牙签使用率（%）	每天≥2次	每天1次	每周2~6次	每周1次	每月1~3次	很少/从不
城市	男	1127	396	35.1	24.2	10.9	9.1	2.8	3.8	49.2
	女	1120	323	28.8	19.7	9.1	11.3	3.7	4.7	51.5
	合计	2247	719	32.0	22.0	10.0	10.1	3.2	4.3	50.3
农村	男	1095	333	30.4	20.6	9.8	6.9	2.6	4.8	55.2
	女	1089	281	25.8	16.5	9.3	8.4	2.6	6.0	57.3
	合计	2184	614	28.1	18.6	9.5	7.6	2.6	5.4	56.2
合计	男	2222	729	32.8	22.5	10.4	8.0	2.7	4.3	52.1
	女	2209	604	27.3	18.2	9.2	9.8	3.1	5.3	54.4
	合计	4431	1333	30.1	20.3	9.8	8.9	2.9	4.8	53.2

表 4-159　全国 35~44 岁年龄组牙线使用率及使用频率

		调查人数	每天使用牙线		使用牙线频率(%)					
			人数	牙线使用率(%)	每天≥2次	每天1次	每周2~6次	每周1次	每月1~3次	很少/从不
城市	男	1099	30	2.7	1.5	1.3	2.5	0.8	0.9	93.1
	女	1140	36	3.2	2.1	1.1	1.9	1.1	2.0	91.8
	合计	2239	66	2.9	1.8	1.2	2.2	0.9	1.5	92.4
农村	男	1098	12	1.1	0.5	0.6	0.8	0.4	0.6	97.1
	女	1073	12	1.1	0.7	0.5	0.4	0.4	0.8	97.3
	合计	2171	24	1.1	0.6	0.6	0.6	0.4	0.7	97.2
合计	男	2197	42	1.9	1.0	1.0	1.6	0.6	0.8	95.1
	女	2213	48	2.2	1.4	0.8	1.2	0.7	1.4	94.5
	合计	4410	90	2.0	1.2	0.9	1.4	0.7	1.1	94.8

表 4-160　全国 55~64 岁年龄组牙线使用率及使用频率

		调查人数	每天使用牙线		使用牙线频率(%)					
			人数	牙线使用率(%)	每天≥2次	每天1次	每周2~6次	每周1次	每月1~3次	很少/从不
城市	男	1158	17	1.5	1.0	0.4	0.3	0.1	0.8	97.4
	女	1184	16	1.4	0.5	0.8	0.6	0.8	1.0	96.3
	合计	2342	33	1.4	0.8	0.6	0.4	0.4	0.9	96.8
农村	男	1134	5	0.4	0.4	0.1	0.2	0.0	0.3	99.1
	女	1147	4	0.3	0.3	0.1	0.3	0.3	0.4	98.5
	合计	2281	9	0.4	0.3	0.1	0.3	0.1	0.3	98.8
合计	男	2292	22	1.0	0.7	0.3	0.2	0.0	0.5	98.3
	女	2331	20	0.9	0.4	0.5	0.5	0.6	0.7	97.4
	合计	4623	42	0.9	0.5	0.4	0.3	0.3	0.6	97.8

表 4-161　全国 65~74 岁年龄组牙线使用率及使用频率

		调查人数	每天使用牙线		使用牙线频率(%)					
			人数	牙线使用率(%)	每天≥2次	每天1次	每周2~6次	每周1次	每月1~3次	很少/从不
城市	男	1127	12	1.1	0.6	0.4	0.3	0.1	0.4	98.1
	女	1120	14	1.3	0.7	0.5	0.7	0.6	0.4	97.0
	合计	2247	26	1.2	0.7	0.5	0.5	0.4	0.4	97.6
农村	男	1095	3	0.3	0.3	0.0	0.3	0.2	0.3	99.0
	女	1089	6	0.6	0.4	0.2	0.3	0.0	0.2	99.0
	合计	2184	9	0.4	0.3	0.1	0.3	0.1	0.2	99.0
合计	男	2222	15	0.7	0.5	0.2	0.3	0.1	0.4	98.6
	女	2209	20	0.9	0.5	0.4	0.5	0.3	0.3	98.0
	合计	4431	35	0.8	0.5	0.3	0.4	0.2	0.3	98.3

表 4-162 全国 35~44 岁年龄组牙膏使用情况

		调查人数	每天刷牙人数	使用牙膏(%)			使用牙膏人数	使用含氟牙膏(%)			含氟牙膏使用率(%)
				是	否	不知道		是	否	不知道	
城市	男	1099	1036	98.9	0.9	0.2	1087	30.7	12.1	57.3	71.8
	女	1140	1108	99.6	0.4	0.0	1135	35.3	10.2	54.4	77.6
	合计	2239	2144	99.2	0.7	0.1	2222	33.0	11.1	55.8	74.8
农村	男	1098	959	97.2	2.1	0.7	1067	22.4	9.4	68.2	70.5
	女	1073	1009	98.8	0.8	0.4	1060	17.8	8.3	73.9	68.2
	合计	2171	1968	98.0	1.5	0.6	2127	20.1	8.8	71.0	69.5
合计	男	2197	1995	98.0	1.5	0.5	2154	26.6	10.7	62.7	71.2
	女	2213	2117	99.2	0.6	0.2	2195	26.9	9.3	63.8	74.3
	合计	4410	4112	98.6	1.1	0.3	4349	26.7	10.0	63.3	72.8

表 4-163 全国 55~64 岁年龄组牙膏使用情况

		调查人数	每天刷牙人数	使用牙膏(%)			使用牙膏人数	使用含氟牙膏(%)			含氟牙膏使用率(%)
				是	否	不知道		是	否	不知道	
城市	男	1158	1035	94.6	4.6	0.9	1095	13.9	11.4	74.7	54.9
	女	1184	1117	97.6	1.9	0.4	1156	15.9	11.9	72.2	57.3
	合计	2342	2152	96.1	3.2	0.6	2251	17.1	11.8	71.1	59.2
农村	男	1134	879	92.0	7.4	0.6	1043	10.8	10.0	79.2	52.1
	女	1147	934	94.2	5.6	0.3	1080	8.9	9.1	82.0	49.5
	合计	2281	1813	93.1	6.5	0.4	2123	9.8	9.5	80.6	50.9
合计	男	2292	1914	93.3	6.0	0.7	2138	14.7	10.9	74.5	57.5
	女	2331	2051	95.9	3.7	0.3	2236	12.5	10.5	77.0	54.4
	合计	4623	3965	94.6	4.8	0.5	4374	13.6	10.7	75.7	56.0

表 4-164 全国 65~74 岁年龄组牙膏使用情况

		调查人数	每天刷牙人数	使用牙膏(%)			使用牙膏人数	使用含氟牙膏(%)			含氟牙膏使用率(%)
				是	否	不知道		是	否	不知道	
城市	男	1127	996	93.3	6.2	0.4	1052	13.8	14.4	71.9	49.0
	女	1120	1025	94.3	5.4	0.3	1056	12.0	12.7	75.3	48.7
	合计	2247	2021	93.8	5.8	0.4	2108	12.9	13.5	73.6	48.8
农村	男	1095	746	83.7	13.4	2.9	916	6.9	10.0	83.1	40.6
	女	1089	819	87.4	11.5	1.1	952	6.5	10.0	83.5	39.5
	合计	2184	1565	85.5	12.5	2.0	1868	6.7	10.0	83.3	40.1
合计	男	2222	1742	88.6	9.8	1.7	1968	10.6	12.3	77.1	46.1
	女	2209	1844	90.9	8.4	0.7	2008	9.4	11.4	79.2	45.2
	合计	4431	3586	89.7	9.1	1.2	3976	10.0	11.9	78.1	45.7

表 4-165 全国 35~44 岁年龄组就医率及未次看牙时间、原因

		有就医经历		未次看牙时间分布(%)			过去 12 个月内就医		未次看牙原因分布(%)			
	调查人数	人数	就医率(%)	<6 个月	6~12 个月	>12 个月	人数	率(%)	咨询检查	预防	治疗	不知道
城市 男	1099	656	59.7	19.4	15.1	65.5	226	20.6	11.1	9.7	77.9	1.3
女	1140	765	67.1	24.1	15.3	60.7	301	26.4	13.3	6.6	79.1	1.0
合计	2239	1421	63.5	21.9	15.2	62.9	527	23.5	12.3	8.0	78.6	1.1
农村 男	1098	514	46.8	19.3	11.7	69.0	159	14.5	13.8	5.7	79.9	0.6
女	1073	576	53.7	18.4	14.4	67.2	189	17.6	10.6	4.8	83.1	1.6
合计	2171	1090	50.2	18.8	13.1	68.0	348	16.0	12.1	5.2	81.6	1.1
合计 男	2197	1170	53.3	19.3	13.6	67.1	385	17.5	12.2	8.1	78.7	1.0
女	2213	1341	60.6	21.6	14.9	63.5	490	22.1	12.2	5.9	80.6	1.2
合计	4410	2511	56.9	20.6	14.3	65.1	875	19.8	12.2	6.9	79.8	1.1

表 4-166 全国 55~64 岁年龄组就医率及未次看牙时间、原因

		有就医经历		未次看牙时间分布(%)			过去 12 个月就医		未次看牙原因分布(%)			
	调查人数	人数	就医率(%)	<6 个月	6~12 个月	>12 个月	人数	率(%)	咨询检查	预防	治疗	不知道
城市 男	1158	776	67.0	20.6	13.4	66.0	264	22.8	6.1	1.5	92.4	0.0
女	1184	897	75.8	20.4	10.7	68.9	279	23.6	7.9	1.8	90.3	0.0
合计	2342	1673	71.4	20.5	12.0	67.5	543	23.2	7.0	1.7	91.3	0.0
农村 男	1134	628	55.4	17.0	11.9	71.0	182	16.0	8.2	1.6	88.5	1.6
女	1147	683	59.5	17.4	12.0	70.6	201	17.5	7.0	1.5	90.0	1.5
合计	2281	1311	57.5	17.2	12.0	70.8	383	16.8	7.6	1.6	89.3	1.6
合计 男	2292	1404	61.3	19.0	12.7	68.2	446	19.5	7.0	1.6	90.8	0.7
女	2331	1580	67.8	19.1	11.3	69.6	480	20.6	7.5	1.7	90.2	0.6
合计	4623	2984	64.5	19.1	12.0	69.0	926	20.0	7.2	1.6	90.5	0.6

表 4-167 全国 65~74 岁年龄组就医率及末次看牙时间、原因

		调查人数	有就医经历		过去12个月就医		未次看牙时间分布(%)			末次看牙原因分布(%)			
			人数	就医率(%)	人数	率(%)	<6个月	6~12个月	>12个月	咨询检查	预防	治疗	不知道
城市	男	1127	810	71.9	254	22.5	20.6	10.7	68.6	6.7	2.0	91.3	0.0
	女	1120	888	79.3	308	27.5	20.6	14.1	65.3	3.6	1.6	94.8	0.0
	合计	2247	1698	75.6	562	25.0	20.6	12.5	66.9	5.0	1.8	93.2	0.0
农村	男	1095	661	60.4	158	14.4	14.5	9.4	76.1	5.1	0.6	94.3	0.0
	女	1089	702	64.5	187	17.2	16.5	10.1	73.4	6.4	0.0	91.4	2.1
	合计	2184	1363	62.4	345	15.8	15.6	9.8	74.7	5.8	0.3	92.8	1.2
合计	男	2222	1471	66.2	412	18.5	17.9	10.1	72.0	6.1	1.5	92.5	0.0
	女	2209	1590	72.0	495	22.4	18.8	12.3	68.8	4.7	1.0	93.5	0.8
	合计	4431	3061	69.1	907	20.5	18.4	11.3	70.4	5.3	1.2	93.0	0.4

表 4-168 全国 35~44 岁年龄组过去 12 个月就医费用及末次看牙费用来源

		调查人数	调查人群中平均看牙总费用(元)		过去12个月就医		过去12个月内就医人群中平均看牙总费用(元)		个人支付比例(%)		末次看牙费用来源(%) #						
			$\bar{x}$	s	人数	率(%)	$\bar{x}$	s	$\bar{x}$	s	城镇职工基本保险	城镇居民基本医疗保险	新型农村合作医疗	商业保险	公费医疗	其他途径报销	全自费
城市	男	1099	126.11	741.93	226	20.6	707.09	1639.08	78.81	37.87	19.5	1.3	1.3	0.0	0.9	3.1	74.8
	女	1140	186.47	879.33	301	26.4	840.21	1715.64	83.59	33.27	21.6	2.7	1.0	0.0	2.3	1.7	71.8
	合计	2239	156.84	815.17	527	23.5	782.10	1682.09	81.53	35.36	20.7	2.1	1.1	0.0	1.7	2.3	73.1
农村	男	1098	52.82	367.13	159	14.5	429.59	969.72	84.52	34.49	10.1	3.8	6.3	0.6	1.9	3.8	76.1
	女	1073	105.80	698.93	189	17.6	667.79	1649.61	88.74	28.50	7.9	2.6	5.3	0.0	1.1	2.1	81.0
	合计	2171	79.00	556.93	348	16.0	562.36	1393.31	86.85	31.34	8.9	3.2	5.7	0.3	1.4	2.9	78.7
合计	男	2197	89.48	586.43	385	17.5	593.91	1409.97	81.15	36.58	15.6	2.3	3.4	0.3	1.3	3.4	75.3
	女	2213	147.36	797.82	490	22.1	770.92	1689.56	85.61	31.55	16.3	2.7	2.7	0.0	1.8	1.8	75.3
	合计	4410	118.52	701.05	875	19.8	693.21	1574.41	83.66	33.89	16.0	2.5	3.0	0.1	1.6	2.5	75.3

#：多项选择题结果

表 4-169　全国 55~64 岁年龄组过去 12 个月就医费用及未次看牙费用来源

		调查人群中平均看牙总费用(元)		过去12个月内就医率(%)		过去12个月内就医人群中平均看牙总费用(元)		个人支付比例(%)		未次看牙费用来源(%)#						
	调查人数	x̄	s	人数	率(%)	x̄	s	x̄	s	城镇职工基本保险	城镇居民基本医疗保险	新型农村合作医疗	商业保险	公费医疗	其他途径报销	全自费
城市 男	1158	221.30	924.49	264	22.8	1072.25	1799.62	84.40	32.63	17.8	3.4	2.7	0.0	1.5	0.4	74.6
女	1184	201.02	763.47	279	23.6	937.03	1425.87	84.09	33.88	14.3	3.6	2.2	0.0	1.4	1.1	77.4
合计	2342	211.05	846.80	543	23.2	1002.58	1617.62	84.24	33.24	16.0	3.5	2.4	0.0	1.5	0.7	76.1
农村 男	1134	105.90	548.06	182	16.0	710.63	1262.32	90.19	27.98	7.1	3.8	4.4	0.0	2.2	1.1	81.3
女	1147	103.10	453.80	201	17.5	629.03	964.09	86.40	31.44	7.0	3.5	7.5	0.0	1.5	2.0	79.1
合计	2281	104.49	502.77	383	16.8	667.66	1114.39	88.19	29.88	7.0	3.7	6.0	0.0	1.8	1.6	80.2
合计 男	2292	164.21	763.88	446	19.5	922.46	1607.29	86.81	30.87	13.5	3.6	3.4	0.0	1.8	0.7	77.4
女	2331	152.84	632.17	480	20.6	806.02	1258.47	85.08	32.84	11.3	3.5	4.4	0.0	1.5	1.5	78.1
合计	4623	158.47	700.51	926	20.0	861.91	1436.83	85.91	31.91	12.3	3.6	3.9	0.0	1.6	1.1	77.8

#：多项选择题结果

表 4-170　全国 65~74 岁年龄组过去 12 个月就医费用及未次看牙费用来源

		调查人群中平均看牙总费用(元)		过去12个月内就医率(%)		过去12个月内就医人群中平均看牙总费用(元)		个人支付比例(%)		未次看牙费用来源(%)#						
	调查人数	x̄	s	人数	率(%)	x̄	s	x̄	s	城镇职工基本保险	城镇居民基本医疗保险	新型农村合作医疗	商业保险	公费医疗	其他途径报销	全自费
城市 男	1127	231.48	1208.06	254	22.5	1110.11	2458.27	79.96	36.65	25.6	2.0	0.4	0.0	2.4	2.4	68.1
女	1120	265.05	843.13	308	27.5	1071.66	1419.35	85.65	32.60	18.2	4.9	0.6	0.0	1.6	1.3	74.0
合计	2247	248.21	1042.16	562	25.0	1089.31	1963.61	83.04	34.59	21.5	3.6	0.5	0.0	2.0	1.8	71.4
农村 男	1095	104.01	477.30	158	14.4	764.40	1084.33	89.25	29.26	10.1	1.9	3.2	0.0	0.6	1.3	83.5
女	1089	129.10	688.89	187	17.2	852.04	1590.17	93.51	22.87	4.3	1.6	5.9	0.0	3.2	2.1	83.4
合计	2184	116.52	592.33	345	15.8	810.45	1372.15	91.50	26.13	7.0	1.7	4.6	0.0	2.0	1.7	83.5
合计 男	2222	168.66	925.29	412	18.5	975.97	2043.26	83.53	34.26	19.7	1.9	1.5	0.0	1.7	1.9	74.0
女	2209	198.02	773.78	495	22.4	989.68	1487.44	88.56	29.59	12.9	3.6	2.6	0.0	2.2	1.6	77.6
合计	4431	183.30	853.16	907	20.5	983.30	1766.61	86.23	31.92	16.0	2.9	2.1	0.0	2.0	1.8	76.0

#：多项选择题结果

表 4-171 全国 35~44 岁年龄组过去 12 个月未看牙的原因

		调查人数	过去 12 个月未就医的原因(%)#										
			牙齿没有问题	牙病不重	没有时间	经济困难	看牙不能报销	附近没有牙医	害怕传染病	害怕看牙疼	难找到信得过的牙医	挂号难	其他
城市	男	1099	67.5	19.6	10.8	3.2	1.8	0.5	0.8	1.8	1.6	0.2	7.4
	女	1140	64.6	21.5	12.4	3.7	3.1	0.8	1.7	6.9	1.7	1.3	5.8
	合计	2239	66.1	20.5	11.6	3.4	2.5	0.6	1.2	4.3	1.6	0.8	6.7
农村	男	1098	67.1	19.2	10.2	4.5	2.3	4.0	1.1	1.1	2.4	0.4	8.6
	女	1073	61.0	23.0	10.1	4.5	2.6	5.8	0.7	4.6	1.6	0.5	8.0
	合计	2171	64.1	21.0	10.1	4.5	2.5	4.9	0.9	2.8	2.0	0.4	8.3
合计	男	2197	67.3	19.4	10.5	3.9	2.1	2.3	0.9	1.4	2.0	0.3	8.1
	女	2213	62.7	22.2	11.2	4.1	2.8	3.4	1.2	5.7	1.6	0.9	7.0
	合计	4410	65.1	20.8	10.8	4.0	2.5	2.8	1.0	3.5	1.8	0.6	7.5

#:多项选择题结果

表 4-172 全国 55~64 岁年龄组过去 12 个月未看牙的原因

		调查人数	过去 12 个月未就医的原因(%)#										
			牙齿没有问题	牙病不重	没有时间	经济困难	看牙不能报销	附近没有牙医	害怕传染病	害怕看牙疼	难找到信得过的牙医	挂号难	其他
城市	男	1158	57.0	30.6	6.8	6.9	3.7	1.3	0.4	1.7	2.5	1.1	7.5
	女	1184	52.0	30.9	8.6	8.5	3.9	1.0	0.4	3.6	2.7	1.3	8.3
	合计	2342	54.5	30.8	7.7	7.7	3.8	1.2	0.4	2.7	2.6	1.2	7.9
农村	男	1134	53.4	30.5	8.0	10.4	4.5	4.6	0.2	0.9	2.8	0.6	10.9
	女	1147	48.1	33.6	8.2	13.0	4.5	5.7	0.3	4.7	1.4	1.0	9.4
	合计	2281	50.7	32.0	8.1	11.7	4.5	5.2	0.3	2.8	2.1	0.8	10.2
合计	男	2292	55.1	30.6	7.4	8.7	4.1	3.0	0.3	1.3	2.7	0.9	9.3
	女	2331	50.0	32.3	8.4	10.8	4.2	3.4	0.4	4.2	2.0	1.1	8.9
	合计	4623	52.6	31.4	7.9	9.8	4.2	3.2	0.4	2.7	2.3	1.0	9.1

#:多项选择题结果

表 4-173 全国 65~74 岁年龄组过去 12 个月未看牙的原因

		调查人数	过去 12 个月未就医的原因(%)#										
			牙齿没有问题	牙病不重	没有时间	经济困难	看牙不能报销	附近没有牙医	害怕传染病	害怕看牙疼	难找到信得过的牙医	挂号难	其他
城市	男	1127	55.9	29.8	4.0	8.0	3.8	1.1	0.3	2.9	3.3	0.5	11.6
	女	1120	52.2	31.5	4.8	10.2	4.9	1.5	0.6	4.7	2.8	0.7	10.2
	合计	2247	54.1	30.6	4.4	9.1	4.3	1.3	0.5	3.7	3.1	0.6	10.9
农村	男	1095	47.5	33.4	6.6	12.8	3.7	5.1	0.1	1.4	1.6	0.6	13.2
	女	1089	43.5	33.6	7.3	17.2	4.8	6.4	0.2	3.7	0.8	0.9	11.4
	合计	2184	45.5	33.5	7.0	15.0	4.2	5.8	0.2	2.5	1.2	0.8	12.3
合计	男	2222	51.5	31.7	5.4	10.5	3.8	3.2	0.2	2.1	2.4	0.6	12.4
	女	2209	47.6	32.6	6.1	13.9	4.8	4.1	0.4	4.1	1.8	0.8	10.9
	合计	4431	49.6	32.1	5.7	12.1	4.3	3.6	0.3	3.1	2.1	0.7	11.7

#:多项选择题结果

表 4-174　全国 35~44 岁年龄组医疗保障情况（%）

		调查人数	城镇职工基本保险	城镇居民基本医疗保险	新型农村合作医疗	商业保险	公费医疗
城市	男	1099	52.9	16.7	27.0	6.1	2.3
	女	1140	54.3	20.4	22.7	6.1	1.1
	合计	2239	53.6	18.5	24.8	6.1	1.7
农村	男	1098	20.7	5.4	74.0	3.6	1.5
	女	1073	16.5	6.8	75.3	2.5	0.7
	合计	2171	18.6	6.1	74.7	3.0	1.1
合计	男	2197	36.8	11.0	50.5	4.8	1.9
	女	2213	36.0	13.8	48.2	4.3	0.9
	合计	4410	36.4	12.4	49.4	4.6	1.4

表 4-175　全国 55~64 岁年龄组医疗保障情况（%）

		调查人数	城镇职工基本保险	城镇居民基本医疗保险	新型农村合作医疗	商业保险	公费医疗
城市	男	1158	53.8	18.6	26.0	1.8	1.6
	女	1184	49.5	21.9	26.5	2.3	1.9
	合计	2342	51.6	20.2	26.3	2.0	1.8
农村	男	1134	15.4	5.2	78.0	1.7	1.0
	女	1147	12.9	5.4	80.4	1.3	0.7
	合计	2281	14.2	5.3	79.2	1.5	0.8
合计	男	2292	34.8	12.0	51.7	1.7	1.3
	女	2331	31.5	13.8	53.0	1.8	1.3
	合计	4623	33.1	12.9	52.4	1.8	1.3

表 4-176　全国 65~74 岁年龄组医疗保障情况（%）

		调查人数	城镇职工基本保险	城镇居民基本医疗保险	新型农村合作医疗	商业保险	公费医疗
城市	男	1127	57.0	16.0	23.7	2.1	3.3
	女	1120	44.5	25.4	27.0	1.8	2.5
	合计	2247	50.7	20.7	25.3	2.0	2.9
农村	男	1095	13.3	5.3	79.7	0.7	1.8
	女	1089	9.3	6.5	83.6	0.9	0.9
	合计	2184	11.3	5.9	81.6	0.8	1.4
合计	男	2222	35.5	10.7	51.3	1.4	2.6
	女	2209	27.1	16.1	54.9	1.4	1.7
	合计	4431	31.3	13.4	53.1	1.4	2.1

表 4-177 全国 35~44 岁年龄组过去 12 个月洁治情况及费用来源

| | | 调查人数 | 过去 12 个月洁治 | | 洁治费用来源（%）# | | | | | | |
			人数	率（%）	城镇职工基本保险	城镇居民基本医疗保险	新型农村合作医疗	商业保险	公费医疗	其他途径报销	全自费
城市	男	1099	122	11.1	18.0	2.5	0.8	0.0	0.8	3.3	74.6
	女	1140	98	8.6	20.4	1.0	2.0	0.0	0.0	2.0	73.5
	合计	2239	220	9.8	19.1	1.8	1.4	0.0	0.5	2.7	74.1
农村	男	1098	73	6.6	5.5	5.5	5.5	0.0	1.4	2.7	80.8
	女	1073	55	5.1	5.5	7.3	10.9	0.0	1.8	5.5	70.9
	合计	2171	128	5.9	5.5	6.3	7.8	0.0	1.6	3.9	76.6
合计	男	2197	195	8.9	13.3	3.6	2.6	0.0	1.0	3.1	76.9
	女	2213	153	6.9	15.0	3.3	5.2	0.0	0.7	3.3	72.5
	合计	4410	348	7.9	14.1	3.4	3.7	0.0	0.9	3.2	75.0

#:多项选择题结果

表 4-178 全国 55~64 岁年龄组过去 12 个月洁治情况及费用来源

| | | 调查人数 | 过去 12 个月洁治 | | 洁治费用来源（%）# | | | | | | |
			人数	率（%）	城镇职工基本保险	城镇居民基本医疗保险	新型农村合作医疗	商业保险	公费医疗	其他途径报销	全自费
城市	男	1158	54	4.7	9.3	9.3	0.0	0.0	3.7	3.7	74.1
	女	1184	56	4.7	14.3	10.7	1.8	0.0	3.6	1.8	71.4
	合计	2342	110	4.7	11.8	10.0	0.9	0.0	3.6	2.7	72.7
农村	男	1134	28	2.5	17.9	0.0	7.1	0.0	3.6	3.6	71.4
	女	1147	26	2.3	15.4	0.0	11.5	0.0	3.8	0.0	69.2
	合计	2281	54	2.4	16.7	0.0	9.3	0.0	3.7	1.9	70.4
合计	男	2292	82	3.6	12.2	6.1	2.4	0.0	3.7	3.7	73.2
	女	2331	82	3.5	14.6	7.3	4.9	0.0	3.7	1.2	70.7
	合计	4623	164	3.5	13.4	6.7	3.7	0.0	3.7	2.4	72.0

#:多项选择题结果

表 4-179 全国 65~74 岁年龄组过去 12 个月洁治情况及费用来源

| | | 调查人数 | 过去 12 个月洁治 | | 洁治费用来源（%）# | | | | | | |
			人数	率（%）	城镇职工基本保险	城镇居民基本医疗保险	新型农村合作医疗	商业保险	公费医疗	其他途径报销	全自费
城市	男	1127	30	2.7	13.3	6.7	0.0	0.0	3.3	6.7	70.0
	女	1120	39	3.5	12.8	2.6	0.0	0.0	0.0	2.6	82.1
	合计	2247	69	3.1	13.0	4.3	0.0	0.0	1.4	4.3	76.8
农村	男	1095	19	1.7	15.8	0.0	0.0	0.0	0.0	0.0	84.2
	女	1089	10	0.9	20.0	0.0	20.0	0.0	0.0	10.0	50.0
	合计	2184	29	1.3	17.2	0.0	6.9	0.0	0.0	3.4	72.4
合计	男	2222	49	2.2	14.3	4.1	0.0	0.0	2.0	4.1	75.5
	女	2209	49	2.2	14.3	2.0	4.1	0.0	0.0	4.1	75.5
	合计	4431	98	2.2	14.3	3.1	2.0	0.0	1.0	4.1	75.5

#:多项选择题结果

表4-180　全国35~44岁年龄组自我评价口腔问题的影响（%）（1）

		调查人数	限制食物数量和种类					咀嚼困难					吞咽困难					妨碍说话				
			很经常	经常	有时	很少	无	很经常	经常	有时	很少	无	很经常	经常	有时	很少	无	很经常	经常	有时	很少	无
城市	男	1099	1.4	5.7	13.3	12.3	67.4	1.0	3.8	11.7	9.9	73.6	0.5	0.7	3.6	8.1	87.0	0.4	0.7	1.9	3.7	93.3
	女	1140	2.1	6.2	15.5	14.1	62.1	1.1	4.2	15.0	10.3	69.4	0.4	1.5	4.6	7.4	86.2	0.6	0.5	1.8	2.8	94.2
	合计	2239	1.7	6.0	14.4	13.2	64.7	1.0	4.0	13.4	10.1	71.4	0.4	1.1	4.1	7.7	86.6	0.5	0.6	1.9	3.3	93.7
农村	男	1098	2.2	6.9	13.4	11.2	66.2	1.2	5.6	13.0	9.5	70.8	0.7	1.6	5.3	6.7	85.8	0.4	0.6	2.1	3.4	93.5
	女	1073	2.5	8.6	15.7	12.1	61.1	1.5	6.4	16.7	10.4	65.0	0.4	1.3	5.7	6.7	85.9	0.1	0.4	1.8	3.5	94.2
	合计	2171	2.4	7.8	14.5	11.7	63.7	1.3	6.0	14.8	9.9	67.9	0.6	1.4	5.5	6.7	85.8	0.2	0.5	1.9	3.5	93.9
合计	男	2197	1.8	6.3	13.4	11.8	66.8	1.1	4.7	12.3	9.7	72.2	0.6	1.1	4.5	7.4	86.4	0.4	0.7	2.0	3.6	93.4
	女	2213	2.3	7.4	15.6	13.1	61.6	1.3	5.3	15.8	10.3	67.3	0.4	1.4	5.1	7.1	86.1	0.4	0.5	1.8	3.2	94.2
	合计	4410	2.0	6.8	14.5	12.5	64.2	1.2	5.0	14.1	10.0	69.7	0.5	1.3	4.8	7.2	86.2	0.4	0.6	1.9	3.4	93.8

表4-180　全国35~44岁年龄组自我评价口腔问题的影响（%）（2）

		调查人数	进食时口腔不适					限制与他人交往					外观不满意					用药缓解不适				
			很经常	经常	有时	很少	无	很经常	经常	有时	很少	无	很经常	经常	有时	很少	无	很经常	经常	有时	很少	无
城市	男	1099	1.1	1.8	8.0	8.7	80.4	0.5	0.8	1.8	4.0	92.8	1.3	4.8	11.1	11.4	71.4	0.2	2.7	10.5	14.4	72.2
	女	1140	1.0	1.8	8.3	11.3	77.7	0.3	0.6	2.6	3.5	93.0	1.8	4.8	11.4	9.7	72.2	0.6	1.5	10.2	14.6	73.1
	合计	2239	1.0	1.8	8.1	10.0	79.1	0.4	0.7	2.2	3.8	92.9	1.6	4.8	11.3	10.5	71.8	0.4	2.1	10.3	14.5	72.6
农村	男	1098	0.9	2.9	7.4	9.4	79.4	0.5	0.6	3.3	3.1	92.5	1.5	4.8	7.6	9.1	77.0	0.6	3.6	12.3	14.5	68.9
	女	1073	1.2	3.2	8.2	8.9	78.5	0.4	0.6	2.3	3.6	93.1	1.4	3.5	10.2	9.1	75.7	1.3	3.3	14.8	14.7	66.0
	合计	2171	1.1	3.0	7.8	9.1	79.0	0.4	0.6	2.8	3.4	92.8	1.4	4.2	8.9	9.1	76.4	1.0	3.4	13.5	14.6	67.5
合计	男	2197	1.0	2.4	7.7	9.0	79.9	0.5	0.7	2.6	3.6	92.7	1.4	4.8	9.4	10.3	74.2	0.4	3.1	11.4	14.5	70.6
	女	2213	1.1	2.4	8.2	10.1	78.1	0.3	0.6	2.5	3.6	93.0	1.6	4.2	10.8	9.4	73.9	1.0	2.4	12.4	14.6	69.7
	合计	4410	1.0	2.4	8.0	9.6	79.0	0.4	0.7	2.5	3.6	92.8	1.5	4.5	10.1	9.8	74.1	0.7	2.8	11.9	14.5	70.1

表 4-180　全国 35~44 岁年龄组自我评价口腔问题的影响（%）（3）

		调查人数	担心或关注口腔问题					人前紧张或不自在					人前进食不适					冷、热、甜敏感				
			很经常	经常	有时	很少	无	很经常	经常	有时	很少	无	很经常	经常	有时	很少	无	很经常	经常	有时	很少	无
城市	男	1099	2.6	8.5	16.0	13.7	59.2	0.3	1.5	5.3	6.8	86.1	0.6	1.2	4.5	6.3	87.4	3.6	9.5	28.5	16.1	42.2
	女	1140	2.8	12.0	16.1	12.7	56.4	0.2	0.7	4.8	6.7	87.6	0.6	0.8	4.0	6.3	88.2	4.0	12.3	31.0	18.3	34.4
	合计	2239	2.7	10.3	16.0	13.2	57.8	0.2	1.1	5.1	6.8	86.9	0.6	1.0	4.3	6.3	87.8	3.8	10.9	29.8	17.2	38.2
农村	男	1098	1.6	8.6	12.1	9.3	68.3	0.5	1.8	4.7	5.9	87.0	0.9	1.4	3.6	6.4	87.8	3.1	12.6	25.3	13.0	46.0
	女	1073	2.3	9.9	12.2	10.4	65.2	0.6	1.8	3.5	5.6	88.6	0.7	2.0	3.8	5.0	88.5	5.4	15.0	31.2	12.6	35.8
	合计	2171	2.0	9.2	12.2	9.8	66.8	0.6	1.8	4.1	5.8	87.8	0.8	1.7	3.7	5.7	88.1	4.2	13.8	28.2	12.8	41.0
合计	男	2197	2.1	8.5	14.1	11.5	63.8	0.4	1.6	5.0	6.4	86.6	0.8	1.3	4.0	6.3	87.6	3.4	11.0	26.9	14.6	44.1
	女	2213	2.6	11.0	14.2	11.6	60.7	0.4	1.2	4.2	6.2	88.1	0.6	1.4	3.9	5.7	88.4	4.7	13.6	31.1	15.5	35.1
	合计	4410	2.4	9.8	14.1	11.5	62.2	0.4	1.4	4.6	6.3	87.3	0.7	1.3	4.0	6.0	88.0	4.0	12.3	29.0	15.0	39.6

表 4-181　全国 65~74 岁年龄组自我评价口腔问题的影响（%）（1）

		调查人数	限制食物数量和种类					咀嚼困难					吞咽困难					妨碍说话				
			很经常	经常	有时	很少	无	很经常	经常	有时	很少	无	很经常	经常	有时	很少	无	很经常	经常	有时	很少	无
城市	男	1127	7.1	19.8	17.4	11.3	44.3	5.9	17.2	20.4	11.0	45.5	1.2	3.0	6.0	8.7	81.2	0.6	4.0	4.7	6.7	83.9
	女	1120	8.8	21.2	17.8	12.0	40.2	8.4	20.0	18.4	9.9	43.3	1.3	4.4	8.1	8.2	78.0	2.1	3.7	6.3	5.8	82.1
	合计	2247	8.0	20.5	17.6	11.7	42.3	7.1	18.6	19.4	10.4	44.4	1.3	3.7	7.0	8.4	79.6	1.3	3.8	5.5	6.3	83.0
农村	男	1095	8.1	22.0	17.4	12.0	40.5	8.1	21.0	19.4	12.4	39.0	1.4	5.0	7.8	9.9	76.0	2.3	3.3	6.7	7.3	80.4
	女	1089	9.6	27.8	18.8	12.2	31.7	10.0	25.0	20.1	12.0	32.8	2.7	6.7	9.9	10.7	70.0	2.1	4.6	6.6	6.8	79.9
	合计	2184	8.8	24.9	18.1	12.1	36.2	9.1	23.0	19.7	12.2	36.0	2.0	5.8	8.9	10.3	73.0	2.2	3.9	6.6	7.1	80.2
合计	男	2222	7.6	20.9	17.4	11.6	42.5	7.0	19.1	19.9	11.7	42.3	1.3	4.0	6.9	9.2	78.6	1.4	3.7	5.7	7.0	82.2
	女	2209	9.2	24.4	18.3	12.1	36.0	9.2	22.5	19.2	10.9	38.2	2.0	5.5	9.0	9.4	74.1	2.1	4.1	6.4	6.3	81.0
	合计	4431	8.4	22.6	17.8	11.9	39.3	8.1	20.8	19.6	11.3	40.3	1.6	4.7	7.9	9.3	76.3	1.8	3.9	6.1	6.7	81.6

表4-181　全国65~74岁年龄组自我评价口腔问题的影响（%）(2)

		调查人数	进食时口腔不适					限制与他们交往					外观满意					用药缓解不适				
			很经常	经常	有时	很少	无	很经常	经常	有时	很少	无	很经常	经常	有时	很少	无	很经常	经常	有时	很少	无
城市	男	1127	1.8	5.9	11.1	8.6	72.7	0.3	2.4	2.7	5.1	89.6	1.8	6.0	8.8	9.6	73.8	0.8	5.8	16.6	17.3	59.5
	女	1120	2.1	8.1	11.0	7.8	71.1	1.2	2.3	4.1	4.7	87.7	1.9	7.1	9.2	9.4	72.4	1.3	5.5	17.3	15.3	60.6
	合计	2247	1.9	7.0	11.0	8.2	71.9	0.7	2.4	3.4	4.9	88.6	1.8	6.5	9.0	9.5	73.1	1.1	5.6	16.9	16.3	60.1
农村	男	1095	2.4	6.8	12.4	9.3	69.1	0.6	2.1	3.1	4.3	89.9	1.7	5.3	6.8	9.7	76.4	1.6	6.6	18.5	14.8	58.5
	女	1089	2.7	9.8	15.1	11.8	60.5	0.8	2.4	3.6	5.6	87.6	1.7	5.7	8.7	8.5	75.3	2.2	9.0	19.0	13.6	56.2
	合计	2184	2.6	8.3	13.8	10.5	64.8	0.7	2.3	3.3	5.0	88.8	1.7	5.5	7.8	9.1	75.9	1.9	7.8	18.8	14.2	57.3
合计	男	2222	2.1	6.3	11.7	8.9	70.9	0.4	2.3	2.9	4.7	89.7	1.8	5.7	7.8	9.7	75.1	1.2	6.2	17.5	16.1	59.0
	女	2209	2.4	8.9	13.0	9.8	65.9	1.0	2.4	3.9	5.1	87.7	1.8	6.4	8.9	9.0	73.8	1.7	7.2	18.1	14.5	58.5
	合计	4431	2.2	7.6	12.4	9.3	68.4	0.7	2.3	3.4	4.9	88.7	1.8	6.0	8.4	9.3	74.5	1.5	6.7	17.8	15.3	58.7

表4-181　全国65~74岁年龄组自我评价口腔问题的影响（%）(3)

		调查人数	担心或关注口腔问题					人前紧张或不自在					人前进食不适					冷、热、甜敏感				
			很经常	经常	有时	很少	无	很经常	经常	有时	很少	无	很经常	经常	有时	很少	无	很经常	经常	有时	很少	无
城市	男	1127	3.4	14.3	11.7	10.8	59.9	0.5	2.4	3.7	5.8	87.6	1.0	2.9	5.0	6.2	84.9	4.9	13.1	24.3	11.2	46.6
	女	1120	3.3	14.7	12.1	9.8	60.0	1.0	3.1	4.6	4.8	86.6	1.2	3.9	4.7	5.1	85.2	6.1	17.7	25.6	10.7	39.9
	合计	2247	3.4	14.5	11.9	10.3	59.9	0.8	2.7	4.1	5.3	87.1	1.1	3.4	4.8	5.7	85.0	5.5	15.4	24.9	10.9	43.2
农村	男	1095	2.4	7.4	9.1	11.5	69.6	0.6	1.5	2.9	5.8	89.1	1.0	2.5	3.5	5.7	87.3	3.9	14.0	25.3	9.1	47.7
	女	1089	3.2	11.2	8.9	10.3	66.4	0.8	1.6	4.5	6.4	86.7	1.2	2.9	4.2	6.2	85.5	6.3	18.9	23.9	10.7	40.2
	合计	2184	2.8	9.3	9.0	10.9	68.0	0.7	1.5	3.7	6.1	87.9	1.1	2.7	3.9	5.9	86.4	5.1	16.4	24.6	9.9	44.0
合计	男	2222	2.9	10.9	10.4	11.1	64.7	0.6	1.9	3.3	5.8	88.4	1.0	2.7	4.3	6.0	86.1	4.4	13.5	24.8	10.1	47.1
	女	2209	3.3	13.0	10.6	10.1	63.1	0.9	2.3	4.5	5.6	86.6	1.2	3.4	4.5	5.6	85.3	6.2	18.3	24.8	10.7	40.0
	合计	4431	3.1	11.9	10.5	10.6	63.9	0.8	2.1	3.9	5.7	87.5	1.1	3.0	4.4	5.8	85.7	5.3	15.9	24.8	10.4	43.6

表 4-182 全国 35~44 岁年龄组对身体健康及口腔健康的自我评价 (%)

		调查人数	全身健康					牙齿及口腔健康				
			很好	较好	一般	较差	很差	很好	较好	一般	较差	很差
城市	男	1099	25.1	39.3	32.3	2.6	0.6	11.9	30.6	45.4	9.7	2.4
	女	1140	18.9	38.9	36.8	4.6	0.8	8.9	27.6	50.1	11.9	1.4
	合计	2239	21.9	39.1	34.6	3.7	0.7	10.4	29.1	47.8	10.8	1.9
农村	男	1098	21.2	40.6	31.8	5.5	0.9	11.4	32.1	40.3	13.4	2.7
	女	1073	16.9	34.9	40.2	7.0	1.0	9.7	25.4	46.4	16.6	1.9
	合计	2171	19.1	37.8	35.9	6.2	1.0	10.5	28.8	43.3	15.0	2.3
合计	男	2197	23.2	40.0	32.0	4.1	0.8	11.7	31.4	42.9	11.5	2.6
	女	2213	17.9	37.0	38.4	5.8	0.9	9.3	26.6	48.3	14.2	1.6
	合计	4410	20.5	38.5	35.2	4.9	0.8	10.5	29.0	45.6	12.9	2.1

表 4-183 全国 55~64 岁年龄组对身体健康及口腔健康的自我评价 (%)

		调查人数	全身健康					牙齿及口腔健康				
			很好	较好	一般	较差	很差	很好	较好	一般	较差	很差
城市	男	1158	11.3	38.3	40.9	7.9	1.5	5.0	26.2	40.4	23.6	4.8
	女	1184	8.0	29.5	48.2	12.3	2.0	4.2	22.3	43.4	25.3	4.7
	合计	2342	9.7	33.9	44.6	10.1	1.8	4.6	24.2	41.9	24.5	4.8
农村	男	1134	10.4	33.4	42.1	12.3	1.8	6.4	20.1	39.4	29.1	4.9
	女	1147	8.2	27.0	42.2	19.4	3.1	4.6	19.3	39.9	30.4	5.8
	合计	2281	9.3	30.2	42.1	15.9	2.5	5.5	19.7	39.7	29.8	5.3
合计	男	2292	10.9	35.9	41.5	10.1	1.6	5.7	23.2	39.9	26.3	4.9
	女	2331	8.1	28.3	45.2	15.8	2.6	4.4	20.8	41.7	27.8	5.2
	合计	4623	9.5	32.1	43.4	13.0	2.1	5.1	22.0	40.8	27.1	5.1

表 4-184　全国 65~74 岁年龄组对身体健康及口腔健康的自我评价 (%)

		调查人数	全身健康					牙齿及口腔健康				
			很好	较好	一般	较差	很差	很好	较好	一般	较差	很差
城市	男	1127	10.2	34.5	43.7	10.1	1.4	4.3	23.2	44.4	23.8	4.3
	女	1120	6.1	27.4	47.9	15.3	3.3	3.8	19.1	48.2	22.4	6.4
	合计	2247	8.1	31.0	45.8	12.7	2.4	4.1	21.2	46.3	23.1	5.3
农村	男	1095	8.1	32.4	41.5	15.7	2.3	4.8	19.7	40.0	27.6	7.9
	女	1089	5.8	24.1	41.4	25.3	3.4	4.6	16.8	38.9	31.9	7.8
	合计	2184	7.0	28.3	41.4	20.5	2.8	4.7	18.3	39.5	29.7	7.8
合计	男	2222	9.2	33.5	42.6	12.9	1.8	4.6	21.5	42.2	25.7	6.0
	女	2209	5.9	25.8	44.7	20.2	3.3	4.2	18.0	43.6	27.1	7.1
	合计	4431	7.6	29.6	43.7	16.5	2.6	4.4	19.7	42.9	26.4	6.6

表 4-185　全国 35~44 岁年龄组口腔健康态度 (%)

		调查人数	口腔健康对自己的生活很重要				定期口腔检查非常必要				牙齿好坏是天生的，与自己保护关系不大				预防牙病首先要靠自己			
			同意	不同意	无所谓	不知道	同意	不同意	无所谓	不知道	同意	不同意	无所谓	不知道	同意	不同意	无所谓	不知道
城市	男	1099	96.2	0.2	1.7	1.9	83.8	3.4	8.3	4.5	15.9	77.1	1.5	5.5	95.5	1.7	0.8	2.0
	女	1140	97.7	0.0	1.1	1.2	88.4	2.3	6.4	2.9	16.4	78.5	0.6	4.5	96.3	1.6	0.3	1.8
	合计	2239	97.0	0.1	1.4	1.6	86.2	2.8	7.3	3.7	16.2	77.8	1.1	5.0	95.9	1.7	0.5	1.9
农村	男	1098	93.4	1.3	2.0	3.3	79.5	5.5	9.0	6.0	18.7	69.4	3.4	8.6	90.9	2.6	2.0	4.6
	女	1073	93.5	0.8	1.4	4.3	80.3	5.2	7.0	7.5	20.2	66.2	2.3	11.3	90.2	2.4	0.8	6.5
	合计	2171	93.5	1.1	1.7	3.8	79.9	5.3	8.0	6.7	19.4	67.8	2.9	9.9	90.6	2.5	1.4	5.5
合计	男	2197	94.8	0.7	1.9	2.6	81.7	4.4	8.6	5.3	17.3	73.2	2.5	7.0	93.2	2.1	1.4	3.3
	女	2213	95.7	0.4	1.2	2.7	84.5	3.7	6.7	5.1	18.3	72.5	1.4	7.8	93.4	2.0	0.5	4.1
	合计	4410	95.2	0.6	1.5	2.7	83.1	4.1	7.7	5.2	17.8	72.9	2.0	7.4	93.3	2.1	1.0	3.7

表 4-186 全国 55~64 岁年龄组口腔健康态度（%）

		调查人数	口腔健康对自己的生活很重要				定期口腔检查非常必要				牙齿好坏是天生的,与自己保护关系不大				预防牙牙病首先要靠自己			
			同意	不同意	无所谓	不知道	同意	不同意	无所谓	不知道	同意	不同意	无所谓	不知道	同意	不同意	无所谓	不知道
城市	男	1158	95.6	0.4	1.3	2.7	85.7	3.5	6.4	4.4	29.6	60.7	2.0	7.7	93.1	2.0	0.7	4.2
	女	1184	96.0	0.4	1.4	2.2	86.7	4.3	4.3	4.7	30.4	58.4	1.5	9.6	93.1	2.0	1.0	3.9
	合计	2342	95.8	0.4	1.3	2.4	86.2	3.9	5.3	4.6	30.0	59.6	1.8	8.7	93.1	2.0	0.9	4.1
农村	男	1134	89.9	2.0	3.0	5.0	77.3	6.9	9.2	6.6	32.2	51.2	4.0	12.6	86.9	2.3	3.2	7.6
	女	1147	87.2	1.9	3.5	7.4	76.2	6.2	8.5	9.1	33.4	45.4	4.5	16.7	81.3	4.0	2.9	11.9
	合计	2281	88.6	2.0	3.2	6.2	76.8	6.5	8.9	7.8	32.8	48.3	4.3	14.6	84.1	3.2	3.0	9.7
合计	男	2292	92.8	1.2	2.1	3.8	81.5	5.2	7.8	5.5	30.9	56.0	3.0	10.1	90.1	2.1	1.9	5.9
	女	2331	91.7	1.2	2.4	4.8	81.5	5.2	6.4	6.9	31.9	52.0	3.0	13.1	87.3	3.0	1.9	7.8
	合计	4623	92.2	1.2	2.3	4.3	81.5	5.2	7.1	6.2	31.4	54.0	3.0	11.6	88.6	2.6	1.9	6.9

表 4-187 全国 65~74 岁年龄组口腔健康态度（%）

		调查人数	口腔健康对自己的生活重要				定期口腔检查非常必要				牙齿好坏是天生的,与自己保护关系不大				预防牙牙病首先要靠自己			
			同意	不同意	无所谓	不知道	同意	不同意	无所谓	不知道	同意	不同意	无所谓	不知道	同意	不同意	无所谓	不知道
城市	男	1127	94.7	0.5	1.8	3.0	83.2	5.7	7.1	4.0	32.9	57.4	2.2	7.5	92.4	2.2	1.3	4.1
	女	1120	93.5	0.5	2.0	4.0	82.8	4.5	7.3	5.4	33.1	54.5	2.6	9.8	91.3	2.2	1.3	5.2
	合计	2247	94.1	0.5	1.9	3.5	83.0	5.1	7.2	4.7	33.0	55.9	2.4	8.6	91.9	2.2	1.3	4.6
农村	男	1095	87.9	2.2	3.0	6.8	73.4	9.3	9.2	8.0	33.7	45.7	5.1	15.5	84.8	2.6	3.8	8.7
	女	1089	82.3	3.2	4.5	10.0	68.1	7.3	10.6	14.0	31.2	41.1	4.9	22.8	77.1	3.9	3.6	15.4
	合计	2184	85.1	2.7	3.8	8.4	70.8	8.3	9.9	11.0	32.5	43.4	5.0	19.1	81.0	3.3	3.7	12
合计	男	2222	91.4	1.4	2.4	4.9	78.4	7.5	8.1	6.0	33.3	51.6	3.6	11.4	88.7	2.4	2.6	6.3
	女	2209	88.0	1.9	3.2	7.0	75.6	5.8	8.9	9.7	32.2	47.9	3.7	16.2	84.3	3.0	2.4	10.2
	合计	4431	89.7	1.6	2.8	5.9	77.0	6.7	8.5	7.8	32.7	49.8	3.7	13.8	86.5	2.7	2.5	8.3

表 4-188 全国 35~44 岁年龄组口腔健康知识知晓情况（%）（1）

		调查人数	刷牙出血是否正常			细菌可引起牙龈发炎			刷牙对预防牙龈出血的作用			细菌可引起龋齿		
			回答正确	回答不正确	不知道	回答正确	回答不正确	不知道	回答正确	回答不正确	不知道	回答正确	回答不正确	不知道
城市	男	1099	71.4	18.6	10.0	84.2	4.5	11.4	64.1	15.7	20.1	78.7	4.9	16.4
	女	1140	75.0	16.1	9.0	86.0	4.4	9.6	61.1	17.8	21.1	80.5	4.4	15.1
	合计	2239	73.2	17.3	9.5	85.1	4.4	10.5	62.6	16.8	20.6	79.6	4.6	15.7
农村	男	1098	63.6	23.0	13.4	77.4	5.5	17.1	57.2	17.9	25.0	71.0	5.4	23.6
	女	1073	64.4	20.2	15.4	75.7	3.9	20.4	50.1	20.8	29.1	68.8	5.5	25.7
	合计	2171	64.0	21.6	14.4	76.6	4.7	18.7	53.7	19.3	27.0	69.9	5.4	24.6
合计	男	2197	67.5	20.8	11.7	80.8	5.0	14.2	60.7	16.8	22.5	74.9	5.1	20.0
	女	2213	69.8	18.1	12.1	81.0	4.2	14.9	55.8	19.3	25.0	74.8	4.9	20.3
	合计	4410	68.7	19.4	11.9	80.9	4.6	14.6	58.2	18.0	23.7	74.8	5.0	20.1

表 4-188 全国 35~44 岁年龄组口腔健康知识知晓情况（%）（2）

		调查人数	吃糖可以导致龋齿			氟化物对保护牙齿的作用			窝沟封闭可保护牙齿			口腔疾病可能会影响全身健康		
			回答正确	回答不正确	不知道	回答正确	回答不正确	不知道	回答正确	回答不正确	不知道	回答正确	回答不正确	不知道
城市	男	1099	86.1	4.7	9.2	39.0	6.8	54.1	20.7	4.0	75.3	87.4	3.5	9.0
	女	1140	86.2	5.9	7.9	39.3	6.9	53.8	27.5	4.0	68.5	87.5	3.6	8.9
	合计	2239	86.1	5.3	8.5	39.2	6.9	54.0	24.1	4.0	71.9	87.4	3.6	9.0
农村	男	1098	80.8	6.1	13.1	26.0	7.2	66.8	13.6	4.4	82.1	82.5	3.6	13.8
	女	1073	81.4	4.6	14.1	20.6	4.6	74.8	12.8	2.2	85.0	77.7	4.8	17.5
	合计	2171	81.1	5.3	13.6	23.4	5.9	70.8	13.2	3.3	83.5	80.1	4.2	15.7
合计	男	2197	83.4	5.4	11.2	32.5	7.0	60.4	17.1	4.2	78.7	85.0	3.6	11.4
	女	2213	83.9	5.2	10.9	30.2	5.8	64.0	20.4	3.1	76.5	82.7	4.2	13.1
	合计	4410	83.6	5.3	11.0	31.4	6.4	62.2	18.7	3.7	77.6	83.9	3.9	12.3

表 4-189　全国 55~64 岁年龄组口腔健康知识知晓情况（%）(1)

		调查人数	刷牙出血是否正常			细菌可引起牙龈发炎			刷牙对预防牙龈出血的作用			细菌可引起龋齿		
			回答正确	回答不正确	不知道	回答正确	回答不正确	不知道	回答正确	回答不正确	不知道	回答正确	回答不正确	不知道
城市	男	1158	58.2	27.8	14.0	76.4	5.4	18.2	50.6	21.8	27.6	72.1	5.4	22.5
	女	1184	59.2	28.1	12.7	78.5	5.7	15.8	48.1	24.3	27.5	74.9	5.1	20.0
	合计	2342	58.7	28.0	13.3	77.5	5.6	17.0	49.4	23.1	27.6	73.5	5.2	21.3
农村	男	1134	47.9	36.1	16.0	66.2	5.2	28.6	41.5	21.9	36.6	63.7	4.9	31.5
	女	1147	42.0	35.2	22.8	59.5	6.0	34.5	35.2	22.8	42.0	57.1	4.9	38.0
	合计	2281	44.9	35.6	19.4	62.8	5.6	31.6	38.4	22.3	39.3	60.4	4.9	34.8
合计	男	2292	53.1	31.9	15.0	71.4	5.3	23.3	46.1	21.8	32.1	67.9	5.1	27.0
	女	2331	50.8	31.6	17.6	69.1	5.9	25.0	41.8	23.6	34.7	66.2	5.0	28.9
	合计	4623	51.9	31.8	16.3	70.2	5.6	24.2	43.9	22.7	33.4	67.0	5.0	27.9

表 4-189　全国 55~64 岁年龄组口腔健康知识知晓情况（%）(2)

		调查人数	吃糖可以导致龋齿			氟化物对保护牙齿的作用			窝沟封闭可保护牙齿			口腔疾病可能会影响全身健康		
			回答正确	回答不正确	不知道	回答正确	回答不正确	不知道	回答正确	回答不正确	不知道	回答正确	回答不正确	不知道
城市	男	1158	78.8	6.1	15.1	14.3	8.1	77.5	7.7	2.6	89.7	84.4	4.1	11.5
	女	1184	82.8	4.6	12.7	14.6	7.5	77.9	9.4	1.9	88.7	85.4	3.2	11.4
	合计	2342	80.8	5.3	13.9	14.5	7.8	77.7	8.5	2.3	89.2	84.9	3.7	11.4
农村	男	1134	75.4	5.5	19.1	8.4	5.3	86.3	5.3	1.1	93.7	76.5	4.2	19.3
	女	1147	74.4	5.3	20.3	7.5	4.6	87.9	5.8	1.2	92.9	70.1	5.3	24.6
	合计	2281	74.9	5.4	19.7	7.9	5.0	87.1	5.6	1.1	93.3	73.3	4.8	22.0
合计	男	2292	77.1	5.8	17.1	11.4	6.7	81.9	6.5	1.8	91.7	80.5	4.2	15.4
	女	2331	78.6	4.9	16.4	11.1	6.1	82.8	7.6	1.6	90.8	77.9	4.2	17.9
	合计	4623	77.9	5.4	16.8	11.2	6.4	82.3	7.1	1.7	91.2	79.1	4.2	16.6

表 4-190　全国 65~74 岁年龄组口腔健康知识知晓情况（%）（1）

		调查人数	刷牙出血是否正常			细菌可引起牙龈发炎			刷牙对预防牙龈出血的作用			细菌可引起龋齿		
			回答正确	回答不正确	不知道	回答正确	回答不正确	不知道	回答正确	回答不正确	不知道	回答正确	回答不正确	不知道
城市	男	1127	56.7	28.4	14.9	74.4	4.7	20.9	47.2	25.0	27.8	72.1	3.9	24.0
	女	1120	55.0	27.7	17.3	72.4	6.2	21.4	44.0	23.8	32.2	72.1	3.3	24.6
	合计	2247	55.8	28.0	16.1	73.4	5.4	21.2	45.6	24.4	30.0	72.1	3.6	24.3
农村	男	1095	39.8	36.3	23.9	57.4	5.8	36.8	37.3	19.4	43.4	55.5	3.6	40.9
	女	1089	39.0	32.0	29.0	50.7	6.4	42.9	31.9	20.9	47.2	52.2	5.1	42.7
	合计	2184	39.4	34.1	26.5	54.0	6.1	39.8	34.6	20.1	45.3	53.8	4.3	41.8
合计	男	2222	48.4	32.3	19.4	66.0	5.3	28.8	42.3	22.2	35.5	64.0	3.7	32.3
	女	2209	47.1	29.8	23.1	61.7	6.3	32.0	38.0	22.4	39.6	62.3	4.2	33.5
	合计	4431	47.7	31.0	21.2	63.8	5.8	30.4	40.2	22.3	37.5	63.1	4.0	32.9

表 4-190　全国 65~74 岁年龄组口腔健康知识知晓情况（%）（2）

		调查人数	吃糖可以导致龋齿			氟化物对保护牙齿的作用			窝沟封闭可保护牙齿			口腔疾病可能会影响全身健康		
			回答正确	回答不正确	不知道	回答正确	回答不正确	不知道	回答正确	回答不正确	不知道	回答正确	回答不正确	不知道
城市	男	1127	78.7	5.1	16.1	12.7	7.3	80.0	7.0	1.8	91.2	81.7	3.7	14.6
	女	1120	79.8	4.9	15.3	9.6	6.0	84.5	6.3	0.9	92.8	82.8	3.7	13.6
	合计	2247	79.3	5.0	15.7	11.1	6.6	82.2	6.7	1.3	92.0	82.2	3.7	14.1
农村	男	1095	71.9	4.9	23.2	7.1	3.3	89.6	4.1	1.1	94.8	75.4	4.1	20.5
	女	1089	69.8	3.9	26.4	4.4	3.3	92.3	3.2	0.6	96.1	67.5	4.7	27.8
	合计	2184	70.8	4.4	24.8	5.8	3.3	90.9	3.7	0.9	95.5	71.5	4.4	24.1
合计	男	2222	75.3	5.0	19.6	10.0	5.3	84.7	5.6	1.4	93.0	78.6	3.9	17.5
	女	2209	74.9	4.4	20.7	7.0	4.7	88.3	4.8	0.8	94.4	75.2	4.2	20.6
	合计	4431	75.1	4.7	20.2	8.5	5.0	86.5	5.2	1.1	93.7	76.9	4.0	19.0

表 4-191　全国 35~44 岁年龄组自我报告的慢性病患病情况（%）

		调查人数	中风	糖尿病	高血压	心脏病	慢性阻塞性肺病	其他	没有	不知道
城市	男	1099	0.6	2.2	8.1	2.3	0.4	4.5	78.1	6.3
	女	1140	0.4	1.8	4.3	2.5	0.4	4.8	82.3	4.6
	合计	2239	0.5	2.0	6.2	2.4	0.4	4.6	80.2	5.4
农村	男	1098	0.5	3.0	7.7	2.4	1.1	3.8	76.0	7.8
	女	1073	0.1	1.1	5.0	4.3	0.3	5.1	78.1	7.1
	合计	2171	0.3	2.1	6.4	3.3	0.7	4.5	77.1	7.5
合计	男	2197	0.5	2.6	7.9	2.3	0.7	4.1	77.1	7.1
	女	2213	0.3	1.4	4.7	3.4	0.3	5.0	80.3	5.8
	合计	4410	0.4	2.0	6.3	2.9	0.5	4.6	78.7	6.4

表 4-192　全国 55~64 岁年龄组自我报告的慢性病患病情况（%）

		调查人数	中风	糖尿病	高血压	心脏病	慢性阻塞性肺疾病	其他	没有	不知道
城市	男	1158	2.3	11.8	31.4	9.4	1.8	9.6	44.0	4.3
	女	1184	1.2	12.2	30.8	15.0	1.4	10.2	45.4	3.4
	合计	2342	1.8	12.0	31.1	12.3	1.6	9.9	44.7	3.8
农村	男	1134	1.1	8.0	25.2	8.7	1.7	10.5	50.7	6.4
	女	1147	1.9	9.1	25.6	12.6	1.6	13.8	44.3	7.8
	合计	2281	1.5	8.5	25.4	10.7	1.6	12.1	47.5	7.1
合计	男	2292	1.7	9.9	28.4	9.1	1.7	10.0	47.3	5.4
	女	2331	1.5	10.7	28.3	13.8	1.5	12.0	44.9	5.5
	合计	4623	1.6	10.3	28.3	11.5	1.6	11.0	46.1	5.5

表 4-193　全国 65~74 岁年龄组自我报告的慢性病患病情况（%）

		调查人数	中风	糖尿病	高血压	心脏病	慢性阻塞性肺疾病	其他	没有	不知道
城市	男	1127	3.3	13.1	37.9	16.7	3.5	12.1	36.3	1.9
	女	1120	2.0	16.4	42.1	24.1	2.0	14.5	29.8	3.1
	合计	2247	2.6	14.8	40.0	20.4	2.7	13.3	33.1	2.5
农村	男	1095	3.7	8.9	31.5	16.2	2.9	12.5	39.2	5.2
	女	1089	2.5	10.8	36.2	21.6	2.8	11.9	30.4	8.6
	合计	2184	3.1	9.8	33.8	18.9	2.8	12.2	34.8	6.9
合计	男	2222	3.5	11.0	34.7	16.4	3.2	12.3	37.7	3.5
	女	2209	2.2	13.7	39.2	22.9	2.4	13.2	30.1	5.8
	合计	4431	2.8	12.3	36.9	19.6	2.8	12.8	33.9	4.7

表 4-194　全国 35~44 岁年龄组家庭人口及收入

		调查人数	家庭人口数			家庭过去 12 个月总收入（万元）			过去 12 个月人均收入（万元）		
			$\bar{x}$	s	中位数	$\bar{x}$	s	中位数	$\bar{x}$	s	中位数
城市	男	1099	3.83	1.28	5	6.83	6.21	5	1.96	1.86	2
	女	1140	3.69	1.20	5	32.04	787.65	5	8.26	196.91	1
	合计	2239	3.76	1.24	5	19.44	557.11	5	5.11	139.28	2
农村	男	1098	4.35	1.58	4	5.06	5.53	4	1.31	1.61	1
	女	1073	4.31	1.46	3	4.72	5.03	3	1.23	1.42	1
	合计	2171	4.33	1.52	3	4.89	5.29	3	1.27	1.52	1
合计	男	2197	4.09	1.46	5	5.94	5.94	5	1.64	1.77	1
	女	2213	3.99	1.37	4	18.64	562.16	4	4.81	140.54	1
	合计	4410	4.04	1.42	5	12.24	395.84	5	3.21	98.96	1

表 4-195　全国 55~64 岁年龄组家庭人口及收入

		调查人数	家庭人口数			家庭过去 12 个月总收入（万元）			过去 12 个月人均收入（万元）		
			$\bar{x}$	s	中位数	$\bar{x}$	s	中位数	$\bar{x}$	s	中位数
城市	男	1158	3.71	1.81	5	5.70	5.12	5	1.76	1.46	2
	女	1184	3.65	1.79	4	7.20	64.75	4	2.32	21.58	1
	合计	2342	3.68	1.80	4	6.44	45.62	4	2.04	15.19	1
农村	男	1134	4.27	2.41	2	9.51	162.97	2	2.52	40.80	1
	女	1147	4.44	2.43	2	3.67	4.33	2	1.01	1.38	1
	合计	2281	4.36	2.42	2	6.65	116.56	2	1.78	29.19	1
合计	男	2292	3.99	2.14	3	7.57	114.10	3	2.13	28.57	1
	女	2331	4.04	2.17	3	5.48	46.57	3	1.69	15.53	1
	合计	4623	4.01	2.16	3	6.54	87.69	3	1.91	23.10	1

表 4-196 全国 65~74 岁年龄组家庭人口及收入

		调查人数	家庭人口数		家庭过去 12 个月总收入 (万元)			过去 12 个月人均收入 (万元)		
			$\bar{x}$	s	$\bar{x}$	s	中位数	$\bar{x}$	s	中位数
城市	男	1127	3.51	2.07	110.98	3251.11	5	54.69	1625.58	2
	女	1120	3.30	1.99	4.63	3.99	4	1.67	1.29	2
	合计	2247	3.41	2.03	59.28	2330.52	4	28.92	1165.27	2
农村	男	1095	4.03	2.63	3.72	7.29	2	1.07	1.72	1
	女	1089	3.94	2.66	2.87	3.37	2	0.90	1.00	1
	合计	2184	3.99	2.65	3.31	5.76	2	0.99	1.42	1
合计	男	2222	3.77	2.38	59.17	2337.53	3	28.80	1169.10	1
	女	2209	3.62	2.37	3.79	3.81	3	1.31	1.22	1
	合计	4431	3.69	2.37	32.39	1679.72	3	15.51	840.23	1

第五部分 附 录

附录1 第四次全国口腔健康流行病学调查项目立项通知

国家卫生计生委司（局）便函

国卫科教规划便函〔2015〕89号

国家卫生计生委科教司关于2015年度公益性行业科研专项项目立项的通知

各有关项目组织推荐单位：

根据财政部《关于批复2015年度公益性行业科研专项经费项目总预算的通知》（财教〔2015〕16号）文件，同意你单位组织推荐的项目立项（附件）。

根据《卫生行业科研专项经费管理暂行办法》，项目预算将的拨付在任务书签订后，统一下达到项目承担单位（中央预算单位纳入各单位部门预算统一下达），由项目承担单位根据项目实施进展，在财政部已批复的项目参加单位预算规模内，拨付给其他项目参加单位，不得随意转拨。

请各单位严格执行《卫生行业科研专项经费管理暂行办法》（卫规财发〔2008〕46号）、《财政部 科技部关于调整国家科技计划和公益性行业科研专项经费管理办法若干规定的通知》（财教〔2011〕434号）要求，贯彻落实《国务院关于改进加强中央财政科研项目和资金管理的若干意见》（国发〔2014〕11号）和《国家卫生计生委关于进一步加强医学科研项目和资金管理的通知》（国卫科教函〔2014〕182号）文件精神，切实加强项目经费管理和过程监督，督促项目承担单位完善相关内部管理制度，确保研究任务按期完成。有关项目的进展情况请及时报送我司。

　　附件：2015 年度公益性行业科研专项项目立项清单

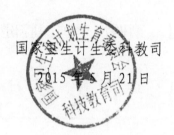

国家卫生计生委科教司

2015 年 3 月 21 日

（信息公开形式：依申请公开）

附件

2015 年度公益性行业科研专项项目立项清单

序号	项目编号	项目名称	负责人	项目承担单位	中央财政经费(万元)
1	201502001	上消化道癌筛查的前瞻性评价研究	赫 捷	国家癌症中心	2264
2	201502002	第四次全国口腔健康流行病学调查	王 兴	中华口腔医学会	3864
3	201502003	我国大气污染对居民健康的影响及防控策略研究	阚海东	复旦大学	941
4	201502004	适合中国农村地区的宫颈癌筛查技术与示范研究	郎景和	中国医学科学院北京协和医院	2443
5	201502005	常见消化系统疾病流行病学调查研究	钱家鸣	中国医学科学院北京协和医院	3048
6	201502006	中国环境流行病学特殊人群队列研究	李立明	北京大学	1608
7	201502007	2 型糖尿病危险因素的动态监测与社区综合防治	宁 光	上海交通大学医学院附属瑞金医院	1268
8	201502008	我国麻风病高危人群利福平／利福喷丁化学预防干预研究	王宝玺	中国医学科学院皮肤病医院	456
9	201502009	冠心病及合并糖尿病患者长期自我管理的适宜信息化辅助工具评价研究	蒋立新	国家心血管病中心	2683
10	201502010	优化尿毒症患者管理模式的研究	左 力	北京大学人民医院	873
11	201502011	1 型糖尿病疾病管理和控制与妊娠结局关系的研究	翁建平	中山大学附属第三医院	536
12	201502012	中国变应性鼻炎及变应性哮喘特异性免疫治疗规范化研究	王良录	中国医学科学院北京协和医院	581
13	201502013	小肠疾病胶囊内镜临床诊断规范的建立	赵晓晏	中国人民解放军第三军医大学	752
14	201502014	肝胆管结石病外科诊疗规范的建立	别 平	中国人民解放军第三军医大学第一附属医院	535
15	201502015	烧伤创面处理的关键技术研究及诊疗标准	胡大海	中国人民解放军第四军医大学第一附属医院	536
16	201502016	半侧颜面短小畸形优化治疗方案研究	曹谊林	中国医学科学院整形外科医院	672
17	201502017	卧床患者常见并发症规范化护理干预模式的构建	吴欣娟	中国医学科学院北京协和医院	497
18	201502018	口腔黏膜潜在恶性疾患癌变早期诊断体系多中心协同研究	陈谦明	四川大学华西口腔医院	620
19	201502019	心肺复苏质量实时监测与改进的规范建立	于学忠	中国医学科学院北京协和医院	590
20	201502020	肾综合征出血热综合防控策略的研究	王敬军	陕西省疾病预防控制中心	339
21	201502021	肉源性、水源性寄生虫病监测和风险评估关键技术研究	曹建平	中国疾病预防控制中心寄生虫病预防控制所	400

序号	项目编号	项目名称	负责人	项目承担单位	中央财政经费(万元)
22	201502022	外科规范化临床营养支持治疗体系的建立与推广	王新颖	中国人民解放军南京军区南京总医院	676
23	201502023	影响尿毒症患者生存质量和医疗费用的关键血液净化技术的评价及规范建立	林洪丽	大连医科大学附属第一医院	524
24	201502024	高尿酸血症规范化管理策略的建立和验证	张抒扬	中国医学科学院北京协和医院	404
25	201502025	年幼儿童哮喘诊断技术与规范化管理的研究	刘传合	首都儿科研究所	882
26	201502026	肠道微生态失衡临床诊断标准的建立与完善	姜 泊	南方医科大学南方医院	550
27	201502027	乳腺增生症诊疗规范的修订	余之刚	山东大学第二医院	600
28	201502028	瘢痕诊断分类及危险评估的临床研究	夏照帆	中国人民解放军第二军医大学	690
29	201502029	女性乳房缺损规范化治疗技术的研发与应用	孙家明	华中科技大学同济医学院附属协和医院	349

附录 2 第四次全国口腔健康流行病学调查方案

一、调查目的

1. 掌握我国城乡不同人群的口腔健康状况及影响因素,监测龋病和牙周疾病等口腔常见疾病的患病状况。

2. 掌握我国城乡不同人群口腔健康知识、态度和行为状况。

3. 分析我国居民口腔健康状况和口腔健康知识、态度和行为的长期变化趋势,探索其变化规律和影响因素。

二、调查对象

调查对象包括 5 个年龄组,分别为 3~5 岁、12~15 岁、35~44 岁、55~64 岁和 65~74 岁城乡人群的常住人口(在当地居住达到 6 个月以上的人)。

三、抽样

(一) 样本量

第四次全国口腔健康流行病学调查覆盖全国 31 个省、自治区、直辖市(以下简称省),不包括台湾、香港、澳门。遵循科学、有效、可行的原则,按照城、乡,东、中、西部,男、女分为 12 层,各省市自治区样本量实行等额分配。

根据样本量计算公式 $n=deff\dfrac{u_\alpha^2 p(1-p)}{\delta^2}$ 进行估算,各年龄计算样本量的参数分别为:

3 岁、4 岁、5 岁:估计率 p 按照 5 岁儿童乳牙患龋率 66.0%(2005 年);

12 岁、13 岁、14 岁、15 岁:按照 12 岁儿童恒牙患龋率 28.9%;(2005 年);

35~44 岁、55~64 岁、65~74 岁:按照 35~44 岁,65~74 岁牙周疾病检出率 86%(2005 年);

总体率 p 的相对允许误差控制在 10%(12 岁组控制在 15%)。抽样设计效率取 $deff$=4.5。

考虑到分层因素(12 层)和无应答率(按照 20% 计算),计算得到全国理论样本量为 166245 人。为便于实施,本次调查样本量在各省市自治区实行等容量分配,每省实际应调查样本量 5568 人,全国共应调查172608 人。

(二) 抽样方式

考虑到本次调查所包含对象的年龄(组)特点,对不同年龄(组)分别采取以居民社区或功能社区(学校、托幼机构)为基础的抽样方式。

35~44 岁、55~64 岁和 65~74 岁组:从城乡社区常住人口随机抽取。

12、13、14、15 岁:从中学在校学生中随机抽取。

3、4、5 岁:优先基于托幼机构抽取;如果样本量不足,不足部分基于居民社区抽取;如果没有托幼机构(主要是偏僻农村地区),则从规定的社区抽取。

(三) 抽样过程及注意事项

考虑到实施的便捷性,具体抽样过程如下(附录图 1):

1. **调查县区的抽取** 每省抽取 2 个县、2 个区。具体如下:

以县(区)为初级抽样单位,采用 PPS 抽样,在每个调查省份,从所有区中,随机抽取 2 个区;从所有县(自治县、县级市、旗)(以下简称县)中,随机抽取 2 个县。全国共抽取 62 个区、62 个县。这部分工作由中国疾病预防控制中心完成。

注意事项:北京、上海、天津、重庆 4 个直辖市的中心城区纳入"区"抽样框,非中心城区纳入"县"抽样框。除 4 个直辖市以外的其余 27 个省的市辖区纳入"区",县、自治县、县级市、旗纳入"县"。

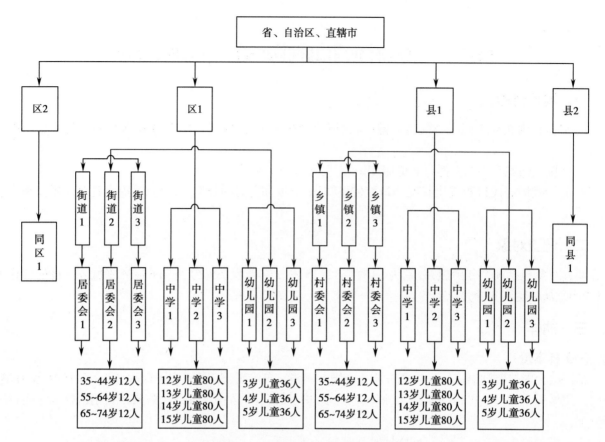

附录图 1　全国各年龄组样本抽样示意图

2. 调查单位(村/居委会、中学、幼儿园)的抽取　每个县(区)抽取 3 个村(居)委会、3 所中学、3 所幼儿园。具体如下:

村(居)委会的抽取:收集调查县(区)内所有乡镇(街道)名单及人口数,采用 PPS 抽样,分别抽取 3 个乡镇(街道)。收集抽中乡镇(街道)的村(居)委会名单及人口数,采用 PPS 抽样,从每个乡镇(街道)抽取 1 个村(居)委会。

中学的抽取:收集调查县(区)的中学名单,按 12~15 岁学生规模排序后,利用 PPS 方法,分别从每个县(区)抽取 3 所中学。抽取中学的数量应根据学生规模资料确定,保证抽中学校学生数量能够满足调查样本量。如不能满足,中学数量应适当增加。

幼儿园的抽取:收集每个调查县(区)的幼儿园名单,按照 3~5 岁学生规模排序后,利用 PPS 方法,分别从每个区县抽取 3 所幼儿园。抽取幼儿园的数量应根据学生规模资料确定,保证抽中学校学生数量能够满足调查样本量。如不能满足,幼儿园数量应适当增加。

全国共抽取至少 372 个村(居)委会、372 所中学及 372 所幼儿园。

注意事项:在进行调查单位抽样时,应该先收集抽中县(区)街道(乡镇)名单及人数、抽中街道(乡镇)中村(居)委会名单及人数,抽中县(区)内中学、幼儿园名单及人数。

3. 调查个体的抽取　调查个体抽样过程采用配额抽样,由县(区)级工作人员完成。

(1) 3、4、5 岁调查对象的抽取

在抽取到的每所幼儿园(共 3 所),从最低年级的第 1 个班级开始,逐班登记儿童姓名、性别、年龄等信息,直到样本量满足要求。如:从小(1)班开始登记,不足儿童从小(2)班补充。如果小班登记结束,样本量仍旧不能达到要求,则从中(1)班开始继续补充,直到每个年龄样本量满足要求。即,每所幼儿园 3 岁男童 18 人、3 岁女童 18 人;4 岁男童 18 人,4 岁女童 18 人;5 岁男童 18 人,5 岁女童 18 人。

预约家长和儿童,在规定的时间和地点分别参加口腔检查和问卷调查。

注意:在能够收集到调查幼儿园中所有 3、4、5 岁儿童名单(分男、女)的情况下,也可采取单纯随机抽样。

（2）12、13、14、15 岁调查对象的抽取

在抽取到的每所中学（共 3 所），从初中一年级的第 1 个班级开始，逐班登记学生姓名、性别、出生日期等信息，直到 12、13、14、15 岁样本量均满足要求（每所中学 12、13、14、15 岁学生分别达到 80 人，男 40 人，女 40 人），即从初一（1）班开始登记，不足从初一（2）班补充；如果初一年级登记结束，样本量仍旧不能达到要求，则从初二（1）班开始继续补充，直到每个年龄样本量均满足要求为止。

预约符合要求的学生，在规定的时间和地点分别参加口腔检查和问卷调查。

调查对象抽取时，可能会出现某个年龄学生样本量不足的情况（主要是 12 岁组或者 15 岁组）。实际实施时，12 岁组可从与该校距离最近的一所小学六年级学生中补充，15 岁组可从与该校距离最近的一所高中一年级学生中补充。

注意：在能够收集到调查学校所有 12、13、14、15 岁学生名单（分男、女）的情况下，也可采取单纯随机抽样。

（3）35~44 岁、55~64 岁、65~74 岁调查对象的抽取

在抽中的村委会，以距离村委会最近的一户为调查起点，按照门牌号逐户进行入户调查，登记家庭中 35~44 岁、55~64 岁、65~74 岁人员的姓名、性别、年龄、联系电话等信息。以样本量满足要求作为终止指标。（每个村 3 个年龄段分别调查 12 人，其中男 6 人，女 6 人，全村共调查 36 人）。在入户登记的同时，完成预约工作。

在抽中的居委会，以距离居委会最近的一栋楼的一层住户作为调查起点，进行入户调查，逐户登记家庭中 35~44 岁、55~64 岁、65~74 岁人员的姓名、性别、年龄、联系电话等信息，以样本量满足要求作为终止指标。（每个居委会 3 个年龄段分别调查 12 人，其中男 6 人，女 6 人，整个居委会共调查 36 人）。在入户登记的同时，完成预约工作。

注意：个别具备条件的地区，如果能够收集到抽中村或居委会中 35~44 岁、55~64 岁、65~74 岁人员名单，则可采取随机抽样的方法确定调查对象。

（4）调查对象年龄判断标准

调查对象年龄按调查当月计算。假设调查是在 2015 年 9 月进行，各年龄组的出生日期分别为：

3 岁：2011 年 9 月 1 日—2012 年 8 月 31 日出生者；

4 岁：2010 年 9 月 1 日—2011 年 8 月 31 日出生者；

5 岁：2009 年 9 月 1 日—2010 年 8 月 31 日出生者；

12 岁：2002 年 9 月 1 日—2003 年 8 月 31 日出生者；

13 岁：2001 年 9 月 1 日—2002 年 8 月 31 日出生者；

14 岁：2000 年 9 月 1 日—2001 年 8 月 31 日出生者；

15 岁：1999 年 9 月 1 日—2000 年 8 月 31 日出生者；

35~44 岁：1971 年 9 月 1 日—1980 年 8 月 31 日出生者；

55~64 岁：1951 年 9 月 1 日—1960 年 8 月 31 日出生者；

65~74 岁：1941 年 9 月 1 日—1950 年 8 月 31 日出生者。

（四）抽样的组织实施

第四次全国口腔健康流行病学调查抽样工作由中国疾病预防控制中心慢性非传染性疾病预防控制中心（国家疾控中心慢病中心）负责具体组织实施。分别由国家疾控中心慢病中心及各省市自治区疾控中心负责完成。

国家疾控中心慢病中心负责所有县（区）级调查单位的抽样。完成调查县（区）抽样后，将抽样结果上报至国家项目办公室，国家项目办公室将抽样结果反馈各省市自治区项目办公室，并进行沟通。调查县（区）原则上不允许置换。个别县（区）确因客观条件无法开展调查者，由省级项目办提出书面申请，填写县（区）调整申请表，由慢病中心重新进行抽样。

在各省市自治区项目办的统一安排下，各省市自治区疾控中心负责完成本辖区内乡镇级及以下调查单位抽样工作。慢病中心负责对各省市自治区抽样工作进行培训。各省市自治区完成抽样后，向慢病中心和本省市自治区项目办上报抽样结果。

各调查县(区)疾控中心协助省级疾控中心完成本县(区)抽样工作,负责收集并向省级疾控中心提供抽样所需基础资料,包括辖区内乡镇(街道)名单及人数,抽中街道(乡镇)内的村(居)委会名单及人数,辖区内含中学的学校名单及其 12~15 岁学生数、辖区内托幼机构名单及其 3~5 岁儿童数。

在各省市自治区项目办的组织领导和省疾控中心的业务指导下,调查县(区)疾控中心组织完成本县(区)3 个村(居)委会、3 所中学、3 所托幼机构中调查个体的登记工作,同时完成预约。具体流程如下(附录图 2):

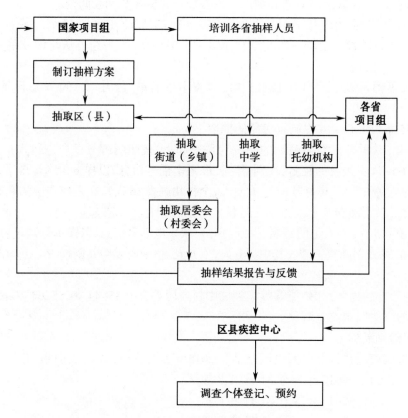

附录图 2　全国抽样流程图

四、现场调查的组织实施

为了保障流调工作有条不紊、有质有量地按时完成,各级、各部门的有关工作人员需要从以下几个方面做好安排和落实工作。

(一)组织保障

成立全国第四次口腔流调国家领导组、专家指导委员会、技术组、执行组、项目办、督导组,各省市自治区也相应成立省级流调领导组、技术组、项目办,负责组织实施各省市自治区的流调工作。

各省市自治区成立调查队,负责完成本省市自治区全部的现场调查。省调查队的人员至少包括技术负责人 1 名、检查者 3 名、记录员 3 名、问卷调查员 2~3 名等。

(二)调查实施

1. **制定和下达本省市自治区相关文件**　根据原国家卫生计生委文件精神,由省卫生计生委制定和下达组织实施本省市自治区项目的相关文件。

2. **与有关部门联系协调**　开始检查之前务必与有关部门联系做好调查的组织工作。

(1)由卫生行政部门组织召开抽中的各区(县)有关负责人会议,明确任务,落实到位。

(2)由各省市自治区项目合作单位联合抽中的区(县)级疾控中心落实街道/乡镇、居(村)委会、学校、幼儿园调查对象的组织工作。

(3)在充分组织动员的基础上,各地疾控中心到由全国流调抽样方案确定的街道/乡镇抽出居(村)委会、学校、幼儿园及各年龄组的调查对象,列出最终调查对象名单,发放通知书(参考模板见下页),通知调查对象按时到现场进行口腔检查和问卷调查。

3. **器械、物资的准备** 调查用器械和物资的数量和重量应控制在最低水平。所需的检查器械和物资大致如下:

(1) 统一配置的便携式牙科检查椅,并配备人工光源及医生座椅;

(2) CPI 探针、带光源口镜、镊子、器械盘(盛放用过的器械或干净器械)、棉签或棉球、口罩、手套、医疗垃圾袋、利器盒等;

(3) 消毒锅、消毒液、洗物盆、纸巾、毛巾、一次性口杯、生活垃圾袋等;

(4) 调查表、调查问卷、硬质垫板、铅笔、铅笔刀、橡皮、钢笔或圆珠笔等;

(5) 手电筒、电线板、应急电源等。

每天应根据第二天受检人数准备足够数量的检查器械和相关物品,以免因缺少消毒器械而中断检查。一般而言,每天至少需要配备 100 支口镜和 100 支 CPI 探针,这样才能在器械消毒时,仍有足够消毒器械以保证检查的进行。同时,在调查前根据被调查的人数,应准备好足够数量的辅助用品,包括调查表、问卷、文具等。

4. **现场布置及流程** 调查现场应设置在基层调查单位的中心位置,如社区中心、村(居)委会、学校、幼儿园等,方便调查对象到达调查现场。现场由三个区组成:登记区(同时在该区回收问卷和检查表格)、问卷调查区、口腔检查区。调查原则上在室内进行,调查现场要有专人维持秩序,避免拥挤和喧哗,按照现场调查流程图开展(附录图3)。所有受检者在调查开始前均需在知情同意书上签名。场内可有"第四次全国口腔健康流行病学调查"字样的横幅,并张贴本次流调宣传画。

5. **记录工作日志** 现场技术负责人应每天记录流调现场调查工作日志。在工作日志上记录每天的检查地点、受检人数、存在的问题及解决办法以及每个调查点的有关资料。

附录图3 现场调查流程图

6. **感染控制** 检查时使用一次性口镜、镊子、一次性手套。CPI 探针等非一次性的器械使用后应冲洗、干燥并进行高温高压消毒,检查者每次检查一个人更换一副手套。一次性器械及污物的处理按医疗垃圾管理办法执行。

7. **急症处理和转诊** 各省市自治区调查队应根据各地的情况制订应急预案,如果在检查中发现调查对象身体不适、急症等情况要立即停止检查并对症处理,必要时安排转诊。

8. **知情同意书、调查表和问卷保存** 每个区/县调查完成后将封存的资料存放在省级项目合作单位,资料至少保存 5 年。

(三) 进度安排

本着保质保量的原则安排调查进度。

1. 调查开始前要填写调查进度计划表,安排好每天的调查地点、调查对象及人数,确保调查按计划有序进行,既避免赶任务疲劳检查,降低调查质量,又可减少等待的时间,提高调查效率。

2. 提前将进度计划表发给调查人员以及学校、社区和卫生机构等部门的相关人员。安排进度时应留有余地,这样如发生意外情况延误了调查,也不会引起调查时间的紊乱。

3. 根据预调查的经验,估计对不同年龄调查对象进行口腔检查所需要的时间大致如下:

3~5 岁:10 分钟

12~14 岁:10 分钟

15 岁:25 分钟

35~44 岁:25 分钟

55~64 岁:25 分钟

65~74 岁:25 分钟

问卷调查每人需要 10~20 分钟。

五、口腔检查

各年龄组口腔检查的内容及具体的检查方法如下：

(一) 口腔检查方法

1. **口腔黏膜** 35~44 岁组、55~64 岁组、65~74 岁组人群需接受口腔黏膜状况的检查,记录 3 种主要状况和 3 个主要部位。

(1) 口腔黏膜检查步骤:进行口腔黏膜健康检查时,对每个被检查者都应进行口腔、口周黏膜及软组织的检查。检查要全面和系统,按如下顺序进行:

1) 唇黏膜和唇沟(上、下):注意唇线的对称性,唇的张力和形态,唇红的色泽,有无皲裂、脱屑及结痂。少数被检查者唇红部可见异位皮脂腺颗粒。

2) 口角的唇侧部分和颊黏膜(左、右):注意唇系带的位置及唇前庭部位黏膜形态。在上下牙的咬合线的位置可见颊白线,颊黏膜有时可见异位皮脂腺颗粒。

3) 舌(舌腹、舌背、舌侧缘):被检查者伸舌检查时应注意其对称性及有无歪斜或震颤;舌背乳头有无增生和萎缩,舌苔的形态和颜色。

4) 口底:口底黏膜较薄,有时隐约可见舌下腺及血管。注意观察口底黏膜的完整性、颜色等有无改变。

5) 硬腭和软腭:硬腭前部有腭皱襞,软硬腭交界处有腭凹,磨牙区有时可见稍隆起的腭皱隆突,检查软腭应注意其活动性及悬雍垂的形态。

6) 牙槽嵴和牙龈(上、下):应注意牙槽嵴和牙龈黏膜的形态,色泽,有无起疱、上皮脱屑及白色斑纹的分布等。

(2) 常见的口腔黏膜疾病(参见附录 9)

1) 口腔癌

【诊断要点】

口腔癌可有以下的一种或几种症状和体征如:

① 两周以上迁延不愈的溃疡,癌性溃疡多为增生性溃疡,表面突起呈菜花样外观,基底及周围有硬性浸润。

② 口腔内红色或白色增殖性斑块。

③ 张口受限。

④ 口腔内的肿块。

⑤ 异常的牙齿松动或不明原因的口腔出血。

⑥ 咽喉部的疼痛或异物感。

⑦ 咀嚼或吞咽困难。

⑧ 舌体或口腔内其他部位麻痹。

⑨ 声音嘶哑。

2) 口腔白斑:口腔白斑是口腔黏膜上以白色为主的损害,不具有其他任何可以定义的损害特征。一部分口腔白斑可转化为癌。

口腔白斑可分均质型和非均质型两大类:前者如斑块状、皱纹纸状等;而颗粒状、疣状、溃疡状属于后者。

【诊断要点】

① 可发生于口腔任何部位,好发于颊、舌、唇、腭、口底、牙龈黏膜。某些类型具有比较特定的部位,如颗粒白斑多见于口角联合区。

② 均质型白斑多表现为浅白色或不均匀白色,平伏或高于黏膜表面,不粗糙或略粗糙,柔软,无症状或稍有不适的白色斑块。有些则有皱褶,形成乳白色隆起的斑块,表面粗糙。

③ 疣状型白斑表现为乳白色,厚而高起,表面有刺状或绒毛状突起的白色斑块。粗糙,质稍硬,可有不

适感。

④ 颗粒型白斑损害表现为红白相间,白色颗粒散布在发红的黏膜上。

⑤ 糜烂型白斑是在增厚的白色斑块上出现糜烂或溃疡,有刺痛感。

【鉴别诊断】

白色水肿:一般无自觉症状,发生于双颊咬合线附近。呈半透明或乳白色薄膜,牵拉时变浅,扪之柔软。

3) 口腔扁平苔藓:口腔扁平苔藓是口腔内最常见的一种皮肤黏膜病。由白色、灰白色小丘疹连成的线状、环状或网格状错综复杂的花纹样病变,形成典型的威肯姆线。进食刺激性食物有烧灼样感。

根据病损形态可分为网状型、环状型、条纹型、斑块型、丘疹型、萎缩型、糜烂型及疱型。

【诊断要点】

口腔扁平苔藓多见于颊黏膜及龈颊移行沟、前庭沟,其次为舌、唇、牙龈。病损常呈对称性。灰白色花纹稍高隆起于黏膜表面,交织成网状。糜烂型:常在充血基础上发生糜烂,又称充血糜烂型。糜烂周围有白色花纹或丘疹,疼痛明显。常发生在颊、唇、前庭沟、磨牙后区、舌腹等部位。

【鉴别诊断】

异位皮脂腺:常见于颊部及唇部,偶尔也可出现在腭、龈、舌黏膜。是皮脂腺在黏膜上的异位,属于正常范围。表现为针头至粟粒大小的淡黄色小斑点及小的丘疹,可融合成片状或不规则的黄色斑块。触之有粗糙感。男性多于女性,儿童少见,随年龄增加更为明显。

4) 口腔溃疡:口腔溃疡是指黏膜上皮的完整性发生持续性缺损或破坏,黏膜表面坏死或缺损形成凹陷为溃疡。溃疡表面有渗出物形成的假膜,多为淡黄色,基底是结缔组织,有炎性细胞浸润。临床上根据溃疡破坏的深浅,分为浅层溃疡和深层溃疡。浅层溃疡愈合后不留疤痕,深层溃疡病损抵达结缔组织深层,故愈合后留有疤痕。

常见的口腔溃疡有以下三种:

① 复发性阿弗他溃疡:复发性阿弗他溃疡是最常见的口腔黏膜病,本病呈周期性复发且具有自限性,为圆形或椭圆形、孤立的浅表性溃疡,具有明显的灼痛感。

根据溃疡大小、深度、数目不同分为轻型、口炎型(疱疹样)、腺周口疮(重型)。

【诊断要点】

轻型口疮:溃疡周期性反复发作,有自限性,好发于黏膜上皮角化较差的区域。溃疡多为 2~5mm 大小,边缘整齐,溃疡中心稍凹陷,表面有黄白色伪膜覆盖,周围充血,疼痛明显。一般溃疡 7~10 天可自愈,愈合后不留瘢痕。

口炎型口疮:溃疡大小同轻型口疮,但数目多,可以 10~30 个或更多。溃疡散在分布于口腔内,可发生于非角化黏膜,病变不成簇。溃疡周围黏膜充血,唾液增多,疼痛明显。

腺周口疮:患者都有复发性阿弗他溃疡病史。溃疡数目少,多为单发,2~3 个以上少见,可伴有轻型口疮。溃疡大于 5mm,可达 1~2cm 以上,周围黏膜水肿,边缘隆起,溃疡底部坏死,中央凹陷,呈弹坑状。病损持续时间长,可达 3 个月到半年。

② 创伤性溃疡:创伤性溃疡是由机械性、化学性或物理性刺激引起的病因明确的黏膜病损。

【诊断要点】

溃疡发生在邻近或接触刺激因子的部位,其形态常常能与刺激因子相契合。多为慢性溃疡,深大,周围有炎症性增生反应,黏膜发白,多数无溃疡复发史。

5) 念珠菌病:口腔念珠菌病是真菌——念珠菌属感染所引起的口腔黏膜疾病。念珠菌是一种条件致病菌,当某些因素使宿主防御功能降低或由于抗生素的应用而发生菌群失调时,这种非致病性念珠菌转化为致病性,而导致口腔黏膜的念珠菌感染。

【诊断要点】

好发于新生儿、婴儿、长期使用抗生素或激素的患者以及长期卧床休息的患者,更容易感染免疫缺陷的人群,如患艾滋病的人群。口腔黏膜充血,表面可见白色乳凝状或淡黄色的伪膜,用力可将伪膜擦去,下方为充血的基底。长期使用抗生素的患者表现为口腔黏膜充血,形成广泛的红色斑块,边缘不整齐。好发于舌、颊及腭黏膜,舌部好发于舌背中线处,局部丝状乳头萎缩,病变两侧的丝状乳头增生与病变区形成明显的界线,这种表现又称抗生素舌炎。严重时在萎缩的红斑区可形成小的溃疡面,相对应的腭黏膜可出现充血的红斑区,疼痛并有明显的烧灼感。

6)脓肿:肉眼可见的脓肿通常是由于牙体病或牙周病引起。

牙周脓肿并非独立的疾病,而是牙周炎发展到晚期,出现深牙周袋后的一个常见的并发症。它是位于牙周袋壁或深部牙周组织中的局限性化脓性炎症,一般为急性过程,也可有慢性牙周脓肿。

急性牙周脓肿发病突然,在患牙的唇颊侧或舌腭侧牙龈形成椭圆形或半球状的脓肿突起,牙龈发红、水肿、表面光亮,早期患牙有"浮动感"、叩痛、松动明显。脓肿的后期,扪诊可有波动感。急性牙周脓肿若不积极治疗或反复发作,可成为慢性牙周脓肿。慢性牙周脓肿一般无明显症状,可见牙龈表面有窦道开口,叩痛不明显,有时可有咬合不适感。

牙槽脓肿多为牙髓病或根尖周病变发展而来。一般有龋或非龋疾病或修复体,牙髓多无活力,范围较弥散,脓肿中心位于龈颊沟附近。慢性牙槽脓肿可见窦道形成。

7)其他情况:除上述病变外有时可见到如下情况如:天疱疮、唇炎、口角炎、急性坏死性龈炎、口腔黏膜下纤维病变、毛状白斑或卡波西肉瘤等。

(3)记录病变名称及其部位

用平面口镜和手指牵拉口腔组织,口腔黏膜表格的左侧一列用于记录疾病的状况,右侧一列用于记录相应的部位。用代码1~6记录检查者的初步诊断和口腔检查时应引起警惕的情况。代码7用于记录代码表未列出的情况如:口腔黏膜下纤维病变、毛状白斑或卡波西肉瘤。将初步诊断在空白处加以详细说明。遇到诊断不清的情况,建议对病变组织进行拍照,请口腔黏膜病专家或专科医生协助进一步诊断。

代码和说明:首先填写口腔黏膜有无异常,0=无异常,1=有异常,填写"0"者不需要填写下面的异常状况和部位,填写"1"者再往下填写异常的状况和部位。

口腔黏膜病损情况按下列代码记录:

0——无异常

1——口腔癌

2——白斑

3——扁平苔藓

4——溃疡

5——念珠菌病

6——脓肿

7——其他情况(请详细说明)

9——不作记录

口腔黏膜病损主要部位按下列代码记录:

0——唇红缘

1——口角

2——唇黏膜

3——唇沟

4——颊黏膜

5——口底

6——舌(舌腹和舌背)

7——硬腭和软腭

8——牙槽嵴和牙龈

2. **牙状况** 所有年龄组人群都需接受牙状况的检查,3~5岁、12~15岁仅检查牙冠情况,不检查牙根。检查应在人工光源下,以视诊结合探诊的方式进行。检查器械包括平面口镜和CPI探针,必要时可以借助棉签擦去软垢。检查应按顺序从右上象限第三恒磨牙或第二乳磨牙开始至左上象限第三恒磨牙或第二乳磨牙,再至左下象限第三恒磨牙或第二乳磨牙,最后到右下象限第三恒磨牙或第二乳磨牙。从一个牙或缺牙间隙到相邻牙或缺牙间隙逐一进行检查,包括第三磨牙的检查。

(1) 牙冠情况和记分方法

1) 无龋(A,0):牙冠健康,无因龋所做的充填物,也无龋坏迹象的完整牙冠记为无龋牙。龋洞形成前阶段及其类似的早期龋情况,因诊断不可靠,故都不作为龋坏记录。以下情况不诊断为冠龋:

① 白垩色的斑点。

② 牙冠上变色或粗糙的斑点,用CPI探针探测未感觉组织软化。

③ 釉质表面点隙裂沟染色,但无肉眼可见的釉质下潜行破坏,CPI探针也没有探到洞底或沟壁有软化。

④ 中到重度氟牙症所造成釉质上硬的、色暗的凹状缺损。

⑤ 牙釉质表面的磨蚀。

⑥ 没有发生龋损的楔状缺损。

2) 冠龋(B,1):牙冠有明显的龋洞、明显的釉质下破坏、明确的可探及软化洞底或洞壁的病损记为冠龋。牙上有暂时充填物、窝沟封闭同时伴有龋者均按冠龋计。应使用CPI探针来证实咬合面、颊舌面视诊所判断的龋损。若有任何疑问,不应记为冠龋。

3) 已充填有龋(C,2):牙冠上有一个或多个因龋所做的永久充填物且伴有一个或多个部位龋损者记为已充填有龋。无须区分原发龋或继发龋(即不管龋损是否与充填体有关)。

4) 已充填无龋(D,3):牙冠有一个或多个因龋所做的永久充填物且无任何部位龋损,记录为已充填无龋。因龋而做冠修复的牙齿也记这个记分。因非龋原因如桥基牙进行的冠修复记为G,7。

5) 因龋缺失(E,4):因龋而拔除的恒牙或乳牙。对于3~5岁年龄组儿童乳牙的丧失,该记分仅用于不能以正常替牙来解释的乳牙缺失。12~15岁年龄组须区分牙齿缺失的原因,因龋丧失的记录为4,因其他原因丧失的记录为5。35~44岁、55~64岁和65~74岁年龄组,不管任何原因只要牙齿不存在均记录为5,包括第三磨牙。

6) 因其他原因缺失(X,5):因先天缺失或因正畸、牙周病、外伤等丧失的乳牙或恒牙。

7) 窝沟封闭(F,6):牙的深窝沟部位(包括咬合面和颊腭沟)已做窝沟封闭。如果已做窝沟封闭的牙齿有龋,用代码B或1。

8) 固定修复体基牙、冠修复或贴面(G,7):牙成为固定桥的组成部分,即桥基牙。也包括非龋原因而进行的冠修复、覆盖牙唇面的贴面,这些牙无龋或充填物存在。12岁年龄组种植牙做的桥基牙和已用桥体修复的失牙根据牙缺失的原因,牙冠记为"4"或"5"。35~44岁、55~64岁和65~74岁年龄组种植牙做的桥基牙和已用桥体修复的失牙,不管任何原因只要牙不存在,牙冠均记为"5",已用桥体修复的失牙,牙根记为"9"。

9) 未萌牙(X,8):仅用于恒牙未萌且没有乳牙存在的缺牙区或者乳牙未萌。这项记分不参与与龋病相关的计算。未萌牙不包括先天缺失或因外伤等造成的牙缺失(后面两种情况应被记录为X或5)。

10) 外伤(T,T):牙冠因外伤而使部分牙面缺损、变色或移位,且无龋损的现象。

11) 不作记录(N,9):用于记录任何原因(如正畸带环、严重发育不良等)造成的已萌出但无法被检查的牙。

12) 有关的解释和说明:恒牙检查32颗牙齿,多生牙不检查,融合牙按2颗牙记录。

① 可疑龋按无龋计。除非牙面视诊发现明确龋洞或借助CPI探针发现明确龋洞或明显釉质下破坏,否则不记录为龋。不能明确诊断的早期龋不记录为龋。

② 静止龋按龋齿计,楔状缺损和釉质发育不全基础上发生的龋按龋齿计。

③ 牙齿的永久充填物包括银汞、复合树脂、复合体和玻璃离子等。暂时充填物包括氧化锌、磷酸锌水门汀等。

④ 不是因龋作的牙体修复不按龋齿计。

⑤ 已充填的牙发生充填体折断,如无继发龋,则按已充填牙无龋计。

⑥ 因正畸原因拔除的前磨牙,一律定为第一前磨牙。

⑦ 牙齿萌出的标准是:只要在口腔内见到牙齿的任何一部分,就应该认为这颗牙已经萌出。

⑧ 若一颗恒牙和乳牙同时占据一个牙位间隙,仅记录恒牙情况。如果恒牙先天缺失或未萌出,只有乳牙存在时,则记录乳牙。

⑨ 死髓牙记分方法与活髓牙相同。

⑩ 戴固定矫治器时,如牙齿可见部位占牙冠1/2以上,则作冠龋检查,牙冠可见部位占1/2以下则记为"9"(不作记录)。

⑪ 在某些年龄组,难以区分未萌牙(8)和缺失牙(4或5)。可借助牙萌出规律、缺牙区牙槽嵴外观、口内其他牙齿的龋坏情况予以鉴别。35~44岁、55~64岁和65~74岁年龄组第三磨牙不分未萌牙或缺失牙,只要不存在均记录为"5"。

⑫ 为方便起见,全口无牙的情况下,可以在牙列两端的格内填入"5",用直线连接,直线两端的代码必须相同。

(2) 牙根情况和记分方法:35~44岁组、55~64岁组和65~74岁组人群需检查根龋。根龋的检查随冠龋检查同时进行,检查方法和顺序与冠龋相同。

根龋只有在牙根面暴露的情况下才可能发生,因此在进行根龋检查时首先要判断牙根是否暴露,其标志是釉牙骨质界暴露。

根龋可始自釉牙骨质界或釉牙骨质界下面,早期为小而圆的龋损,可沿牙颈部向两侧扩展,与相邻龋坏相连形成沟或成为牙颈部的一个龋环,牙颈部的冠龋向根面发展超过釉牙骨质界后累及牙根也可形成根龋。根龋在活动期为黄色或桔色,静止期颜色可发暗或呈黑色。

1) 无龋牙根(0):牙根已暴露,无龋坏,也无充填物的牙根记为无龋牙根(牙根未暴露记录为8)。

2) 根龋(1):用CPI探针探及根面牙骨质破坏,有软或皮革样感觉的病损记为根龋。一个龋损同时累及冠部和根面则分别记录为冠龋和根龋。对根龋的诊断可依据以下症状:

在釉牙骨质处或下方有:①形:牙骨质的破坏,由圆形沿水平方向扩展,甚至在根部形成沟或牙颈部环状龋;②色:黄、桔、黑、褐色的改变;③质:用探针探及根面发软,龋坏组织呈皮革样、有韧性。

3) 已充填牙根有龋(2):牙根有一个或多个因龋所做的永久充填物且有一个或多个部位龋损者记为已充填有龋。不区分原发龋和继发龋。充填物同时涉及冠部和根部的则冠部和根部均记为已充填有龋。

4) 已充填牙根无龋(3):根面有一个或多个因龋所做的永久充填物而无任何部位龋损者记为已充填牙根无龋。充填物同时涉及冠部和根部的则冠部和根部均记为已充填无龋。

5) 残根(6):牙冠已被破坏,牙所有面的釉牙骨质界均丧失记为残根,记录为"6"。

6) 种植牙(7):种植体作为基牙。

7) 未暴露牙根(8):牙根面没有暴露即牙龈缘未退缩到釉牙骨质界以下。

8) 不作记录(9):牙缺失或牙石太多不能进行根部检查时。

有关的解释和说明:

1) 健康牙根是指已暴露无龋损也无充填物的牙根。根面有牙菌斑时,需擦去牙菌斑后再检查。

2) 釉牙骨质界以上的龋为冠龋,若冠及根部均有龋则分别记录冠龋和根龋,即凡牙根面上有龋者都记录为根面龋,不考虑龋的来源。

3) 任何原因的牙齿缺失或用桥体代替缺失牙,牙冠记录为"4"或"5",牙根记录为"9"。

4) 牙冠已龋坏仅留牙根者,冠龋记"1",根龋记"6"。

5) 根龋的诊断必须依据釉牙骨质界,在检查时须先寻找釉牙骨质界,后者位于牙釉质和牙骨质的连接处,探诊时有时有"粗糙"的感觉。

3. 牙周状况

(1) 指标:指标包括改良CPI检查和附着丧失(LOA)检查。改良CPI检查的内容包括牙龈出血、牙石和牙周袋深度。

牙龈出血是牙龈炎的指征,牙石是口腔卫生的指标,牙周袋是牙周炎最重要的病理改变之一,附着丧失是反映累积的牙周附着破坏的情况。

(2) 检查项目

1) 12、13、14 岁组:检查牙龈出血、牙石。

2) 15 岁组:检查牙龈出血、牙石、牙周袋深度、附着丧失。

3) 35~44 岁组:检查牙龈出血、牙石、牙周袋深度、附着丧失。

4) 55~64 岁组:检查牙龈出血、牙石、牙周袋深度、附着丧失。

5) 65~74 岁组:检查牙龈出血、牙石、牙周袋深度、附着丧失。

(3) 受检牙齿:牙龈出血、牙石、牙周袋深度及附着丧失均检查全口牙齿,每一颗牙以最重情况记分。

(4) 检查器械:牙周检查所用器械为 CPI 探针。CPI 探针用轻质金属材料制成,探针的头部为球形,直径 0.5mm,在 3.5mm 和 5.5mm 之间是第一段黑区,在 8.5mm 和 11.5mm 之间是第二段黑区(附录图4)。

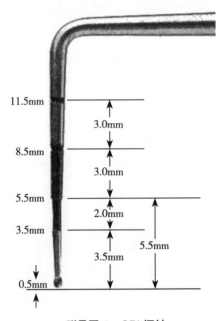

附录图 4 CPI 探针

(5) 记分方法

1) 牙龈出血

0——探诊后牙龈没有出血

1——探诊后牙龈有出血

9——不作记录(由于大量牙石覆盖牙面、牙为残根或有不良修复体而导致无法检查)

X——缺失牙

2) 牙石

0——探诊没有牙石

1——探诊有牙石

9——不作记录(有修复体存在而导致无法检查)

X——缺失牙

3) 牙周袋深度

0——没有牙周袋(探诊时探针的第一段黑区全部可见)

1——牙周袋 4~5mm(探诊时龈缘在探针的第一段黑区内)

2——牙周袋 6mm 或以上(探诊时龈缘超过探针的第一段黑区的上限)

9——不作记录(由于大量牙石覆盖牙面、牙为残根或有不良修复体而导致无法检查)

X——缺失牙

4) 附着丧失

0——附着丧失 0~3mm(未见 CEJ 并且牙周袋记分为 0 或 1;CEJ 可见,在探针第一段黑区下限)

1——附着丧失 4~5mm(CEJ 在探针第一段黑区内)

2——附着丧失 6~8mm(CEJ 在探针第一段黑区上限和第二段黑区下限之间)

3——附着丧失 9~11mm(CEJ 在探针第二段黑区内)

4——附着丧失 12mm 或以上(CEJ 超过探针第二段黑区上限)

9——不作记录(由于牙存在大量牙石覆盖牙面、或为残根或有不良修复体而导致无法检查)

X——缺失牙

(6) 检查方法

1) 检查顺序:从右上颌第三磨牙开始,以顺时针方向依次检查每一颗牙,到右下颌第三磨牙结束。先检查唇颊面,从牙齿的唇颊面远中邻接点到唇颊面近中邻接点,再检查舌腭面,从牙齿的舌腭面远中邻接点到舌腭面近中邻接点,牙龈出血、牙石、牙周袋及附着丧失一次探查,以每个牙的最重情况作为该牙记分,依次检查全口牙。

2) 探诊力量:应在 20g 以下,简单测试方法是将 CPI 探针插入拇指指甲缝内,轻轻压迫显示指盖发白且不造成疼痛和不舒服的感觉为适宜力量。

3）具体方法:将探针轻轻插入龈沟底部,平行于牙面长轴,球部顶端顺应牙根表面解剖轮廓作小幅度上下提拉移动探查。例如检查上颌第二磨牙,将探针置于第二磨牙的远中颊面,尽可能靠近与上颌第三磨牙的接触点,保持探针长轴平行于牙面长轴,顺应牙根表面解剖轮廓轻轻上下提拉移动探针,至上颌第二磨牙近中颊面接触点。腭侧以同样方法进行。

4）注意事项

① 观察牙龈出血时要拉开颊黏膜,以避免颊黏膜与牙接触而影响牙龈出血的观察。

② 牙石包括肉眼可见到的龈上牙石,探针探查时可探及的龈下牙石。

③ 牙周袋深度指龈缘到牙周袋底的距离,牙周袋记分如附录图5所示。

④ 附着丧失指 CEJ 到牙周袋底的距离,附着丧失记分如附录图6所示。

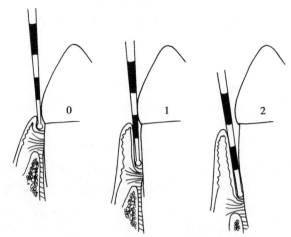

附录图5 牙周袋记分示意图

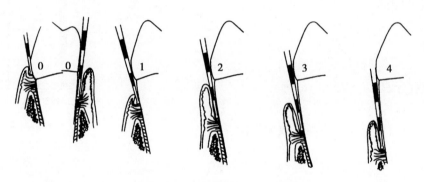

附录图6 附着丧失记分示意图

⑤ 在进行 LOA 检查前,不做洁治。如果牙面有大量牙石,只要有一个点能够检查,则以该点的检查结果记录。如果所有位点都无法检查,记录为9。

⑥ 牙的 CEJ 未暴露,牙周袋深度记分为0或1时,则该牙的附着丧失记分是0。

⑦ 深牙周袋但牙的 CEJ 又没有暴露的情况下,尽量轻轻推移牙龈寻找 CEJ,计算附着丧失程度。如果仍然找寻不到 CEJ,记录为9。

⑧ CEJ 未暴露,龈缘在 CEJ 冠方时,附着丧失 = 牙周袋深度 – 龈缘到 CEJ 的距离,若牙周袋深度与龈缘到 CEJ 的距离一样,则没有附着丧失。

⑨ 龈缘与 CEJ 一致时,附着丧失即是牙周袋的深度。

⑩ CEJ 暴露,龈缘在 CEJ 根方时,附着丧失 = 牙周袋深度 + 龈缘到 CEJ 的距离,按图示方法检查。

4. 氟牙症 氟牙症是在牙发育形成期间,由于机体摄氟过多导致牙釉质发育缺陷而引起的牙体硬组织改变,也称氟斑牙。前磨牙和第二磨牙最常受累,其次是上切牙,下切牙最少累及。氟牙症通常呈双侧对称,在牙面上呈水平条纹,重者可出现牙面的坑凹状缺损及褐色。12 岁年龄人群需要进行氟牙症的检查。

（1）检查方法:检查时采用自然光,光线充足。检查前无需先吹干牙面,但如牙面软垢较多影响诊断时,则应先用棉球擦除软垢,嘱调查对象闭嘴湿润牙面后再进行检查。视诊检查全口已完全萌出的牙的唇颊面,选病情最重的两颗牙用 Dean 氟牙症指数记分。若被选的两颗牙记分一致,则调查对象氟牙症记分与被选的两颗牙记分相同;若被选的两颗牙记分不同,则以记分较小的诊断作为调查对象的记分。乳牙、恒牙氟牙症应分开记录,乳牙、恒牙同时存在时只查恒牙氟牙症。

（2）检查标准及代码:氟牙症检查采用 Dean 氟牙症指数,检查标准及代码见附录表1。

附录表 1 Dean 氟牙症指数的检查标准及代码

分度(代码)	检查标准
正常(0)	釉质似透明,表面光滑,有光泽,通常呈浅乳白色。
可疑(1)	釉质透明度有轻度改变,从少数白纹到偶有白色斑点。临床不能诊断为很轻,而又不完全正常的情况
极轻微(2)	小的似纸样的白色不透明区不规则的分布在牙面上,且不超过牙面的 25%。前磨牙或第二磨牙的牙尖顶部常可见直径不超过 1~2mm 的白色不透明区。
轻度(3)	釉质白色不透明区更广泛,但不超过牙面的 50%。
中度(4)	釉质表面受累超过 50%,常可见磨损和棕色斑,影响外观。
重度(5)	釉质表面严重受累,明显发育不全,甚至可影响牙齿的整体外形。此型诊断要点为不连续或融合的凹陷缺损区,棕染广泛。牙齿常有侵蚀样表现。
不作记录(9)	由于牙有修复体、牙缺失或牙未萌出等不能检查。

(3) 鉴别诊断

1) 氟牙症主要与各种釉质非氟牙症造成的釉质钙化不全或釉质发育不全相鉴别(附录表 2)。

2) 有的牙面釉质脱矿斑,形状和程度与牙菌斑有关。

3) 四环素着色,牙釉质表层有光泽,半透明度存在,着色均匀,累及整个牙面,轻者浅黄色,重者可呈棕褐色或深灰色,一般前牙较后牙着色明显。四环素牙有时也伴有釉质发育不全。

4) 遗传性牙本质发育不全,常见的为乳光牙本质,牙冠呈微黄色半透明,光照下呈现乳光,釉质易从牙本质表面分离脱落使牙本质暴露。

5) 对个别无法鉴别氟牙症和其他釉质病变的病例不计为氟牙症。

附录表 2 氟牙症与釉质非氟斑的鉴别诊断要点

	氟牙症	釉质非氟斑
病史	在高氟区的生活史,或 7 岁以前通过其他途径摄入氟化物过多	7 岁以前全身疾病、营养障碍或乳牙的根尖感染
外形	白色病损呈小的点状、细小花边状或横纹。缺损常呈打孔样和鸟啄状,大小不等	病损常呈圆形或椭圆形,缺损边界整齐而圆滑
病损区域	常为牙面的切 1/3 或殆 1/3	常为牙面的中间
受累牙齿	常累及同期发育成对的牙齿,很少为乳恒牙的下切牙,常为上颌钙化较晚的牙齿的切 1/3 或殆 1/3(如尖牙、前磨牙及磨牙)	在一颗牙除牙面中间的其他部位釉质正常,任何牙齿都可能受累,可能只累及单个牙齿或一组牙齿
病损界限	界限不清,难与未受累牙齿区分,常对称发生	与周围未受累的釉质可明显区分,且病损很少对称出现
诊断方法	不宜用强光或弱光,不从垂直方向观察,而从牙面的侧方观察容易判断	常使用强光检查,尤其是垂直于牙面的强光

(4) 几点说明

1) 氟牙症可疑:白斑纹数目少,纹理细,牙面上白色程度浅,呈云雾状。

2) 极轻微氟牙症:白色程度较明显,似纸样的白色。经常在前磨牙或第二磨牙牙尖顶端有不大于约 1~2mm 的白色不透明区,也包括尖牙牙尖顶端经常出现的小的斑点状白色区。

3) 中度氟牙症:常常有细小的坑凹状缺损,一般在唇颊面,尤其在牙尖附近。

4) 在诊断氟牙症时,当介于两度之间,或病变面积和程度不一致时,以较低一级定度。

5) 染色不是氟牙症的分度标志,如重度氟牙症可能没有染色,而中度却有染色,氟牙症分度的标志是牙齿表面光泽度、变色、缺损程度,并对侵犯牙面的面积进行估计。

5. **义齿修复状况** 35~44 岁组、55~64 岁组和 65~74 岁组需要进行义齿修复状况检查。本次调查只要说明上、下颌缺牙修复情况。义齿修复状况是根据检查所见及对有缺牙者进行询问获得。对于无法判断是否为种植义齿修复时,可以结合问诊。特别需要与桩冠或桩核冠区分开。对于修复体边缘需要探查的,可以结合使用CPI探针探诊。非正规义齿修复仅指那些用钢丝及自凝塑料固定,不可摘戴的不良修复体。

根据下列几种义齿修复状况是否存在,在相应记录格内逐条填写相应记分,有此种状况的记分为"1",无此种状况的记分为"0"。

(1) 种植义齿修复;

(2) 固定义齿修复;

(3) 可摘局部义齿修复;

(4) 全口义齿修复;

(5) 非正规义齿修复;

(6) 有缺牙未修复。

6. **紧急干预** 如果有急性感染或疼痛,或有危及生命的全身疾病时应进行对症应急处理,同时转往相应的医疗部门进行治疗,并进行记录和说明。如果有根尖脓肿、牙槽脓肿或进展性龋齿等就需要立即引起注意。若有危及生命的全身疾病(口腔癌或癌前病变)或其他系统性疾病的明显口腔表征也要进行记录和说明。在格内填写紧急干预代码。

紧急干预代码:

0——无紧急治疗需求

1——有紧急治疗需求

(二) 调查表格的设计和使用

调查表的设计主要参考世界卫生组织《口腔健康调查基本方法》(第5版)和原国家卫生计生委行业标准《口腔健康调查 检查方法》。

1. 调查表格的设计、使用

(1) 调查表格的内容和检查项目:调查表分为8个部分,包括一般情况、口腔黏膜、牙状况、牙周状况、氟牙症、义齿修复状况、需要立即处理及安排治疗的情况、表格类型说明。

具体检查的项目有以下5项:口腔黏膜、牙状况(包括牙冠情况和牙根情况)、牙周状况(包括牙龈出血、牙石情况、牙周袋深度、附着丧失)、氟牙症、义齿修复状况。

各年龄组人群的检查项目不完全相同,具体检查项目见附录表3。

附录表3 各年龄组人群的检查项目

年龄组	调查项目	不调查项目
3~5岁	牙状况(只检查牙冠情况)	口腔黏膜 牙状况(牙根情况) 牙周状况(包括牙龈出血、牙石情况、牙周袋深度、附着丧失) 氟牙症 义齿修复状况
12~15岁	牙状况(只检查牙冠情况) 牙周状况(全口牙齿):牙龈出血、牙石情况(15岁还需查牙周袋深度和附着丧失) 氟牙症(仅检查12岁年龄组学生)	口腔黏膜 牙状况(牙根情况) 牙周状况(12~14岁不查牙周袋深度、附着丧失) 义齿修复状况
35~44岁、55~64岁、65~74岁	口腔黏膜 牙状况(牙冠情况和牙根情况) 牙周状况(全口牙齿):牙龈出血、牙石情况、牙周袋、附着丧失 义齿修复状况	氟牙症

在检查过程中,检查者与记录者应很好配合,记录者应注意检查的牙位和顺序,以免将检查结果填在错误的牙位栏内。

应有专人负责填写受检人的一般情况。在口腔检查中应注意排除各项之间相互干扰。检查顺序为口腔黏膜→牙状况(冠龋、根龋)→牙周状况(牙龈出血、牙石情况、牙周袋、附着丧失)→氟牙症→义齿修复状况→需要立即处理及安排治疗的情况→表格类型。

(2) 调查表格的填写方法:在填表时请遵照以下的原则进行,以保证填表记录正确和数据录入准确无误。

1) 调查表及其所列项目都必须使用标准代码,否则调查资料就难以进入计算机标准程序进行统计。即使调查表中某些项目的资料没有被收集或记录,某些项目不适合于所检查的人群,代码亦须保持不变。表内未使用的项目,用代码9填写在相应的栏目,表示不作记录。

2) 凡属于方案中规定不做检查的项目,表内方格可以空着,否则表内各项方格都必须有英文字母或阿拉伯数字。

3) 表格内代码填写必须清晰、规范,如零应写成"0"。如连续几个牙位的检查符号相同时,则中间可以用直线代替,但直线两侧符号必须一致。如:

$$0 \underline{\hspace{3cm}} 0$$

4) 表格的设计为便于以后计算机进行处理,各栏旁边均有记录代码的说明。为了减少错误,所有进入计算机的数字必须填写清楚,有的数字常易混淆,如1和7、2和4、6和0,为了避免混淆和保证统计结果准确,数字应按下列方式以印刷体书写:

1、2、3、4、5、6、7、8、9、0

采用字母作代码时,例如记录乳牙牙状况的检查结果,必须用大写字母如下:

A、B、C、D、E

根据国际牙科联盟(FDI)两位数字系统,两位数字代表特定的牙齿,第一位数字代表口腔的象限,第二位数字代表牙位。

在确定某一牙齿的位置时,建议首先读出象限的代号,然后读代表牙位的数字,如右上颌侧切牙读"1、2",不读"12";左下颌第三磨牙读"3、8"不读"38"。建议调查组每个成员人手一份检查标准和各种代码含义说明。

2. 调查表的识别记录及一般情况栏目

(1) 姓名:受检者姓名用中文填写。

(2) 性别:"1"代表男性,"2"代表女性。

(3) 户口类型:"1"代表城市,"2"代表农村。

(4) 年龄组编号方案:0:3岁;1:4岁;2:5岁;3:12岁;4:13岁;5:14岁;6:15岁;7:35~44岁;8:55~64岁;9:65~74岁。

(5) ID号:每个受检者有一个唯一的登记号,由11位数字组成,记入1~11方格内。其中第1~6格为各县级单位行政区划代码(由国家统计局发布)。第7格代表区县级单位城乡类别:1=城市区1,2=城市区2,3=县城1,4=县城2。第8格是抽中的幼儿园、学校、街道或乡镇编号,1~3依次为抽出的幼儿园,4~6依次为抽出的学校,7~9依次为抽出的街道或乡镇,第9格为年龄组编号,第10~11格为受检者编号,每个年龄组由01-12/36/80顺序编号。

注:ID号的1~7格由本次流调技术组统一编制,下达到各个省、自治区、直辖市的流调技术组。ID号由本次流调技术组统一印制成条码不干胶后发至各省市自治区,各省市自治区只需将条码粘贴在ID号相应位置,不需要手填。

(6) 职业:职业分类及编号按国家职业分类大典的规定如下:(01):国家机关、党群组织、企业、事业单位负责人;(02):专业技术人员;(03):办事人员和有关人员;(04):商业、服务业人员;(05):农、林、牧、渔、水利业生产人员;(06):生产、运输设备操作人员及有关人员;(07):军人;(08):学生;(09):其他从业人员;(10):城乡无业、失业、半失业者。

详细说明如下：

1）国家机关、党群组织、企业、事业单位负责人，包括以下三类人员：①机关、事业单位管理者：指在党政机关、事业单位和社会团体中行使实际的行政管理职权的领导干部，具体包括中央政府各部委和直辖市中具有实际行政管理职权的处级及以上行政级别的干部，各省市自治区中具有实际行政管理职权的乡科级及以上行政级别的干部；②大中型企业高中层管理人员（非业主身份）：指大中型企业的经营管理人员，具体包括三部分人，第一部分是随着现代企业制度的发展，原来的国有和集体企业干部逐渐从行政干部系列中脱离出来，成为职业经理人；第二部分是较大规模的私营企业或高新科技产业领域中的私营企业聘用的经营管理企业的职业经理人或者通过企业股份化使自己从业主型的创业者转变为职业经理人；第三部分人是三资企业的中高层管理人员；③私营企业主：指拥有一定数量的私人资本或固定资产并进行投资以获取利润的人，按照现行政策规定，即包括所有雇工在8人以上的私营企业的业主。

2）专业技术人员：指在各种经济成分的结构（包括国家机关、党群组织、全民企事业单位、集体企事业单位和各类非公有制经济企业）中专门从事各种专业性工作和科学技术工作的人员。

3）办事人员和有关人员：指协助部门负责人处理日常行政事务的专职办公人员，主要由党政机关中的中低层公务员、各种所有制企事业单位中的基层管理人员和非专业性办事人员等组成。

4）商业、服务业人员，具体包括以下两类人员：①个体工商户：个体工商户指拥有较少量私人资本（包括不动产）并投入生产、流通、服务业等经营活动或金融债券市场而且以此为生的人；②商业服务业员工：指在商业和服务行业（包括商贸业、餐饮业、旅游业、体育事业、科技教育事业、文化娱乐业以及社会服务事业）中从事非专业性的、非体力劳动的或体力劳动的人员。

5）农、林、牧、渔、水利业生产人员：指承包集体所有的耕地，以农（林、牧、渔）业为惟一或主要的职业，并以农（林、牧、渔）业为唯一收入来源或主要收入来源的农民。

6）生产、运输设备操作人员及有关人员：指属于非农业户口，在第二产业（制造业、建筑业等）中从事体力、半体力劳动的生产工人，建筑业工人及相关人员。

7）军人：指现役军人。

8）学生：指调查时为在校学习的人员（不包括在职教育的学生）。

9）其他从业人员，包括以下两类人员：①城市农民工：属于农业户口，但长期在城市中第二产业（制造业、建筑业等）中从事体力、半体力劳动的生产工人、建筑业工人及相关人员，很少从事农业生产；②农村农民工：属于当地农业户口，就在当地第二产业（制造业、建筑业等）中从事体力、半体力劳动的生产工人、建筑业工人及相关人员，很少从事农业生产。

10）城乡无业、失业、半失业者：指无固定职业的人群（排除在校学生），其来源包括因就业机会不足长期待业的青年劳动力、土地被城市征用但在城镇还找不到合适职业的农民、因残障或长期卧病不能就业的城乡居民、超过劳动年龄不再参加社会工作的城乡居民。

11）离退休：指已经离休或退休的干部、职工和依靠领取退休金生活的农民，不包括离退休后又参加社会劳动，并领取工资补差（劳动报酬）的人，这部分人应归入相应的职业分类。

（7）民族：我国民族编号（国标）见附录表4。

（8）受教育年限：文化程度按受教育（上学）年限表示：01、02、03、04~25年。如果是文盲，填受教育00年。小学毕业，无论实际上学几年，都填受教育06年；小学没毕业，填受教育01~05年。初中毕业，填受教育09年；初中没毕业，填受教育07~08年。高中毕业填受教育12年；高中没毕业填受教育10~11年。大学专科填13~15年。大学本科毕业根据所学专业填受教育16~18年。硕士及博士研究生毕业，根据实际上学年限填写。

（9）出生日期：按阳历填写出生年、月、日。

（10）检查年份：检查年份"1"代表2015年，"2"代表2016年。

（11）检查日期：月、日需要填入相应的格内，计算机统计时只将年和月纳入统计，日期的记录则便于当调查者需要查阅调查的原始记录时，有助于回忆当时的情况。

（12）检查者编号：各省、直辖市、自治区的3个检查者应单独编号，依次为检查者1、检查者2和检查者3。

附录表4　各民族名称及编码

编码	民族名称	编码	民族名称	编码	民族名称	编码	民族名称
01	汉族	15	土家族	29	柯尔克孜族	43	乌孜别克族
02	蒙古族	16	哈尼族	30	土族	44	俄罗期族
03	回族	17	哈萨克族	31	达尔族	45	鄂温克族
04	藏族	18	傣族	32	仫佬族	46	德昂族
05	维吾尔族	19	黎族	33	羌族	47	保安族
06	苗族	20	傈僳族	34	布朗族	48	裕固族
07	彝族	21	佤族	35	撒拉族	49	京族
08	壮族	22	畲族	36	毛难族	50	塔塔尔族
09	布依族	23	高山族	37	仡佬族	51	独龙族
10	朝鲜族	24	拉祜族	38	锡伯族	52	鄂伦春族
11	满族	25	水族	39	阿昌族	53	赫哲族
12	侗族	26	东乡族	40	普米族	54	门巴族
13	瑶族	27	纳西族	41	塔吉克族	55	珞巴族
14	白族	28	景颇族	42	怒族	56	基诺族

六、问卷调查

1. **资料收集的方法**　对3~5岁儿童的父母、35~44岁、55~64岁和65~74岁年龄组受检者采取由问卷调查员在口腔检查现场面对面询问的方法收集数据。12~15岁年龄组学生采取由学校老师和问卷调查员共同组织,在教室统一说明,问卷调查员逐题引导,学生集体自填答卷的方式收集数据。

2. **收集资料的人员**　各省、直辖市、自治区的流调队里有两名问卷调查员,负责完成本省市自治区全部问卷调查。其中一名为问卷调查质量负责人。此外,在方言使用较多,且方言难懂的地区,还应请调查点当地的人员协助完成询问。

3. **资料收集的工具**　问卷调查采用3种调查问卷,分别用于5个年龄组的调查。其中儿童父母的问卷重点收集关于儿童生活习惯、喂养方式、家长发现的口腔健康问题、儿童口腔就医方面以及家长的口腔健康知识的情况。12~15岁学生的问卷重点是口腔健康知、信、行现状,口腔卫生服务利用和自我感觉到的口腔健康问题。中年人和老年人的问卷是口腔健康知、信、行现状,口腔问题和口腔卫生服务利用的情况。

七、质量控制

(一) 口腔检查的质量控制

口腔检查的目的是收集口腔健康状况的信息,能否收集到准确和可靠的信息主要取决于口腔检查及其记录的质量。为确保口腔健康调查的质量,收集到准确、可靠的信息,必须由调查现场技术负责人进行口腔健康调查的质量控制。

1. **把握质量控制的关键环节**　整个调查过程做到统一调查方案,统一调查中需使用的器材,如探针、检查椅、照明灯等;统一现场调查流程,包括口腔检查和问卷调查现场的布置和程序安排;统一资料录入和质量审核。

2. **加强调查人员的选择和培训**　调查人员主要是检查者、记录者和问卷调查员。检查者应具有一定业务水平,具体要求:

(1) 口腔本科毕业从事口腔临床工作3年以上,具有口腔执业医师资格;

(2) 能认真、严格、耐心地进行口腔检查;

(3) 有团队精神、身体健康、能吃苦耐劳。

记录员和问卷调查员均可由具有一定口腔临床工作经验的医师或护士担任。

3. 检查者的培训

(1) 现场调查进行前,检查者将接受理论和口腔检查培训。在严格选择调查人员的基础上,采取统一集中理论培训,使调查员掌握调查方案、方法和检查技术。口腔检查培训时,每名检查者先连续对一组含10个不同程度龋病状况和牙周袋深度的调查对象进行检查,对检查结果进行讨论,对检查标准进行校准,加以统一。

(2) 标准一致性检验:每名检查者与参考检查者一起检查10~15个调查对象的样本,评定其口腔检查的一致性,包括检查者与参考检查者之间的一致性和检查者之间的一致性。分别计算检查者与参考检查者之间龋病状况和牙周袋深度检查结果的 Kappa 值(计算方法见后)。龋病状况的 Kappa 值达到0.8以上方为完全可靠,牙周袋深度的 Kappa 达到0.6以上可靠度为好,均持证上岗(附录图7)。

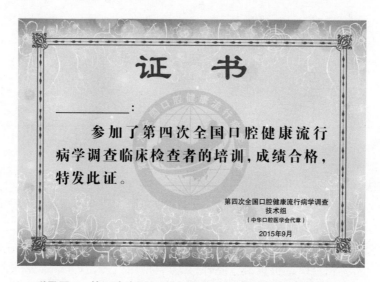

附录图7　第四次全国口腔健康流行病学调查检查者培训证书

牙周状况中的其他内容(包括牙龈出血、牙石和附着丧失),按检查标准准备病例统一培训。

氟牙症和口腔黏膜病通过用符合检查标准的典型病例照片进行培训,现场检查时如有疑问可将病例拍照后传专家确诊。

(3) 考核合格的检查者由流调技术组发给第四次全国口腔健康流行病学调查临床检查者证书,持证上岗。

4. 标准一致性试验　选10~15名调查对象,由检查者及1名参考检查者对调查对象各做一次口腔检查,然后每个检查者的检查结果按相同牙位与参考检查者比较,观察检查者之间技术误差大小,或检查者于隔日上午对相同调查对象再做一次检查,检查者两次检查结果比较,观察检查者本身诊断误差大小。Kappa 值的大小与可靠度的关系见附录表5。

附录表5　Kappa 值的大小与可靠度的关系

Kappa 值	可靠度	Kappa 值	可靠度
0.40 以下	可靠度不合格	0.61~0.80	可靠度好
0.41~0.60	可靠度中等	0.81~1.0	完全可靠

(1) WHO 推荐的龋病状况的 Kappa 值计算方法见附录表6:

附录表6 龋病状况的 Kappa 值计算表

检查者2	检查者1		
	正常	龋	合计
正常	a	c	a+c
龋	b	d	b+d
合计	a+b	c+d	a+b+c+d(=1)

a= 两名检查者同意为正常的牙数
b= 检查者1认为正常而检查者2认为龋的牙数
c= 检查者1认为龋而检查者2认为正常的牙数
d= 两名检查者都认为是龋的牙数

$$公式：k=\frac{Po-Pe}{1-Pe}$$

Po= 观察同意的比例，即（a+d）

Pe= 随检查机遇可望同意的比例，即（a+c）×（a+b）为正常牙，（b+d）×（c+d）为龋。

$$Pe=\frac{(a+c)\times(a+b)\times(b+d)\times(c+d)}{(a+b+c+d)^2}$$

当完全同意时，k=1；完全不同意时，a+d=0，k=0，k 值 >0.8，表明一致性为完全可靠，0.6~0.8 为好，0.4~0.6 为中。

（2）牙周袋深度的 Kappa 值计算方法见附录表7：

附录表7 牙周袋深度的 Kappa 值计算表

检查者2	检查者1（参考检查者）			
	0	1	2	合计
0	a	d	g	ζ（a+d+g）
1	b	e	h	η（b+e+h）
2	c	f	i	λ（c+f+i）
合计	α（a+b+c）	β（d+e+f）	γ（g+h+i）	ξ（a+b+c+d+e+f+g+h+i）

a= 两名检查者同意为0的牙数
b= 检查者1认为0而检查者2认为1的牙数
c= 检查者1认为0而检查者2认为2的牙数
d= 检查者1认为1而检查者2认为0的牙数
e= 两名检查者同意为1的牙数
f= 检查者1认为1而检查者2认为2的牙数
g= 检查者1认为2而检查者2认为0的牙数
h= 检查者1认为2而检查者2认为1的牙数
i= 两名检查者同意为2的牙数

$$公式：k=\frac{Po-Pe}{1-Pe}$$

Po——观察一致的比例，即（a+e+i）；

Pe——随检查机遇可望一致的比例

$$Pe=\frac{\alpha\times\zeta+\beta\times\eta+\gamma\times\lambda}{\xi^2}$$

5. 调查过程的质量控制

（1）调查现场的检查条件要一致，使用统一配置的移动牙科检查椅和 CPI 探针。

（2）在检查过程中，记录者应与检查者密切配合，准确清晰记录检查结果，及时发现可能出现的错误。

记录者要注意检查的牙位和顺序,以免将检查结果填错位置,必要时主动报出牙位,与检查者核实。

(3) 在口腔检查中应注意避免各项检查之间的相互干扰。检查顺序为:口腔黏膜,氟牙症,牙状况:冠龋、根龋,义齿修复状况,牙周状况:牙龈出血、牙石、牙周袋深度、附着丧失,需要立即处理及安排治疗的情况。

(4) 建立质量控制制度,加强技术督导。在口腔检查中,调查对象按照 5% 的复查率,接受另一位检查者的复查。复查的项目包括龋病状况和牙周袋深度。保留所有复查结果并与正常检查结果一起做标准一致性分析。

复查时发现的差异,调查队技术负责人应在调查对象离开之前请所有检查者一并讨论,重新领会标准,达成共识,但复查结果不能更改。

(5) 在整个调查过程中,组织督导专家深入调查现场进行现场督导和检查。对每位检查者检查过的 5 名调查对象进行复查。龋病状况和牙周袋深度复查半口牙齿,即调查对象 ID 编号末尾为奇数的复查奇数象限(即第 1、3 象限,右上、左下),调查对象 ID 编号末尾为偶数的复查偶数象限(即第 2、4 象限,左上、右下)。所有复查结果计算 Kappa 值。

(6) 调查队技术负责人应掌握和控制调查的过程,避免抢时间、赶速度。检查者不应在过度疲劳状况下进行口腔检查。

(二) 问卷调查的质量控制

为了保证调查的顺利进行和调查的质量,必须对调查的每一个环节实行严格的质量控制。现场调查的质量控制的目的是通过采取一系列的措施,使调查获得的数据尽量能反映真实情况。质量控制应贯穿于方案设计、调查员的选择和培训、现场调查以及资料整理的全过程。其中现场调查阶段的质量控制尤为重要。

1. **调查方案设计、论证和预调查** 调查方案的设计必须科学可行。指标筛选要慎重,指标解释要清楚,各项标准要统一。在正式确定调查方案前必须经过反复论证和预调查,其目的是检验调查设计的科学性及可行性。

2. **调查人员的选择和培训** 调查人员的严格挑选和培训是取得准确、可靠资料的重要前提。应选择愿意从事调查工作、有责任心、工作认真负责、耐心细致、有一定社会交往能力的口腔医务人员或卫生人员为调查员。

每位调查员都要接受由全国流调技术组统一组织的培训。培训的内容有:明确调查的目的和意义,了解调查的设计原则和方法,统一调查指标及填写要求,规范询问的程序和方法,明确现场调查工作纪律。培训结束后,应对培训效果进行考查,问卷调查员技术的一致性达到 95% 以上。考查合格后由本次流调领导组发给第四次全国口腔健康流行病学调查问卷调查员证书(附录图 8),才能参加正式调查。

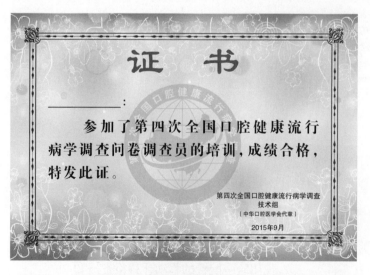

附录图 8 第四次全国口腔健康流行病学调查问卷调查员培训证书

3. 建立调查质量核查制度

(1) 现场调查中,在每一位调查对象离开现场前,调查员都要对问卷的各项内容进行全面的检查,如有疑问应重新询问核实,如有错误要及时更正,有遗漏项目要及时补填,注意不要出现逻辑上的错误。

(2) 对 12~15 岁年龄组的自填问卷,特别要注意在学生离开问卷调查现场之前核查无误。

(3) 问卷调查负责人从正式调查开始后的当晚就应逐日检查问卷的完整性和准确性,发现错漏项时,尽量在第二天重新询问,予以补充更正。在认真核实无误后方可签字验收、封存报送。

4. 加强检查和督导 全国和各省市自治区流调技术组要深入调查现场进行问卷调查的现场督导和检查。

(三) 片区现场检查培训方案

为保证第四次全国口腔健康流行病学调查质量,提高各省市自治区技术负责人和检查者对第四次全国口腔健康流行病学调查方案的理解,统一检查方法和标准,需对全国各省市自治区技术负责人和口腔检查员进行口腔检查技术培训。口腔检查技术培训包括对口腔疾病检查标准的理解、校正和龋病、牙周袋深度的标准一致性检验。

1. 培训对象 片区现场检查培训对象包括各个省、直辖市和自治区的技术负责人和现场检查员。其中技术负责人 1 名,现场检查员 3 名,全国督导组成员数名,共约 24 名。

2. 培训时间 各片区现场检查培训时间应该安排在 2015 年 9 月下旬至 10 月中旬,最迟不得晚于 10 月底,培训时间约需 2 天。

3. 培训地点 全国 31 个省被划分为 6 个片区,分别是北方区(北京、辽宁、吉林、黑龙江、天津),王伟健、袁超负责;西北区(陕西、新疆、内蒙、宁夏和青海),林焕彩、王胜朝负责;西南区(四川、重庆、云南、贵州和西藏),胡德瑜、李雪负责;中南区(湖北、广东、海南、广西、湖南),台保军、江汉负责;华东区(上海、江西、福建、安徽、江苏和浙江),冯希平、郑树国、陈曦负责;中部区(河北、山西、甘肃、河南、山东),司燕、支清惠负责。各片区的培训地点由片区内技术负责人协商决定,原则上应该选择片区中交通方便、牙防力量较强的省份进行。

4. 培训内容 培训内容包括口腔疾病检查标准理论复习、龋病和牙周状况检查标准现场练习、龋病和牙周袋深度检查标准一致性检验。

(1) 口腔疾病检查标准理论复习:由培训教师对口腔黏膜疾病、牙状况、牙周状况、氟牙症和义齿情况用 PPT 授课的方式进行复习,培训教师可以配以口腔疾病各种状态的照片对检查标准进行解读,以增进受培训者对检查标准的理解。

(2) 龋病和牙周状况检查标准现场练习:采用口腔检查结合讨论的方式练习龋病和牙周疾病的检查方法和标准,以熟悉调查表和检查项目的检查方法和诊断标准。

1) 牙状况:安排 12 岁学生志愿者(口腔内有龋齿)10 名,分为 2 批。第一批学生 5 名,检查者 12 名左右,每名学生分别由 1 名参考检查者及 2~3 名检查者轮流检查,保证每名检查者至少检查 1 名学生,检查内容包括 12 岁学生检查表上所有内容,并针对可疑情况和不同意见的结果进行讨论,统一检查标准。第二批流程同第一批。

2) 牙周状况:安排 35 岁以上志愿者 10 名,分为 2 批。第一批志愿者 5 名,检查者 12 名左右,每名志愿者分别由 1 名参考检查者及 2~3 名检查者轮流检查,保证每名检查者至少检查 1 名志愿者,检查内容包括中老年检查表上所有内容,并针对可疑情况和不同意见的结果进行讨论,统一检查标准。第二批流程同第一批。

(3) 龋病和牙周袋深度检查标准一致性检验:安排 20 名 12 岁学生志愿者和 36 名 35 岁以上志愿者。

1) 龋病的标准一致性检验:将 20 名学生志愿者分两批进行校准,每批编号 1~10 号。检查者也分两批进行,每批 12 名左右。参考检查者和每批 12 名左右的检查者逐一检查每批 10 名 12 岁学生志愿者全口牙列的牙状况,检查结果记录在检查表格内。参考检查者需要检查全部 20 名学生志愿者,每名检查者只需检查 10 名学生,每名学生志愿者被检查 13 次左右。

2) 牙周袋检查的标准一致性检验:假设 24 名检查者参加校准,则需要邀请 36 名中年志愿者。由参考检查者逐一对所有中年志愿者检查全口牙列的牙周袋情况,将检查结果记录在表格内。分多批次进行,每批 3 名受检者,接受参考检查者和 2 名检查者的检查。参考检查者需要检查全部中年志愿者,每名检查者只需检查 3 名中年志愿者全口牙列的牙周袋情况,将检查结果记录在表格内。每名中年志愿者共接受 3 次牙周袋深度检查。

3) 计算 Kappa 值:详见"七、质量控制""(一)口腔检查的质量控制"部分。

(四) 项目督导方案

1. **组织实施**　国家项目办组织协调相关人员对所有省(区、市、兵团)工作执行情况进行国家级督导。督导组可包括:卫生行政部门、技术组或督导组专家、项目办人员(包括财务人员)。

各省市自治区项目办组织相关人员,包括本省市自治区卫生行政部门、项目承担单位、项目参与单位的负责人、项目负责人对省内各区/县的现场调查工作进行督导,以保证工作进度和质量。

2. **内容和方法**　国家级督导主要是检查总体情况,包括工作机制、财务管理和现场调查的质控。督导期间完成检查者的校准,计算 Kappa 值,达不到要求的检查者,督导组负责培训,这种情况下需要二次督导,再次评估。

省级督导主要是检查现场协调问题,帮助流调队伍解决区县级的协调与沟通,还包括抽样情况、口腔检查、问卷调查、财务管理等几个方面。

3. **督导频次**

(1) 国家级督导:对 31 个省,每个省督导次数不少于 1 次。建议在各省市自治区开始调查的第一个区县内完成。第一次督导完成后要明确该省是否需第二次督导。

(2) 省级督导:对 4 个区/县,每个区/县督导次数不少于 1 次。

4. **管理要求**

(1) 工作进度和质量是重要评价内容:督导时发现调查过程中存在问题时应该责令整改,质量不合格时应当对承担任务的医务人员进行再培训,合格后再参加口腔检查工作。

(2) 注重痕迹管理:国家级督导完成后,督导人员及时填写督导反馈表,明确该省是否需要第二次国家级督导,将督导结果反馈给国家项目办,国家项目办再与各省市自治区沟通。由国家项目办确定第二次督导的时间和内容。汇总各省市自治区的经验和发现的问题,以简报的形式发放各省市自治区,推广经验,总结问题。

省级督导结果填写省级反馈表给省级项目办,省级项目办再与各项目县沟通,并报送国家项目办。

各项目省总结、推广好的经验,对存在的问题提出意见,限期整改。

八、数据的管理与利用

数据管理工作的原则是统筹规划、统一标准,属地管理、责权一致,保障安全、便捷高效。全国流调技术组负责监督指导第四次全国口腔健康流行病学调查过程中的信息收集、管理、利用、安全和隐私保护工作。各省市自治区(直辖市、自治区)流调技术组作为数据管理的责任单位,遵循医学伦理原则,负责组织落实本辖区相应的信息收集、管理、利用、安全和隐私保护要求。

1. **数据管理**

(1) 国家疾控中心慢病中心负责建立流行病学数据采集平台,后期数据整理,并锁定最终数据库,交由中华口腔医学会保存。

(2) 中华口腔医学会负责存储、管理本次调查中收集的数据,由专人负责,不得擅自更改、删除、泄露本次调查的数据信息,以确保信息的完整性、安全性。

(3) 中华口腔医学会应当具备符合国家有关规定要求的数据存储、容灾备份和管理条件,实现数据的长期保存。

(4) 在原国家卫生计生委出版正式报告以后,由中华口腔医学会将最终数据反馈给各省市自治区使用。

(5) 调查的原始纸质问卷及口腔检查表由各省市自治区项目合作单位保存,需要保存至少 5 年以上。

2. **信息利用**　调查所获得的数据信息经分析整理后出版《第四次全国口腔健康流行病学调查报告》。

原始数据库应服务于居民健康、科学研究和制定管理决策。利用全国数据进行专题分析必须经过技术组协商,并经中华口腔医学会同意。任何涉及保密信息和个人隐私的信息,不得对外提供。

3. 数据管理系统 数据管理系统是为了满足第四次全国口腔健康流行病学调查工作而设计开发的,目的是提高问卷录入过程的效率和准确性,保证各问卷录入顺畅,实现各年龄段口腔健康调查表、调查问卷数据录入时时上传和评估,进行质量控制,录入过程实时掌握现场调查进度等。

第四次全国口腔健康流行病学调查数据管理系统包括三部分功能:

(1) 调查表及调查问卷一次录入过程管理:录入方式为在每个省设置一个数据录入工作站,以笔记本电脑作为数据交换和存储终端,软件安装到笔记本电脑终端里,接收问卷录入信息,对各问卷设计必填项、逻辑跳转、合理值范围等质量控制功能。

(2) 调查表及调查问卷二次录入过程管理:录入方式为只有完成了第一次录入过程方可进行第二次录入,并时时比对与第一次的录入结果,最终保存第二次录入结果,接收问卷录入信息、对各问卷设计必填项、逻辑跳转、合理值范围、等质量控制功能,并把二次录入过程上传到中心服务器。

(3) 调查表及调查问卷数据统计及查询:以省为单位,各省市自治区调查问卷及调查表录入数量的统计及查询,所属的监测点录入数量的统计及查询。

第四次全国口腔健康流行病学调查数据管理系统总体设计构架见附录表8。

附录表8 第四次全国口腔健康流行病学调查管理系统

功能	所需硬件与软件	主要模块	主要作用
数据录入功能	1. 笔记本电脑 2. 扫描枪 3. 数据录入管理软件(用于笔记本电脑)	1. 原始表的一次录入 2. 原始表的二次录入 3. 复查表首次录入 4. 复查表二次录入 5. 问卷录入统计 6. 问卷录入查询 7. 系统设置	数据中转站,录入完成后通过计算机终端将所有数据上传到中心服务器

附录 3 全国 31 个省市自治区抽样点分布情况

省市自治区	调查县区	县区编码
北京市	朝阳区	110105
	丰台区	110106
	通州区	110112
	昌平区	110114
天津市	南开区	120104
	红桥区	120106
	北辰区	120113
	蓟县	120225
湖北省	武汉市黄陂区	420116
	黄石市阳新县	420222
	孝感市汉川市	420984
	荆州市沙市区	421002
河北省	石家庄市桥西区	130104
	唐山市遵化市	130281
	秦皇岛市昌黎县	130322
	邢台市桥西区	130503
山西省	大同市城区	140202
	晋中市平遥县	140728
	运城市闻喜县	140823
	忻州市忻府区	140902
内蒙古自治区	包头市东河区	150202
	包头市青山区	150204
	通辽市奈曼旗	150525
	鄂尔多斯市达拉特旗	150621
辽宁省	沈阳市和平区	210102
	大连市庄河市	210283
	丹东市 东港市	210681
	锦州市凌河区	210703
吉林省	长春市宽城区	220103
	长春市农安县	220122
	松原市长岭县	220722
	白城市洮北区	220802

省市自治区	调查县区	县区编码
黑龙江省	牡丹江市爱民区	231004
	绥化市北林区	231202
	绥化市青冈县	231223
	绥化市海伦市	231283
上海市	普陀区	310107
	虹口区	310109
	闵行区	310112
	浦东新区	310115
江苏省	徐州市铜山县	320312
	苏州市常熟市	320581
	盐城市亭湖区	320902
	镇江市京口区	321102
浙江省	杭州市江干区	330104
	宁波市余姚市	330281
	台州市路桥区	331004
	台州市温岭市	331081
安徽省	合肥市包河区	340111
	芜湖市镜湖区	340202
	六安市寿县	341521
	亳州市涡阳县	341621
福建省	福州市鼓楼区	350102
	福州市福清市	350181
	厦门市同安区	350212
	漳州市漳浦县	350623
贵州省	遵义市汇川区	520303
	遵义市遵义县	520321
	安顺市西秀区	520402
	毕节地区赫章县	520527
陕西省	西安市户县	610125
	宝鸡市陈仓区	610304
	咸阳市礼泉县	610425
	安康市汉滨区	610902
青海省	西宁市城东区	630102
	西宁市城中区	630103

续表

省市自治区	调查县区	县区编码
	西宁市大通回族自治县	630121
	海东地区民和回族土族自治县	630222
新疆维吾尔自治区	乌鲁木齐天山区	650102
	喀什地区喀什市	653101
	塔城地区沙湾县	654223
	石河子市	659001
重庆市	涪陵区	500102
	沙坪坝区	500106
	渝北区	500112
	大足县	500111
湖南省	长沙市天心区	430103
	长沙市雨花区	430111
	邵阳市隆回县	430524
	常德市桃源县	430725
海南省	海口市龙华区	460106
	三亚市市辖区	460201
	琼海市	469002
	万宁市	469006
广东省	佛山市禅城区	440604
	佛山市顺德区	440606
	惠州市博罗县	441322
	汕尾市陆丰市	441581
广西壮族自治区	南宁市兴宁区	450102
	钦州市钦南区	450702
	玉林市陆川县	450922
	玉林市北流市	450981
四川省	遂宁市船山区	510903
	宜宾市宜宾县	511521
	广安市广安区	511602
	达州市达县（达川区）	511703
甘肃省	天水市秦州区	620502
	平凉市崆峒区	620802
	庆阳市镇原县	621027
	陇南市礼县	621226

续表

省市自治区	调查县区	县区编码
河南省	濮阳市濮阳县	410928
	漯河市召陵区	411104
	驻马店市驿城区	411702
	驻马店市泌阳县	411726
云南省	昆明市官渡区	530111
	昆明市西山区	530112
	临沧市凤庆县	530921
	大理州大理市	532901
山东省	潍坊市寿光市	370783
	威海市环翠区	371002
	临沂市河东区	371312
	临沂市平邑县	371326
江西省	南昌市西湖区	360103
	南昌市青山湖区	360111
	九江市都昌县	360428
	赣州市于都县	360731
西藏自治区	拉萨市城关区	540102
	日喀则市	542300
	林芝地区林芝县	542621
	那曲地区那曲县	542421
宁夏回族自治区	银川市西夏区	640105
	固原市原州区	640402
	固原市西吉县	640422
	中卫市中宁县	640521

附录4 口腔健康调查表

第四次全国口腔健康调查表(3~5岁)

ID号 □□□□□□□□□□ 姓名 _____

性别 □ 男=1 女=2 民族 □□ 户口类型 □ 非农=1 农业=2

出生日期 □□□□ □□□

检查年份 □ 2015年=1 2016年=2 检查日期 □□ □□ 检查者编号 □

牙状况

	55	54	53	52	51		61	62	63	64	65	
	16	15	14	13	12	11	21	22	23	24	25	26
牙冠	□	□	□	□	□	□	□	□	□	□	□	□

	85	84	83	82	81		71	72	73	74	75	
	46	45	44	43	42	41	31	32	33	34	35	36
牙冠	□	□	□	□	□	□	□	□	□	□	□	□

牙冠符号

乳牙	恒牙	
A	0	无龋
B	1	冠龋
C	2	已充填有龋
D	3	已充填无龋
E	4	因龋缺失
X	5	因其他原因失牙
F	6	窝沟封闭
G	7	桥基牙,特殊冠或贴面
X	8	未萌牙
T	T	外伤
N	9	不作记录

需要立即处理和安排治疗的情况说明

有=1 无=0 □

表格类型

原始表=1 复查表=2 □

176

第四次全国口腔健康调查表（12~14 岁）

ID 号 □□□□□□□□□　姓名 ＿＿＿＿＿＿＿

性别 □　男 =1　民族 □□　户口类型 □　非农 =1
　　　　女 =2　　　　　　　　　　　　　　农业 =2

受教育年限 □□　出生日期 □□□□□□□□

检查年份 □　2015 年 =1　检查日期 □□□□　检查者编号 □
　　　　　　2016 年 =2

牙状况

		55	54	53	52	51	61	62	63	64	65		
	17	16	15	14	13	12	11	21	22	23	24	25	26	27

牙冠 □□□□□□□ □□□□□□□

		85	84	83	82	81	71	72	73	74	75		
	47	46	45	44	43	42	41	31	32	33	34	35	36	37

牙冠 □□□□□□□ □□□□□□□

牙冠符号

乳牙	恒牙		乳牙	恒牙		乳牙	恒牙	
A	0	无龋	E	4	因龋缺失	X	8	未萌牙
B	1	冠龋	X	5	因其他原因失牙	T	T	外伤
C	2	已充填有龋	F	6	窝沟封闭	N	9	不作记录
D	3	已充填无龋	G	7	桥基牙,特殊冠或贴面			

牙周状况

		55	54	53	52	51	61	62	63	64	65		
	17	16	15	14	13	12	11	21	22	23	24	25	26	27

牙龈出血 □□□□□□□ □□□□□□□

牙结石 □□□□□□□ □□□□□□□

		85	84	83	82	81	71	72	73	74	75		
	47	46	45	44	43	42	41	31	32	33	34	35	36	37

牙结石 □□□□□□□ □□□□□□□

牙龈出血 □□□□□□□ □□□□□□□

牙龈出血　　　　　　　　　　　牙结石
0　无　9　不作记录　　　　　0　无　9　不作记录
1　有　X　缺失牙　　　　　　1　有　X　缺失牙

氟牙症(仅检查 12 岁年龄组学生)		需要立即处理和安排治疗的情况说明
0	正常	有 =1　□
1	可疑	表格类型
2	很轻　□	
3	轻度	原始表 =1
4	中度	复查表 =2　□
5	重度	
9	不作记录	

177

第四次全国口腔健康调查表（15 岁）

ID 号 ☐☐☐☐☐☐☐☐☐☐ 姓名 _____

性别 ☐ 男 =1 女 =2   民族 ☐☐   户口类型 ☐ 非农 =1 农业 =2

受教育年限 ☐☐   出生日期 ☐☐☐☐☐☐

检查年份 ☐ 2015 年 =1 2016 年 =2   检查日期 ☐☐☐☐   检查者编号 ☐

牙状况

| | 55 | 54 | 53 | 52 | 51 | | 61 | 62 | 63 | 64 | 65 | | |
| 17 | 16 | 15 | 14 | 13 | 12 | 11 | 21 | 22 | 23 | 24 | 25 | 26 | 27 |

牙冠 ☐☐☐☐☐☐☐ ☐☐☐☐☐☐☐

| | 85 | 84 | 83 | 82 | 81 | | 71 | 72 | 73 | 74 | 75 | | |
| 47 | 46 | 45 | 44 | 43 | 42 | 41 | 31 | 32 | 33 | 34 | 35 | 36 | 37 |

牙冠 ☐☐☐☐☐☐☐ ☐☐☐☐☐☐☐

牙冠符号

乳牙	恒牙		乳牙	恒牙		乳牙	恒牙	
A	0	无龋	E	4	因龋缺失	X	8	未萌牙
B	1	冠龋	X	5	因其他原因失牙	T	T	外伤
C	2	已充填有龋	F	6	窝沟封闭	N	9	不作记录
D	3	已充填无龋	G	7	桥基牙,特殊冠或贴面			

牙周状况

| | 55 | 54 | 53 | 52 | 51 | | 61 | 62 | 63 | 64 | 65 | | |
| 17 | 16 | 15 | 14 | 13 | 12 | 11 | 21 | 22 | 23 | 24 | 25 | 26 | 27 |

牙龈出血 ☐☐☐☐☐☐☐ ☐☐☐☐☐☐☐
牙石 ☐☐☐☐☐☐☐ ☐☐☐☐☐☐☐
牙周袋 ☐☐☐☐☐☐☐ ☐☐☐☐☐☐☐
附着丧失 ☐☐☐☐☐☐☐ ☐☐☐☐☐☐☐

| | 85 | 84 | 83 | 82 | 81 | | 71 | 72 | 73 | 74 | 75 | | |
| 47 | 46 | 45 | 44 | 43 | 42 | 41 | 31 | 32 | 33 | 34 | 35 | 36 | 37 |

牙龈出血 ☐☐☐☐☐☐☐ ☐☐☐☐☐☐☐
牙石 ☐☐☐☐☐☐☐ ☐☐☐☐☐☐☐
牙周袋 ☐☐☐☐☐☐☐ ☐☐☐☐☐☐☐
附着丧失 ☐☐☐☐☐☐☐ ☐☐☐☐☐☐☐

牙龈出血
0 无   9 不作记录
1 有   X 缺失牙

牙石
0 探诊后没有牙石   9 不作记录
1 探诊后有牙石   X 缺失牙

牙周袋

0　无
1　牙周袋 4~5mm（龈缘在第一个黑区内）
2　牙周袋 ≥6mm（龈缘超过第一个黑区的上限）
9　不作记录
X　缺失牙

牙周附着丧失

0　0~3mm
1　4~5mm（釉牙骨质界在第一个黑区内）
2　6~8mm（釉牙骨质界在两个黑区之间）
3　9~11mm（釉牙骨质界在第二个黑区内）
4　≥12mm（釉牙骨质界超过第二个黑区的上限）
9　不作记录
X　缺失牙

需要立即处理和安排治疗的情况说明

有 =1
无 =0　□

表格类型

原始表 =1
复查表 =2　□

第四次全国口腔健康调查表(35~44 岁、55~64 岁、65~74 岁)

ID 号 □□□□□□□□□□ 姓名 ＿＿＿＿＿＿＿

性别 □ 男 =1 / 女 =2　职业 □□　民族 □□　户口类型 □ 非农 =1 / 农业 =2

受教育年限 □□　出生日期 □□□□□□□□

检查年份 □ 2015 年 =1 / 2016 年 =2　检查日期 □□□□　检查者编号 □

口腔黏膜

口腔黏膜有无异常 □ 无异常 =0 / 有异常 =1

状况
0	无异常
1	口腔癌
2	白斑
3	扁平苔藓
4	溃疡(阿弗他、疱疹、创伤性)
5	念珠菌病
6	脓肿
7	其他(详细说明)
9	不作记录

□ □
□ □
□ □

部位
0	唇红缘
1	口角
2	唇黏膜
3	唇沟
4	颊黏膜
5	口底
6	舌
7	硬腭 / 软腭
8	牙槽嵴 / 牙龈
9	不作记录

牙状况

				55	54	53	52	51	61	62	63	64	65			
18	17	16	15	14	13	12	11	21	22	23	24	25	26	27	28

牙冠 □□□□□□□□ □□□□□□□□
牙根 □□□□□□□□ □□□□□□□□

				85	84	83	82	81	71	72	73	74	75			
48	47	46	45	44	43	42	41	31	32	33	34	35	36	37	38

牙冠 □□□□□□□□ □□□□□□□□
牙根 □□□□□□□□ □□□□□□□□

冠根符号

乳牙	恒牙冠		恒牙根	
A	0	无龋	0	无龋
B	1	冠龋	1	根龋
C	2	已充填有龋	2	已充填有龋
D	3	已充填无龋	3	已充填无龋
E	4	因龋缺失	6	残根
X	5	因其他原因失牙	7	种植牙
F	6	窝沟封闭	8	牙根未暴露
G	7	桥基牙,特殊冠或贴面	9	不作记录
X	8	未萌牙		
T	T	外伤		
N	9	不作记录		

牙周状况

	18	17	16	15	14	13	12	11	21	22	23	24	25	26	27	28
牙龈出血	□	□	□	□	□	□	□	□	□	□	□	□	□	□	□	□
牙石	□	□	□	□	□	□	□	□	□	□	□	□	□	□	□	□
牙周袋	□	□	□	□	□	□	□	□	□	□	□	□	□	□	□	□
附着丧失	□	□	□	□	□	□	□	□	□	□	□	□	□	□	□	□

	48	47	46	45	44	43	42	41	31	32	33	34	35	36	37	38
牙龈出血	□	□	□	□	□	□	□	□	□	□	□	□	□	□	□	□
牙石	□	□	□	□	□	□	□	□	□	□	□	□	□	□	□	□
牙周袋	□	□	□	□	□	□	□	□	□	□	□	□	□	□	□	□
附着丧失	□	□	□	□	□	□	□	□	□	□	□	□	□	□	□	□

牙龈出血

0　无　　9　不作记录
1　有　　X　缺失牙

牙石

0　探诊后没有牙石　　9　不作记录
1　探诊后有牙石　　X　缺失牙

牙周袋

0　无
1　牙周袋4~5mm（龈缘在第一个黑区内）
2　牙周袋≥6mm（龈缘超过第一个黑区的上限）
9　不作记录
X　缺失牙

牙周附着丧失

0　0~3mm
1　4~5mm（釉牙骨质界在第一个黑区内）
2　6~8mm（釉牙骨质界在两个黑区之间）
3　9~11mm（釉牙骨质界在第二个黑区内）
4　≥12mm（釉牙骨质界超过第二个黑区的上限）
9　不作记录
X　缺失牙

义齿修复状况　　　　记录

种植义齿　　□
固定义齿　　□
可摘局部义齿　　□
全口义齿　　□
非正规义齿　　□
有缺失未修复　　□

0= 无上述状况
1= 有上述状况

需要立即处理和安排治疗的情况说明

有 =1
无 =0　　□

表格类型

原始表 =1
复查表 =2　　□

附录5　第四次全国口腔健康流行病学调查问卷

2015年第四次全国口腔健康调查问卷（儿童家长）

被调查者 ID 号：□□□□□□□□□□　　　被检查儿童姓名：＿＿＿＿＿＿

调查日期：201 □年□□月□□日　　　　调查员编号：□

注意：只有孩子的父母和祖父母／外祖父母才能完成本问卷！

要求：请在选择题相应选项前面的"□"内划"√"。

1. 您是孩子的？（只选一个答案）

　　1）□父亲　　　　　　2）□母亲　　　　　　3）□祖父／外祖父　　　4）□祖母／外祖母

2. 您孩子出生时的体重是＿＿＿＿＿斤。（请保留一位小数，不知道或拒绝回答的填写"N"）

3. 您孩子出生后 6 个月内喂养的方式？（只选一个答案）

　　1）□完全母乳喂养　　　　　　　　　2）□母乳喂养为主

　　3）□完全人工喂养　　　　　　　　　4）□人工喂养为主

　　5）□母乳喂养和人工喂养各半

4. 您孩子平时进食以下食品或饮料的频率如何？（每小题选一个答案）

	6 每天 ≥2次	5 每天 1次	4 每周 2~6次	3 每周 1次	2 每月 1~3次	1 很少／从不
1）甜点心(饼干、蛋糕、面包)及糖果(巧克力、含糖口香糖)	□	□	□	□	□	□
2）甜饮料(糖水、可乐等碳酸饮料,橙汁、苹果汁等果汁、柠檬水等非鲜榨果汁)	□	□	□	□	□	□
3）加糖的牛奶、酸奶、奶粉、茶、豆浆、咖啡	□	□	□	□	□	□

5. 您孩子在晚上睡前吃甜点或喝甜饮料吗？（只选一个答案）

　　1）□经常　　　　　　2）□偶尔　　　　　　3）□从不

6. 您孩子刷牙吗？（只选一个答案）

　　1）□刷牙　　　　　　2）□偶尔刷或从不刷(选 2 项者不回答第 7 至 11 题)

7. 您孩子从几岁开始刷牙？（只选一个答案）

　　1）□半岁　　　　2）□ 1 岁　　　　3）□ 2 岁　　　　4）□ 3 岁

　　5）□ 4 岁　　　　6）□ 5 岁　　　　7）□不记得

8. 您孩子每天刷几次牙？（只选一个答案）

　　1）□ 2 次及以上　　　2）□ 1 次　　　　3）□不是每天刷

9. 您帮助孩子刷牙吗？（只选一个答案）

    1) □每天   2) □每周   3) □有时

    4) □偶尔   5) □从没做过

10. 您孩子刷牙时用牙膏吗？（只选一个答案）

    1) □是   2) □否   3) □不知道（选 2 或 3 项者不回答第 11 题）

11. 您孩子刷牙时用含氟牙膏吗？（只选一个答案）

    1) □是   2) □否   3) □不知道

12. 在过去的 12 个月内，您孩子是否有过牙痛或不适？（只选一个答案）

    1) □从来没有   2) □有时候有   3) □经常有   4) □不清楚

13. 您孩子去医院看过牙吗？（只选一个答案）

    1) □看过   2) □从来没看过（选 2 项者不回答第 14 至 17 题）

14. 您孩子最近一次去医院看牙距离现在多长时间？（只选一个答案）

    1) □ 6 个月以内

    2) □ 6 个月至 12 个月（选 1 或 2 项者不回答第 18 题）

    3) □ 12 个月以上（选 3 项者不回答第 15 至 17 题）

15. 您孩子最近一次去医院看牙的主要原因是什么？（只选一个答案）

    1) □咨询检查   2) □预防   3) □治疗   4) □不知道

16. 在过去的一年内您孩子去医院看牙的总费用是 _____ 元？（请填一个整数，不知道或拒绝回答的填写"N"）

17. 在上述看牙费用中，您个人需要支付的比例是 _____ %。（请填一个整数，不知道或拒绝回答的填写"N"）

18. 您孩子在过去 12 个月里没有去医院看牙的原因是？（可选多个答案）

    1) □孩子的牙没问题   2) □孩子的牙坏得不严重

    3) □乳牙要替换，不需要看   4) □因为经济困难，看不起牙

    5) □看牙不方便   6) □太忙、没时间

    7) □孩子害怕看牙疼痛   8) □附近没有牙医

    9) □害怕传染病   10) □很难找到信得过的牙医

    11) □挂号太难   12) □在幼儿园看牙

    13) □其他原因

19. 您对孩子的全身健康状况评价如何？（只选一个答案）

    1) □很好   2) □较好   3) □一般   4) □较差

    5) □很差

20. 您对孩子的牙齿和口腔状况评价如何？（只选一个答案）

    1) □很好   2) □较好   3) □一般   4) □较差

    5) □很差

21. 您对以下说法的看法如何？（每小题选一个答案）

	1 同意	2 不同意	8 无所谓	9 不知道
1）口腔健康对自己的生活很重要	☐	☐	☐	☐
2）定期口腔检查是十分必要的	☐	☐	☐	☐
3）牙齿的好坏是天生的,与自己的保护关系不大	☐	☐	☐	☐
4）预防牙病首先靠自己	☐	☐	☐	☐
5）保护孩子六龄牙很重要	☐	☐	☐	☐
6）母亲牙齿不好会影响孩子的牙齿	☐	☐	☐	☐

22. 您认为下面的说法是否正确？（每小题选一个答案）

	1 正确	2 不正确	8 不知道
1）刷牙时牙龈出血是正常的	☐	☐	☐
2）细菌可以引起牙龈发炎	☐	☐	☐
3）刷牙对预防牙龈出血没有用	☐	☐	☐
4）细菌可以引起龋齿	☐	☐	☐
5）吃糖可以导致龋齿	☐	☐	☐
6）乳牙坏了不用治疗	☐	☐	☐
7）窝沟封闭能预防儿童龋齿	☐	☐	☐
8）氟化物对保护牙齿没有用	☐	☐	☐

23. 您获得的最高学历是什么？（只选一个答案）

1）☐没有上过学　　2）☐小学　　　　3）☐初中　　　　4）☐高中

5）☐中专　　　　6）☐大专　　　　7）☐本科　　　　8）☐硕士及以上

24. 您家里共同生活的有几口人？ _____ 人(请填一个整数,不知道或拒绝回答的填写"N")

25. 您家共同生活的人在过去的 12 个月内的总收入是多少？ _____ 万元 / 年(请填一个整数,不知道或拒绝回答的填写"N")

十分感谢您的合作!

184

2015 年第四次全国口腔健康调查问卷（学生）

被调查者 ID 号：□□□□□□□□□□

学校：_____ 年级：_____ 班级：_____ 被调查者姓名：_____

调查日期：201 □年□□月□□日　　　　调查员编号：□

同学们：

你们好！为进一步做好儿童、青少年的口腔保健工作，我们很想知道你对口腔保健的想法和做法，本调查与你们的学习成绩无关，调查结果也不会告诉家长和老师。希望你们按题目的要求如实回答。谢谢！

要求：请在选择题相应选项前面的"□"内划"√"。

1. 你是独生子女吗？（只选一个答案）

　　1）□是　　　　　　　2）□不是

2. 你父亲的最高学历是？（只选一个答案）

　　1）□没有上过学　　2）□小学　　　　3）□初中　　　　4）□高中

　　5）□中专　　　　　6）□大专　　　　7）□本科　　　　8）□硕士及以上

　　9）□没有父亲或者不知道

3. 你母亲的最高学历是？（只选一个答案）

　　1）□没有上过学　　2）□小学　　　　3）□初中　　　　4）□高中

　　5）□中专　　　　　6）□大专　　　　7）□本科　　　　8）□硕士及以上

　　9）□没有母亲或者不知道

4. 你刷牙吗？（只选一个答案）

　　1）□刷牙　　　　　　2）□偶尔刷或从不刷（选 2 项者不回答第 5 至 7 题）

5. 你每天刷几次牙？（只选一个答案）

　　1）□每天刷 2 次及以上　　　　　　2）□每天刷 1 次

　　3）□不是每天刷

6. 你刷牙时用牙膏吗？（只选一个答案）

　　1）□是　　　　　　　　　　　　　2）□否

　　3）□不知道（选 2 或 3 项者不回答第 7 题）

7. 你刷牙时用含氟牙膏吗？（只选一个答案）

　　1）□是　　　　　　　　　　　　　2）□否

　　3）□不知道

8. 你使用牙线吗？（只选一个答案）

　　1）□不用　　　　　　　　　　　　2）□偶尔用

　　3）□每周用　　　　　　　　　　　4）□每天用

9. 你平时进食以下食品或饮料的情况如何？（每小题选一个答案）

	6 每天 ≥ 2 次	5 每天 1 次	4 每周 2~6 次	3 每周 1 次	2 每月 1~3 次	1 很少 / 从不
1）甜点心(饼干、蛋糕、面包)及糖果(巧克力、含糖口香糖)	□	□	□	□	□	□
2）甜饮料(糖水、可乐等碳酸饮料,橙汁、苹果汁等果汁、柠檬水等非鲜榨果汁)	□	□	□	□	□	□
3）加糖的牛奶、酸奶、奶粉、茶、豆浆、咖啡	□	□	□	□	□	□

10. 你抽烟吗？（只选一个答案）

1）□每天抽　　　2）□每周抽　　　3）□很少或曾经抽　　　4）□从不抽

11. 你对自己的全身健康状况评价如何？（只选一个答案）

1）□很好　　　2）□较好　　　3）□一般　　　4）□较差

5）□很差

12. 你对自己的牙齿和口腔状况评价如何？（只选一个答案）

1）□很好　　　2）□较好　　　3）□一般　　　4）□较差

5）□很差

13. 你的牙齿碰伤或摔伤过吗？（只选一个答案）

1）□伤过　　　2）□没伤过　　　3）□记不清(选 2 或 3 项者不回答第 14 题)

14. 你的牙齿是在什么地方受的伤？（可选多个答案）

1）□在校园内　　　2）□在校园外

15. 在过去的 12 个月里,你是否有过牙疼？（只选一个答案）

1）□经常有　　　2）□偶尔有　　　3）□从来没有　　　4）□记不清

16. 你看过牙吗？（只选一个答案）

1）□看过　　　2）□从来没看过(选 2 项者不回答第 17、18 题)

17. 你最近一次看牙距现在多长时间？（只选一个答案）

1）□ 6 个月以内　　　　　　2）□ 6 个月至 12 个月

3）□ 12 个月以上(选 3 项者不回答第 18 题)

18. 你最近一次看牙的主要原因是什么？（只选一个答案）

1）□咨询检查　　　2）□预防　　　3）□治疗　　　4）□不知道

19. 你认为下面的说法是否正确？（每小题选一个答案）

	1 正确	2 不正确	8 不知道
1）刷牙时牙龈出血是正常的	□	□	□

2）细菌可以引起牙龈发炎　　　　　□　　　□　　　□

3）刷牙对预防牙龈发炎没有用　　　□　　　□　　　□

4）细菌可以引起龋齿　　　　　　　□　　　□　　　□

5）吃糖可以导致龋齿　　　　　　　□　　　□　　　□

6）氟化物对保护牙齿没有用　　　　□　　　□　　　□

7）窝沟封闭可保护牙齿　　　　　　□　　　□　　　□

8）口腔疾病可能会影响全身健康　　□　　　□　　　□

20. 你对以下说法的看法如何？（每小题选一个答案）

	1	2	8	9
	同意	不同意	无所谓	不知道
1）口腔健康对自己的生活很重要	□	□	□	□
2）定期口腔检查是十分必要的	□	□	□	□
3）牙齿的好坏是天生的,与自己的保护关系不大	□	□	□	□
4）预防牙病首先靠自己	□	□	□	□

21. 在过去的6个月内,口腔的问题对你以下方面的影响有多大？（每小题选一个答案）

	1	2	3	4	5
	严重影响	一般影响	轻微影响	不影响	不清楚
1）吃东西	□	□	□	□	□
2）发音	□	□	□	□	□
3）刷牙或漱口	□	□	□	□	□
4）做家务	□	□	□	□	□
5）上学	□	□	□	□	□
6）睡眠	□	□	□	□	□
7）露牙微笑	□	□	□	□	□
8）容易烦恼	□	□	□	□	□
9）人际交往	□	□	□	□	□

22. 上学期,你在学校上过几次有口腔保健内容的课？＿＿＿＿次（请填写一个整数,不知道或拒绝回答的填写"N"）

十分感谢您的合作！

2015 年第四次全国口腔健康调查问卷(成人)

被调查者 ID 号:□□□□□□□□□□ 　　被调查者姓名:＿＿＿＿＿

调查日期:201 □年□□月□□日　　　　调查员编号:□

要求:请在选择题相应选项前面的"□"内划"√"。

1. 您的最高学历是？（只选一个答案）

　　1）□没有上过学　　2）□小学　　　　3）□初中　　　　4）□高中

　　5）□中专　　　　　6）□大专　　　　7）□本科　　　　8）□硕士及以上

2. 您平时进食以下食品或饮料的频率如何？（每小题选一个答案）

	6 每天 ≥ 2 次	5 每天 1 次	4 每周 2~6 次	3 每周 1 次	2 每月 1~3 次	1 很少 / 从不
1）甜点心（饼干、蛋糕、面包）及糖果（巧克力、含糖口香糖）	□	□	□	□	□	□
2）甜饮料（糖水、可乐等碳酸饮料,橙汁、苹果汁等果汁、柠檬水等非鲜榨果汁）	□	□	□	□	□	□
3）加糖的牛奶、酸奶、奶粉、茶、豆浆、咖啡	□	□	□	□	□	□

3. 您吸烟吗？（只选一个答案）

　　1）□吸烟　　　　　2）□从不吸　　　　3）□已戒烟（选 2 或 3 项者不回答第 4、5 题）

4. 您吸烟多少年了？＿＿＿＿＿年。（请填一个整数,不知道或拒绝回答的填写"N"）

5. 最近一个月内,您平均每天吸多少支烟？（只选一个答案）

　　1）□≤1 支 / 天　　2）□1~5 支 / 天　　3）□6~10 支 / 天　　4）□11~20 支 / 天

　　5）□21~40 支 / 天　6）□≥ 41 支 / 天

6. 您喝白酒吗？（只选一个答案）

　　1）□每天喝　　　　2）□每周喝　　　　3）□很少喝　　　　4）□从不喝

　　5）□已戒酒

7. 您使用下列方法清洁牙齿吗？（每小题选一个答案）

	6 每天 ≥2 次	5 每天 1 次	4 每周 2~6 次	3 每周 1 次	2 每月 1~3 次	1 很少 / 从不
1）刷牙	□	□	□	□	□	□
2）牙签	□	□	□	□	□	□
3）牙线	□	□	□	□	□	□

8. 您使用牙膏刷牙吗？（只选一个答案）

    1）□是   2）□否   3）□不知道（选 2 或 3 项者不回答第 9 题）

9. 您使用含氟牙膏刷牙吗？（只选一个答案）

    1）□是   2）□否   3）□不知道

10. 您看过牙吗？（只选一个答案）

    1）□看过   2）□从没看过牙（选 2 项者不回答第 11 至 15 题）

11. 您最近一次看牙距现在多长时间？（只选一个答案）

    1）□ 6 个月以内   2）□ 6 个月至 12 个月（选 1 或 2 项者不回答第 16 题）

    3）□ 12 个月以上（选 3 项者不回答第 12 至 15 题）

12. 您最近一次看牙的主要原因是什么？（只选一个答案）

    1）□咨询检查   2）□预防   3）□治疗   4）□不知道

13. 在过去的 1 年内您看牙的总费用是 ＿＿＿＿ 元？（请填一个整数，不知道或拒绝回答的填写"N"）

14. 在上述看牙费用中，您个人需要支付的比例是 ＿＿＿＿ %。（请填一个整数，不知道或拒绝回答的填写"N"）

15. 您上一次看牙，费用是否可报销？（可多选）

    1）□城镇职工基本保险   2）□城镇居民基本医疗保险

    3）□新型农村合作医疗   4）□商业保险

    5）□公费医疗   6）□其他途径报销

    7）□全部自费（没有报销）

16. 您过去 12 个月内没有看过牙的原因是？（可多选）

    1）□牙齿没有问题   2）□牙病不重

    3）□没有时间   4）□经济困难，看不起牙

    5）□看牙不能报销   6）□附近没有牙医

    7）□害怕传染病   8）□害怕看牙疼痛

    9）□很难找到信得过的牙医   10）□挂号太难

    11）□其他原因

17. 您是否有以下的医疗保障？（每小题选一个答案）

	是 1	否 2
1）城镇职工基本医疗保险	□	□
2）城镇居民基本医疗保险	□	□
3）新型农村合作医疗	□	□
4）商业保险	□	□
5）公费医疗	□	□

18. 在过去的 12 个月内,您洗过牙吗?

　　1)□是　　　　　　　2)□否(选 2 项者不回答第 19 题)

19. 您洗牙费用的报销方式是(可多选)

　　1)□城镇职工基本保险　　　　　2)□城镇居民基本医疗保险

　　3)□新型农村合作医疗　　　　　4)□商业保险

　　5)□公费医疗　　　　　　　　　6)□其他途径报销

　　7)□全部自费(没有报销)

20. 口腔问题对您以下方面的影响有多大?　(55~64 岁年龄组不回答此题,每小题选一个答案)

	1 很经常	2 经常	3 有时	4 很少	5 无
1) 您经常因为牙齿或假牙的原因限制所吃食物的种类和数量吗?	□	□	□	□	□
2) 您在咬或咀嚼食物时有困难吗?	□	□	□	□	□
3) 您吞咽食物时经常会感到不舒服或困难吗?	□	□	□	□	□
4) 您的牙齿或假牙妨碍您说话吗?	□	□	□	□	□
5) 您吃东西时经常感到口腔内不舒服吗?	□	□	□	□	□
6) 您经常因为牙齿或假牙的原因而限制自己与他人的交往吗?	□	□	□	□	□
7) 您经常对您牙齿、牙龈或假牙的外观感到不满意或不愉快吗?	□	□	□	□	□
8) 您经常用药物缓解口腔的疼痛或不适吗?	□	□	□	□	□
9) 您经常担心或关注您的牙齿、牙龈或假牙的问题吗?	□	□	□	□	□
10) 您经常因为牙齿、牙龈或假牙的问题而在别人面前感到紧张或不自在吗?	□	□	□	□	□
11) 您经常因为牙齿或假牙的问题而在别人面前吃东西时感到不舒服吗?	□	□	□	□	□
12) 您的牙齿或牙龈对冷、热或甜刺激敏感吗?	□	□	□	□	□

21. 您对自己的全身健康状况评价如何?　(只选一个答案)

　　1)□很好　　　　2)□较好　　　　3)□一般　　　　4)□较差

　　5)□很差

22. 您对自己的牙齿和口腔状况评价如何?　(只选一个答案)

　　1)□很好　　　　2)□较好　　　　3)□一般　　　　4)□较差

　　5)□很差

23. 您对以下说法的看法如何？（每小题选一个答案）

	1 同意	2 不同意	8 无所谓	9 不知道
1）口腔健康对自己的生活很重要	☐	☐	☐	☐
2）定期口腔检查是十分必要的	☐	☐	☐	☐
3）牙齿的好坏是天生的，与自己的保护关系不大	☐	☐	☐	☐
4）预防牙病首先靠自己	☐	☐	☐	☐

24. 你认为下面的说法是否正确？（每小题选一个答案）

	1 正确	2 不正确	8 不知道
1）刷牙时牙龈出血是正常的	☐	☐	☐
2）细菌可以引起牙龈发炎	☐	☐	☐
3）刷牙对预防牙龈出血没有用	☐	☐	☐
4）细菌可以引起龋齿	☐	☐	☐
5）吃糖可以导致龋齿	☐	☐	☐
6）氟化物对保护牙齿没有用	☐	☐	☐
7）窝沟封闭可保护牙齿	☐	☐	☐
8）口腔疾病可能会影响全身健康	☐	☐	☐

25. 你是否曾经患过由医生确诊过的下列慢性病？（可多选）

1）☐中风　　　　2）☐糖尿病　　　　3）☐高血压　　　　4）☐心脏病

5）☐慢性阻塞性肺部疾病　　　　　　6）☐其他，请注明_____

7）☐没有　　　　8）☐不知道

26. 您家里共同生活的有几口人？_____人（请填一个整数，拒绝回答的填写"N"）；

27. 您家在过去的 12 个月内的总收入大约是多少？_____万元/年（请填一个整数，拒绝回答的填写"N"）。

十分感谢您的合作！

附录6 第四次全国口腔健康流行病学调查组织框架

成立第四次全国口腔健康流行病学调查国家领导组、专家指导委员会、技术组、执行组、项目办、督导组,相应的职责如下,具体成员名单见附录表9。

1. 领导组

(1) 负责全国流调的领导工作。

(2) 制订和下发本次流调相关文件,提出具体工作要求。

(3) 负责协调卫生行政部门、教育部门、宣传部门、疾控机构、医疗服务机构等,建立多部门合作的工作机制,以确保调查工作顺利进行。

2. 专家咨询委员会

(1) 负责全国流调技术方案的论证咨询。

(2) 参与流调过程中的督导检查。

(3) 为流调结果的分析及报告提供技术支持。

3. 技术组

(1) 负责全国流调技术指导工作。

(2) 负责制订流调工作手册,包括抽样设计、组织实施、质量控制等方案的制定。

(3) 负责对各省市自治区流调人员进行培训和技术指导。

(4) 负责流调现场的督导检查。

(5) 负责流调资料的分析和撰写总结报告。

4. 督导组

(1) 负责对各省市自治区流调工作的督导检查。督查内容包括机构组成、人员资质、调查进度、技术质量、资料完整情况以及经费管理等。

(2) 配合国家技术组对各省市自治区流调人员进行培训和技术指导。

5. 项目办

(1) 沟通协调工作:沟通国家领导组,接受上级有关部门的检查,协调项目专家指导委员会、技术组、执行组、督导组的工作,指导项目合作单位开展各项工作。

(2) 文字材料和报送传达工作:制定规章制度,起草文字资料,并报送传达。

(3) 文件资料及影像资料收集、整理和保管工作,负责存档工作和合同管理。

(4) 财务工作:聘用专业财务人员负责项目的财务管理,制定项目资金使用计划,合理安排绩效支出。

(5) 负责项目采购,负责项目固定资产的登记及管理。

6. 执行组

(1) 由合作单位项目负责人组成,负责推进项目及各省市自治区流调工作的实施。

(2) 负责本省市自治区项目工作的组织和协调,组织乡镇及以下单位的抽样、记录员的培训、现场调查、资料保管、数据录入、上报等工作。

7. 调查队 各省市自治区成立调查队,负责完成本省市自治区全部的现场调查。省调查队要认真填写现场调查工作日志,及时向全国流调项目办汇报,以便监测和协调。

省调查队的人员至少包括技术负责人1名、检查者3名、记录员3名、问卷调查员2~3名等。

(1) 技术负责人:固定1人,由擅长口腔流行病学或口腔内科学并具有较强的组织管理能力的高年资口腔医生担任,必须自始至终参加流调全过程。负责调查的组织实施和调查过程中的质量控制,以保证调查严格按照流调方案的要求进行。具体职责是:

1) 协助完成省级抽样任务。

2) 现场调查时,与当地有关部门及时联系,保证样本人群到达现场。

3) 负责指挥、安排每一个调查点的现场工作和质量控制,核查当天的调查表和问卷,签字封存、安排报送。

4）每天安排抽取 5%的调查对象进行口腔检查部分的复查。

5）联系、落实下一个调查点。

6）负责选择进行问卷调查的对象。

（2）口腔检查者：固定 3 人。应选口腔医学系本科毕业从事口腔临床工作 3 年以上者，经过全国流调技术组培训合格即标准一致性试验：12~15 岁年龄组龋齿 Kappa 值在 0.8 以上，且 35~44 岁成人牙周袋深度加权 Kappa 值在 0.6 以上，由全国流调领导组发给口腔检查者证书，方可作为口腔检查者参加本次流调工作，持证上岗。负责完成本省市自治区全部样本的口腔检查。

（3）口腔检查记录员：固定 3 人，可以由口腔科护士担任，与口腔检查者一一对应。正式调查前经过本省市自治区的培训。

（4）问卷调查员：固定 2~3 人。原则上由口腔专业人员担任，经过全国流调技术组培训合格，由全国流调领导组发给口腔健康问卷调查员证书，持证上岗。负责完成本省市自治区全部的问卷调查。在方言较重的地区需要增加辅助问卷调查员。

（5）登记人员：经过省级培训合格方可上岗。其职责包括：

1）负责每一份调查表的表头填写。

2）负责填写问卷调查对象的问卷表头。

3）根据现场情况，指引被检查者首先进行口腔检查或问卷调查。

（6）验收核查人员：负责收回每一份调查表和问卷，核查无误后方可让受检查者离开现场，同时负责维持调查现场的秩序。

（7）后勤保障人员：负责每日现场调查所需物品、器械的准备和消毒；负责安排流调工作人员的食宿。

（8）现场联络人员：负责沟通各调查点，通知联系调查对象。

附录表 9 第四次全国口腔健康流行病学调查项目领导组、项目负责人、专家指导委员会、技术组、执行组、项目办、督导组成员名单

	姓名	单位
一、领导组		
组长	秦怀金	国家卫生健康委员会科教司
副组长	常继乐	国家卫生健康委员会疾控局
成员	李 晔	国家卫生健康委员会科教司
	李光琳	国家卫生健康委员会疾控局
	王 兴	中华口腔医学会
	孔灵芝	中国牙病防治基金会
	梁晓峰	中国疾病预防控制中心
二、项目负责人	王 兴	中华口腔医学会
三、专家指导委员会		
主任委员	胡德瑜	中华口腔医学会
副主任委员	王临虹	中国疾病预防控制中心慢性非传染性疾病预防控制中心
	台保军	武汉大学口腔医院
	高学军	北京大学口腔医院
委员	李 刚	空军军医大学(第四军医大学)第三附属医院(口腔医院)
	卢友光	福建医科大学附属口腔医院
	王伟健	北京大学口腔医院
	林焕彩	中山大学附属口腔医院
	章锦才	南方医科大学口腔医院(广东省口腔医院)
	葛立宏	北京大学口腔医院
	徐 韬	北京大学口腔医院
	孟焕新	北京大学口腔医院
	孙 正	首都医科大学附属北京口腔医院
	陈育德	北京大学医学部
	冯希平	上海交通大学医学院附属第九人民医院
四、技术组		
组长	冯希平	上海交通大学医学院附属第九人民医院
成员	王 渤	中华口腔医学会
	胡德瑜	中华口腔医学会

	台保军	武汉大学口腔医院
	王伟健	北京大学口腔医院
	林焕彩	中山大学附属口腔医院
	王春晓	中国疾病预防控制中心慢性非传染性疾病预防控制中心
	荣文笙	中华口腔医学会
	刘雪楠	北京大学口腔医院
	司　燕	北京大学口腔医院

五、执行组

组长	冯希平	上海交通大学医学院附属第九人民医院
副组长	孔灵芝	中国牙病防治基金会
	李志新	中国疾病预防控制中心慢性非传染性疾病预防控制中心
成员	胡德瑜	中华口腔医学会
	王　渤	中华口腔医学会
	荣文笙	中华口腔医学会
	刘雪楠	北京大学口腔医院
	叶　玮	上海交通大学医学院附属第九人民医院
	陈　曦	上海交通大学医学院附属第九人民医院
	郑树国	北京大学口腔医院
	司　燕	北京大学口腔医院
	胡　涛	四川大学华西口腔医院
	李　雪	四川大学华西口腔医院
	台保军	武汉大学口腔医院
	杜民权	武汉大学口腔医院
	江　汉	武汉大学口腔医院
	林焕彩	中山大学附属口腔医院
	支清惠	中山大学附属口腔医院
	李　刚	空军军医大学(第四军医大学)第三附属医院(口腔医院)
	王胜朝	空军军医大学(第四军医大学)第三附属医院(口腔医院)
	王春晓	中国疾病预防控制中心慢性非传染性疾病预防控制中心
	韩永成	首都医科大学附属北京口腔医院
	戴艳梅	南开大学口腔医院(天津市口腔医院)
	马　哲	河北医科大学口腔医院
	赵　彬	山西医科大学口腔医院
	钱永刚	内蒙自治区综合疾病预防控制中心

路振富	中国医科大学附属口腔医院
张 颖	上海市口腔病防治院
程 敏	吉林大学口腔医院
李 岩	黑龙江省口腔病防治院
李存荣	上海市口腔病防治院
王 艳	上海市口腔病防治院
沈家平	南京医科大学附属口腔医院
陈 晖	浙江大学医学院附属口腔医院(浙江省口腔医院)
韩晓兰	安徽医科大学第一附属医院
卢友光	福建医科大学附属口腔医院
欧晓艳	南昌大学附属口腔医院
徐 欣	山东省口腔医院
何 健	河南省疾病预防控制中心
钟圣纯	湖南省人民医院
黄少宏	南方医科大学口腔医院(广东省口腔医院)
陈文霞	广西医科大学附属口腔医院
谢 奇	海南省人民医院
王金华	重庆医科大学附属口腔医院
陈黎明	贵阳市口腔医院
王 冰	云南省第二人民医院
黄瑞哲	西安交通大学口腔医院
何 健	甘肃省疾病预防控制中心
周敏茹	青海省疾病预防控制中心
高 军	银川市口腔医院
马金兰	乌鲁木齐市口腔医院

六、项目办

主任	王 渤	中华口腔医学会
副主任	刘雪楠	北京大学口腔医院
	王春晓	中国疾病预防控制中心慢性非传染性疾病预防控制中心
	荣文笙	中华口腔医学会
成员	司 燕	北京大学口腔医院
	刘 敏	首都医科大学附属北京口腔医院
	石一谷	首都医科大学附属北京口腔医院
	柳 键	北京大学口腔医院

王思斯	北京大学口腔医院
阳 扬	中国疾病预防控制中心慢性非传染性疾病预防控制中心
张 梅	中国疾病预防控制中心慢性非传染性疾病预防控制中心
张 麒	中国疾病预防控制中心慢性非传染性疾病预防控制中心

七、督导组

组长	台保军	武汉大学口腔医院
副组长	江 汉	武汉大学口腔医院
	司 燕	北京大学口腔医院
成员	杜民权	武汉大学口腔医院
	陈 曦	武汉大学口腔医院
	荣文笙	北京大学口腔医院
	郑树国	北京大学口腔医院
	袁 超	北京大学口腔医院
	张 辉	首都医科大学附属北京口腔医院
	刘 敏	首都医科大学附属北京口腔医院
	石一谷	首都医科大学附属北京口腔医院
	叶 玮	上海交通大学医学院附属第九人民医院
	陈 曦	上海交通大学医学院附属第九人民医院
	陶丹英	上海交通大学医学院附属第九人民医院
	陆海霞	上海交通大学医学院附属第九人民医院
	支清惠	中山大学附属口腔医院
	胡 涛	四川大学华西口腔医院
	李 雪	四川大学华西口腔医院
	尹 伟	四川大学华西口腔医院
	杨英明	四川大学华西口腔医院
	王胜朝	空军军医大学(第四军医大学)第三附属医院(口腔医院)
	胡 轶	空军军医大学(第四军医大学)第三附属医院(口腔医院)
	郭 静	空军军医大学(第四军医大学)第三附属医院(口腔医院)
	张 颖	上海市口腔病防治院
	王 艳	上海市口腔病防治院
	苏柏华	福建医科大学附属口腔医院
	冯 岩	福建医科大学附属口腔医院
	范卫华	南方医科大学口腔医院(广东省口腔医院)
	欧晓燕	南昌大学附属口腔医院

韩晓兰　　　安徽医科大学第一附属医院

曾晓娟　　　广西医科大学附属口腔医院

冯昭飞　　　南开大学口腔医院(天津市口腔医院)

田剑刚　　　西安交通大学口腔医院

赵望泓　　　南方医科大学南方医院

张玫玫　　　中华口腔医学会

附录7 第四次全国口腔健康流行病学调查各省市自治区参加人员名单

安徽省

省级领导组

杜昌智	安徽省卫生计生委	陈 湄	安徽省卫生计生委
李叶西	安徽省卫生计生委	余永强	安徽医科大学第一附属医院

省级技术组

韩晓兰	安徽医科大学第一附属医院	蒋 勇	安徽医科大学第四附属医院
余光生	芜湖市口腔医院	陈叶纪	安徽省疾病预防控制中心
高永梅	安徽医科大学第一附属医院		

省级项目办

武 松	安徽省卫生计生委	韩晓兰	安徽医科大学第一附属医院
吴三兵	安徽医科大学第一附属医院	谢 峰	安徽医科大学第一附属医院
戴 丹	安徽省疾病预防控制中心	林 苇	安徽医科大学第一附属医院
崔娟娟	安徽医科大学第一附属医院	顾梦婕	安徽医科大学第一附属医院
王 璐	安徽医科大学第一附属医院	代金龙	合肥市包河区疾病预防控制中心
刘 溦	合肥市包河区疾病预防控制中心	衡时雨	芜湖市镜湖区疾病预防控制中心
陈 云	芜湖市镜湖区疾病预防控制中心	刘士保	淮南市寿县疾病预防控制中心
杨茂敏	淮南市寿县疾病预防控制中心	高 培	亳州市涡阳县疾病预防控制中心
王在光	亳州市涡阳县疾病预防控制中心		

省级流调队

韩晓兰	安徽医科大学第一附属医院	林 苇	安徽医科大学第一附属医院
崔娟娟	安徽医科大学第一附属医院	何凤祥	芜湖市口腔医院
陶小珍	安徽医科大学第一附属医院	潘耀耀	安徽医科大学
王欢欢	安徽医科大学	魏 强	安徽医科大学
顾梦婕	安徽医科大学第一附属医院	马晓楠	安徽医科大学第一附属医院
游迪迪	安徽医科大学第一附属医院	胡宜成	安徽医科大学第一附属医院
吴丹凤	安徽医科大学	田露莉	安徽医科大学
陈小芳	安徽医科大学		

北京市

省级领导组

郑晋普	北京市卫生计生委	谢 辉	北京市卫生计生委
白玉兴	首都医科大学附属北京口腔医院	杜 红	北京市卫生计生委
厉 松	首都医科大学附属北京口腔医院	刘 峰	北京市卫生计生委

韩永成　首都医科大学附属北京口腔医院　　刘　敏　首都医科大学附属北京口腔医院

张　瑞　朝阳区卫生计生委　　曹　苁　丰台区卫生计生委

谭光剑　昌平区卫生计生委　　李文龙　通州区卫生计生委

省级技术组

韩永成　首都医科大学附属北京口腔医院　　张　辉　首都医科大学附属北京口腔医院

侯　玮　首都医科大学附属北京口腔医院　　刘　敏　首都医科大学附属北京口腔医院

陈　薇　首都医科大学附属北京口腔医院　　王　宇　首都医科大学附属北京口腔医院

省级项目办

张　辉　首都医科大学附属北京口腔医院　　刘　敏　首都医科大学附属北京口腔医院

谢　盼　西城区妇幼保健院　　郭向晖　朝阳疾病预防控制中心

赵立培　丰台牙防所　　毛志寅　通州牙防所

朱宗刚　昌平牙防所　　胡淑文　密云县牙防所

石一谷　首都医科大学附属北京口腔医院　　王　宇　首都医科大学附属北京口腔医院

省级流调队

张　辉　首都医科大学附属北京口腔医院　　侯　玮　首都医科大学附属北京口腔医院

王　宇　首都医科大学附属北京口腔医院　　韩　迪　通州区新华医院

周　璇　通州区新华医院　　郝永红　通州区新华医院

孙明明　昌平区妇幼保健院　　杨乐乐　首都医科大学附属北京口腔医院

石一谷　首都医科大学附属北京口腔医院　　刘晓萌　首都医科大学附属北京口腔医院

福建省

省级领导组

王喜瑛　福建省委保健委员会办公室　　张永裕　福建省卫生计生委

翁　铖　福建省卫生计生委　　陈　江　福建医科大学附属口腔医院

卢友光　福建医科大学附属口腔医院　　李文燕　福建省疾病预防控制中心

聂华峰　福州市鼓楼区卫生计生局　　张宏峰　福清市卫生计生局

蔡燕雄　厦门市同安区卫生计生局　　戴两全　漳浦县卫生计生局

涂江涛　福建省卫生计生委　　侯垟洋　福建省卫生计生委

省级技术组

卢友光　福建医科大学附属口腔医院　　林曙光　福建省疾病预防控制中心

苏柏华　福建医科大学附属口腔医院　　丁林灿　福建医科大学附属口腔医院

冯　岩　福建医科大学附属口腔医院　　林　挺　福建医科大学附属口腔医院

黄晓刚　福建医科大学附属口腔医院　　佘　林　福建医科大学附属口腔医院

省级项目办

苏柏华　福建医科大学附属口腔医院　　林　熙　福建省疾病预防控制中心

丁林灿　福建医科大学附属口腔医院　　冯　岩　福建医科大学附属口腔医院

林 挺　福建医科大学附属口腔医院　　佘 林　福建医科大学附属口腔医院
杨 泽　福建省疾病预防控制中心　　杨益昌　福州市鼓楼区疾病预防控制中心

省级流调队

苏柏华　福建医科大学附属口腔医院　　丁林灿　福建医科大学附属口腔医院
林 熙　福建省疾病预防控制中心　　杨 泽　福建省疾病预防控制中心
冯 岩　福建医科大学附属口腔医院　　林 挺　福建医科大学附属口腔医院
黄晓刚　福建医科大学附属口腔医院　　佘 林　福建医科大学附属口腔医院
伍丹妮　福建医科大学附属口腔医院　　张冰洁　福建医科大学附属口腔医院
薛凯佳　福建医科大学附属口腔医院　　陈 军　福建医科大学附属口腔医院
谢腾飞　福建医科大学附属口腔医院　　黄艳华　福建医科大学附属口腔医院
罗尔灵　福建医科大学附属口腔医院　　谢 静　福建医科大学附属口腔医院
郑丹萍　福建医科大学附属口腔医院　　赵爱梅　福建医科大学附属口腔医院

甘肃省

省级领导组

益瑞渊　甘肃省卫生计生委　　高 翔　甘肃省卫生计生委
胡亚琨　甘肃省卫生计生委　　何 健　甘肃省疾病预防控制中心
孙建云　甘肃省疾病预防控制中心

省级技术组

练维娟　甘肃省人民医院　　杨 兰　兰州大学第二医院
刘 斌　兰州大学口腔医学院　　李志革　兰州大学口腔医学院
葛振林　兰州大学口腔医学院　　席 戈　兰州大学口腔医学院
李志强　西北民族大学口腔医学院　　谢富强　兰州大学第二医院
宋 容　兰州大学口腔医学院　　李冬梅　兰州大学第二医院
马力扬　西北民族大学口腔医学院　　陈 红　甘肃省人民医院
赵 媛　兰州大学口腔医学院

省级项目办

何 健　甘肃省疾病预防控制中心　　孙建云　甘肃省疾病预防控制中心
李志革　兰州大学口腔医学院　　杨海霞　甘肃省疾病预防控制中心
康芬艳　甘肃省疾病预防控制中心　　蔡 美　甘肃省疾病预防控制中心
吴 刚　甘肃省疾病预防控制中心　　李 睿　甘肃省疾病预防控制中心
胡文涛　平凉市崆峒区疾病预防控制中心　　牟 毅　陇南市礼县疾病预防控制中心
逯建存　天水市秦州区疾病预防控制中心　　李琳合　庆阳市镇原县疾病预防控制中心

省级流调队

李志革　兰州大学口腔医学院　　康芬艳　甘肃省疾病预防控制中心
李冬梅　兰州大学第二医院　　张荣德　西北民族大学口腔医学院

司庆宗	兰州大学口腔医学院	张 瑞	兰州大学口腔医学院
宋天柱	西北民族大学口腔医学院	郜崇昌	兰州大学第二医院
李 淼	兰州大学口腔医学院	李 晖	兰州大学口腔医学院
王兴国	甘肃省疾病预防控制中心	王文龙	甘肃省疾病预防控制中心
蔡金有	平凉市崆峒区疾病预防控制中心	祁爱平	平凉市崆峒区疾病预防控制中心
朱钰萍	平凉市崆峒区疾病预防控制中心	刘继勇	陇南市礼县疾病预防控制中心
刘 炜	天水市秦州区疾病预防控制中心	杨 涛	天水市秦州区疾病预防控制中心
张小燕	庆阳市镇原县疾病预防控制中心	张 伟	庆阳市镇原县疾病预防控制中心
张 巍	兰州大学口腔医学院	郑雅文	兰州大学口腔医学院
钟 妮	兰州大学口腔医学院	王 宁	兰州大学口腔医学院
宋经娥	兰州大学口腔医学院	丁莉莉	兰州大学口腔医学院
徐龙华	兰州大学口腔医学院	王学锋	兰州大学口腔医学院

广东省

省级领导组

陈祝生	广东省卫生计生委	余德文	广东省卫生计生委
林 立	广东省卫生计生委	黄少宏	南方医科大学口腔医院(广东省口腔医院)

省级技术组

黄少宏	南方医科大学口腔医院(广东省口腔医院)	范卫华	南方医科大学口腔医院(广东省口腔医院)
赵望泓	南方医科大学南方医院	宋秀玲	广东省疾病预防与控制中心
李剑波	南方医科大学口腔医院(广东省口腔医院)		

省级项目办

范卫华	南方医科大学口腔医院(广东省口腔医院)	王剑莉	广东省卫生计生委
李剑波	南方医科大学口腔医院(广东省口腔医院)		

省级流调队

李剑波	南方医科大学口腔医院(广东省口腔医院)	张建明	佛山市口腔医院
李世轶	南方医科大学口腔医院(广东省口腔医院)	裴 烁	潮州市中心医院
肖冰莹	潮州市中心医院	陈丽芬	广州市海珠区口腔医院
黄艳梅	南方医科大学口腔医院(广东省口腔医院)	李间开	佛山市口腔医院
陈 焱	南方医科大学口腔医学院	赵星羽	南方医科大学口腔医学院
尹权治	南方医科大学口腔医学院	李义博	南方医科大学口腔医学院
陈金勇	南方医科大学口腔医学院	崔添强	佛山市口腔医院
王伟萍	佛山市口腔医院	尚临娟	佛山市口腔医院
陈文涛	南方医科大学口腔医学院	刘思丽	南方医科大学南方医院

广西壮族自治区

省级领导组

耿文奎　广西壮族自治区卫生计生委　　　　周　诺　广西医科大学附属口腔医院

郑承杰　广西壮族自治区卫生计生委　　　　陈文霞　广西医科大学附属口腔医院

方钟燎　广西壮族自治区疾病预防控制中心　陈国堂　广西壮族自治区卫生计生委

省级技术组

周　诺　广西医科大学附属口腔医院　　　　陈文霞　广西医科大学附属口腔医院

曾晓娟　广西医科大学附属口腔医院　　　　孟　军　广西壮族自治区疾病预防控制中心

黄春光　广西壮族自治区疾病预防控制中心

省级项目办

陈文霞　广西医科大学附属口腔医院　　　　曾晓娟　广西医科大学附属口腔医院

孟　军　广西壮族自治区疾病预防控制中心　陈柏霖　广西医科大学附属口腔医院

黄春光　广西壮族自治区疾病预防控制中心　吴敏琼　广西医科大学附属口腔医院

刘秋林　广西医科大学附属口腔医院

省级流调队

陈文霞　广西医科大学附属口腔医院　　　　曾晓娟　广西医科大学附属口腔医院

孟　军　广西壮族自治区疾病预防控制中心　黄春光　广西壮族自治区疾病预防控制中心

杨洪涛　南宁市口腔医疗中心　　　　　　　李民东　广西壮族自治区人民医院

陈柏霖　广西医科大学附属口腔医院　　　　贺丽霞　广西医科大学附属口腔医院

刘　露　广西医科大学附属口腔医院　　　　陈爱华　广西医科大学附属口腔医院

刘秋林　广西医科大学附属口腔医院　　　　赖　宇　广西壮族自治区民族医院

凌剑锋　广西医科大学　　　　　　　　　　韦　琨　广西医科大学

陈　霜　广西医科大学　　　　　　　　　　吴敏琼　广西医科大学附属口腔医院

贵州省

省级领导组

朱征明　贵州省卫生计生委　　　　　　　　童亦滨　贵州省卫生计生委

王定明　贵州省疾病预防控制中心　　　　　冷亚莉　贵州省卫生计生委

刘　涛　贵州省疾病预防控制中心　　　　　刘　康　贵阳市口腔医院

省级技术组

陈黎明　贵阳市口腔医院　　　　　　　　　马丽霞　贵阳市口腔医院

张绍伟　遵义医学院附属口腔医院　　　　　罗　洪　贵州省人民医院

王金生　贵州医科大学附属口腔医院　　　　钟雯怡　遵义医学院附属口腔医院

戴泰鸣　贵阳市口腔医院

省级项目办

陈黎明　贵阳市口腔医院　　　　　　　　　冷亚莉　贵州省卫生计生委

刘　涛　贵州省疾病预防控制中心　　　　　马丽霞　贵阳市口腔医院

张　意　贵州省卫生计生委　　　　　　　戴泰鸣　贵阳市口腔医院

赵否曦　贵州省疾病预防控制中心　　　　吴娟娟　贵阳市口腔医院

省级流调队

陈黎明　贵阳市口腔医院　　　　　　　　马丽霞　贵阳市口腔医院

戴泰鸣　贵阳市口腔医院　　　　　　　　卢　虹　贵州医科大学附属口腔医院

刘雪婷　贵阳市口腔医院　　　　　　　　吴象宇　贵阳市口腔医院

刘增一　遵义医学院附属口腔医院　　　　吴娟娟　贵阳市口腔医院

万　红　贵阳市口腔医院

海南省

省级领导组

曾昭长　海南省卫生计生委　　　　　　　王　丹　海南省疾病预防控制中心

姜鸿雁　海南省人民医院　　　　　　　　廖天安　海南省口腔医学会

省级技术组

谢　奇　海南省人民医院　　　　　　　　谢莉莉　海南省人民医院

省级项目办

包　珊　海南省人民医院　　　　　　　　谢　奇　海南省人民医院

陈　勇　海南省人民医院

省级流调队

谢　奇　海南省人民医院　　　　　　　　谢莉莉　海南省人民医院

郭冬梅　海南省人民医院　　　　　　　　郭秋云　海南省人民医院

全　涛　海南省人民医院　　　　　　　　邢迅文　海南省人民医院

陈婷婷　海南省人民医院　　　　　　　　陈琳珊　海口市第四人民医院

谢有彬　海南省人民医院　　　　　　　　林良珍　海南省人民医院

符基庆　海南省人民医院　　　　　　　　王媛媛　海南省人民医院

河北省

省级领导组

尤殿平　河北省卫生计生委　　　　　　　翟京波　河北省卫生计生委

钱卫国　河北省卫生计生委　　　　　　　朱俊卿　河北省卫生计生委

刘　琳　河北省卫生计生委　　　　　　　董福生　河北省口腔医学会

马　哲　河北省牙病防治办公室

省级技术组

董福生　河北医科大学口腔医院　　　　　马　哲　河北医科大学口腔医院

李　涛　河北医科大学口腔医院　　　　　刘　娜　河北医科大学口腔医院

路彤彤　秦皇岛市第一医院　　　　　　　　谢善培　唐山市职业技术学院

胡永权　石家庄市第二医院　　　　　　　　蔡现良　河北省眼科医院

省级项目办

马　哲　河北医科大学口腔医院　　　　　　李　涛　河北医科大学口腔医院

刘　娜　河北医科大学口腔医院　　　　　　刘敬涛　石家庄市卫生计生委

李　静　唐山市卫生计生委　　　　　　　　李昊平　秦皇岛市卫生计生委

张泽洲　邢台市卫生计生委　　　　　　　　蒙丹萍　石家庄市桥西区卫生计生局

刘国强　唐山市遵化市卫生计生局　　　　　王艳丽　秦皇岛市昌黎县卫生计生局

梁　鹏　邢台市桥西区卫生计生局

省级流调队

马　哲　河北医科大学口腔医院　　　　　　李　涛　河北医科大学口腔医院

刘　娜　河北医科大学口腔医院　　　　　　任　建　河北医科大学口腔医院

刘晓礼　河北医科大学口腔医院　　　　　　靳凯璐　河北医科大学口腔医院

赵建英　河北医科大学口腔医院　　　　　　赵　沙　河北医科大学口腔医院

黄　莹　河北医科大学口腔医院　　　　　　蔡东晓　河北医科大学口腔医院

韩　峰　河北医科大学口腔医院　　　　　　陈　姗　河北医科大学口腔医院

赵春芬　唐山市遵化县疾病预防控制中心　　李怡娴　石家庄市桥西区疾病预防控制中心

郭　辉　邢台市桥西区疾病预防控制中心　　郑绍军　秦皇岛市昌黎县疾病预防控制中心

河南省

省级领导组

黄　玮　河南省卫生计生委　　　　　　　　张伟平　河南省卫生计生委

郭蔚蔚　河南省教育厅　　　　　　　　　　刁琳琪　河南省卫生计生委

张　丁　河南省疾病预防控制中心　　　　　曹选平　郑州大学口腔医学院

省级技术组

何　健　河南省疾病预防控制中心　　　　　杨汴生　河南省疾病预防控制中心

刘学军　郑州大学口腔医学院

省级项目办

张　丁　河南省疾病预防控制中心　　　　　何　健　河南省疾病预防控制中心

杨汴生　河南省疾病预防控制中心　　　　　李凤娟　河南省疾病预防控制中心

省级流调队

何　健　河南省疾病预防控制中心　　　　　刘学军　郑州大学口腔医学院

杨汴生　河南省疾病预防控制中心　　　　　吉雅丽　郑州大学口腔医学院

刘宝盈　郑州大学口腔医学院　　　　　　　王丽茹　郑州市疾病预防控制中心

于艳芬　济源市疾病预防控制中心　　　　　张洋洋　许昌市口腔医院

王　琳　许昌市魏都区疾病预防控制中心　　靳　培　漯河市第二人民医院口腔门诊部

刘雅涵　驻马店市口腔医院

黑龙江省
省级领导组
刘彦诚　黑龙江省卫生计生委　　　　　李　岩　黑龙江省口腔病防治院

石　刚　黑龙江省卫生计生委　　　　　崔丽华　黑龙江省口腔病防治院

闫翠翠　黑龙江省口腔病防治院

省级技术组
崔丽华　黑龙江省口腔病防治院　　　　袁　杰　哈尔滨医科大学附属口腔医院

闫翠翠　黑龙江省口腔病防治院

省级项目办
李　岩　黑龙江省口腔病防治院　　　　崔丽华　黑龙江省口腔病防治院

周　浩　哈尔滨市疾病预防控制中心　　王丽娜　黑龙江省口腔病防治院

闫翠翠　黑龙江省口腔病防治院

省级流调队
崔丽华　黑龙江省口腔病防治院　　　　闫翠翠　黑龙江省口腔病防治院

戴震潮　黑龙江省口腔病防治院　　　　薛璐璐　黑龙江省口腔病防治院

富健伟　黑龙江省口腔病防治院　　　　蔡慧彬　佳木斯大学口腔医学院

田艳秋　佳木斯大学口腔医学院　　　　刘承璞　佳木斯大学口腔医学院

于文诉　佳木斯大学口腔医学院　　　　李　萌　黑龙江省护理高等专科学校

谭　笑　黑龙江省护理高等专科学校　　李佰莹　黑龙江省口腔病防治院

李梦溪　黑龙江省口腔病防治院

湖北省
省级领导组
张　晋　湖北省卫生计生委　　　　　　柳东如　湖北省卫生计生委

边　专　武汉大学口腔医院　　　　　　彭　旭　湖北省卫生计生委疾控处

黄希宝　湖北省疾病预防控制中心　　　张庆军　湖北省疾病预防控制中心

台保军　武汉大学口腔医院

省级技术组
台保军　武汉大学口腔医院　　　　　　杜民权　武汉大学口腔医院

江　汉　武汉大学口腔医院　　　　　　陈　曦　武汉大学口腔医院

马净植　华中科技大学同济医学院附属同济医院　　姜　鸣　华中科技大学同济医学院附属同济医院

潘敬菊　湖北省疾病预防控制中心

省级项目办
台保军　武汉大学口腔医院　　　　　　杜民权　武汉大学口腔医院

马博懿　武汉大学口腔医院　　　　　　廖幼文　武汉大学口腔医院

江　汉　武汉大学口腔医院　　　　　　陈　曦　武汉大学口腔医院

张晨峥　武汉大学口腔医院　　　　　　谢　思　武汉大学口腔医院

省级流调队

杜民权　武汉大学口腔医院　　　　　　江　汉　武汉大学口腔医院

陈　曦　武汉大学口腔医院　　　　　　张晨峥　武汉大学口腔医院

方　盼　华中科技大学同济医学院附属同济医院　　任露娟　武汉大学口腔医院

谢　思　武汉大学口腔医院　　　　　　张　靖　武汉大学口腔医院

魏　朝　武汉大学口腔医院　　　　　　李磊涛　武汉大学口腔医院

湖南省

省级领导组

陈　焱　湖南省卫生计生委　　　　　　李孝君　湖南省卫生计生委

祝益民　湖南省人民医院　　　　　　　黄跃龙　湖南省疾控中心

钟圣纯　湖南省人民医院　　　　　　　明　辉　湖南省卫生计生委

陈碧云　湖南省疾病预防控制中心　　　付志勇　长沙市天心区疾病预防控制中心

周建湘　长沙市雨花区疾病预防控制中心　　杨　剑　邵阳市隆回县疾病预防控制中心

覃正党　常德市桃源县疾病预防控制中心

省级技术组

钟圣纯　湖南省人民医院　　　　　　　王月辉　湖南省人民医院

金东辉　湖南省疾病预防控制中心　　　李　健　湖南省人民医院

左欣良　湖南省人民医院　　　　　　　陈文玉　湖南省人民医院

省级项目办

钟圣纯　湖南省人民医院　　　　　　　王月辉　湖南省人民医院

金东辉　湖南省疾病预防控制中心慢性非传染性　　陈文玉　湖南省人民医院
　　　　疾病预防控制科

罗　波　湖南省人民医院

省级流调队

钟圣纯　湖南省人民医院　　　　　　　王月辉　湖南省人民医院

金东辉　湖南省疾病预防控制中心　　　陈文玉　湖南省人民医院

陈媛媛　长沙市口腔医院　　　　　　　潘文臻　株洲市中心医院

王　腾　湖南省人民医院　　　　　　　杨舒琴　湖南省人民医院

何　浩　岳阳口腔医院　　　　　　　　杨一洲　湖南省人民医院

赵　亮　长沙市口腔医院　　　　　　　刘　阳　湖南省人民医院

贾　强　湖南省人民医院

吉林省

省级领导组

王　跃　吉林省卫生计生委　　　　张艳梅　吉林省卫生计生委

周延民　吉林大学口腔医院　　　　李　科　吉林省卫生计生委

张晓东　吉林省卫生计生委　　　　刘建伟　吉林省疾病预防控制中心

朱颖俐　吉林省疾病预防控制中心　程　敏　吉林大学口腔医院

省级技术组

程　敏　吉林大学口腔医院　　　　王　瑞　吉林大学口腔医院

董　莉　吉林大学口腔医院

省级项目办

周延民　吉林大学口腔医院　　　　罗云刚　吉林大学第二医院

程　敏　吉林大学口腔医院　　　　王　瑞　吉林大学口腔医院

董　莉　吉林大学口腔医院　　　　张明君　吉林大学口腔医院

陈　冲　吉林大学口腔医院　　　　张凤兰　吉林大学口腔医院

省级流调队

程　敏　吉林大学口腔医院　　　　王　瑞　吉林大学口腔医院

董　莉　吉林大学口腔医院　　　　张明君　吉林大学口腔医院

陈　冲　吉林大学口腔医院　　　　张凤兰　吉林大学口腔医院

王　悦　吉林大学口腔医院　　　　曲　进　吉林大学口腔医院

林晶莹　吉林大学口腔医院　　　　常文娟　吉林大学口腔医院

童辉燕　吉林大学口腔医院　　　　李正强　吉林大学口腔医院

刘长欢　吉林大学口腔医院

江苏省

省级领导组

汪　华　江苏省卫生计生委　　　　吴红辉　江苏省卫生计生委

孙宁生　江苏省卫生计生委　　　　顾　华　江苏省卫生计生委

杨建荣　江苏省口腔医院　　　　　武　鸣　江苏省疾病预防控制中心

胡传峰　徐州市卫生计生委　　　　卜　秋　苏州市卫生计生委

孙长春　盐城市卫生计生委　　　　鲍务新　镇江市卫生计生委

省级技术组

徐　艳　江苏省口腔医院　　　　　沈家平　江苏省口腔医院

王鹏来　徐州市口腔医院　　　　　刘正彤　盐城市口腔医院

顾红政　镇江市口腔医院　　　　　潘　灏　苏州华夏口腔医院

高美琴　南通市口腔医院　　　　　唐丽琴　无锡市口腔医院

省级项目办

徐　艳　江苏省口腔医院　　　　　　　　　沈家平　江苏省口腔医院

周金意　江苏省疾病预防控制中心　　　　　孙志达　江苏省口腔医院

周红艳　江苏省口腔医院

省级流调队

沈家平　江苏省口腔医院　　　　　　　　　沈　红　江苏省口腔医院

刘怡然　江苏省口腔医院　　　　　　　　　陈　雪　徐州市口腔医院

李　蓓　苏州华夏口腔医院　　　　　　　　王启善　镇江市口腔医院

成怡娇　南通市口腔医院　　　　　　　　　梅冬兰　盐城市口腔医院

马艳君　无锡市口腔医院　　　　　　　　　张　迪　徐州市口腔医院

周丹莉　苏州华夏口腔医院

江西省

省级领导组

万筱明　江西省卫生计生委　　　　　　　　熊继杰　江西省卫生计生委

操秋阳　江西省卫生计生委　　　　　　　　朱世鸣　江西省卫生计生委

陈小萍　江西省卫生计生委　　　　　　　　徐　鹏　江西省卫生计生委

朱洪水　南昌大学附属口腔医院　　　　　　范卫民　江西省疾病预防控制中心

陈美华　南昌大学附属口腔医院

省级技术组

欧晓艳　南昌大学附属口腔医院　　　　　　吴建勇　南昌大学附属口腔医院

朱丽萍　江西省疾病预防控制中心慢性非传染性疾　　曾利伟　南昌大学附属口腔医院
　　　　病预防控制所

宗娟娟　南昌大学附属口腔医院　　　　　　叶　芳　南昌大学附属口腔医院

周小军　南昌大学公共卫生学院

省级项目办

欧晓艳　南昌大学附属口腔医院　　　　　　吉　路　江西省疾病控制预防中心

闻健琼　南昌大学附属口腔医院　　　　　　杨莉莉　南昌市西湖区疾病预防控制中心

秦晓明　南昌市青山湖区疾病预防控制中心　江宗和　九江市都昌县疾病预防控制中心

谢起理　赣州市于都县疾病预防控制中心

省级流调队

欧晓艳　南昌大学附属口腔医院　　　　　　周晓玲　南昌市妇幼保健院

万　莉　南昌大学附属口腔医院　　　　　　闻健琼　南昌大学附属口腔医院

李　幸　南昌大学口腔医学院　　　　　　　江　辉　南昌大学口腔医学院

李政宸　南昌大学口腔医学院　　　　　　　杨美双　南昌大学附属口腔医院

裘骆瑶　南昌大学附属口腔医院　　　　　　林晨韵　南昌大学第二附属口腔医院

李 艳 南昌大学附属口腔医院

辽宁省

省级领导组

董德刚	辽宁省卫生计生委	闫大伟	辽宁省卫生计生委
卢 利	中国医科大学附属口腔医院	路振富	中国医科大学附属口腔医院
李 丹	辽宁省卫生计生委	于连政	辽宁省卫生计生委

省级技术组

程睿波	中国医科大学附属口腔医院	孙晓菊	辽宁省人民医院
张凯强	中国医科大学附属口腔医院		

省级项目办

路振富	中国医科大学附属口腔医院	李 丹	辽宁省卫生计生委
程睿波	中国医科大学附属口腔医院	张凯强	中国医科大学附属口腔医院
杨雨錡	中国医科大学附属口腔医院		

省级流调队

程睿波	中国医科大学附属口腔医院	张凯强	中国医科大学附属口腔医院
李 健	中国医科大学附属口腔医院	刘玮健	辽宁省人民医院
闫 雪	中国医科大学附属口腔医院	苑婷婷	中国医科大学附属口腔医院
张瑜瑜	中国医科大学附属口腔医院	郭世博	中国医科大学附属口腔医院
雷 双	中国医科大学附属口腔医院	曾敏敏	中国医科大学附属口腔医院
刘 洋	中国医科大学附属口腔医院	荀 阳	中国医科大学附属口腔医院
马 丽	中国医科大学附属口腔医院	徐艳梅	中国医科大学附属口腔医院

内蒙古自治区

省级领导组

兰 峰	内蒙古自治区卫生计生委	纳木恒	内蒙古自治区卫生计生委
王文瑞	内蒙古自治区疾病预防控制中心	杜宝彪	内蒙古自治区疾病预防控制中心
钱永刚	内蒙古自治区疾病预防控制中心		

省级技术组

徐驷红	内蒙古自治区疾病预防控制中心	刘景龙	呼和浩特市回民区医院
肖泓毅	通辽市疾病预防控制中心	钱永刚	内蒙古自治区疾病预防控制中心
迟富利	内蒙古自治区卫生计生委		

省级项目办

纳木恒	内蒙古自治区卫生计生委	杜宝彪	内蒙古自治区疾病预防控制中心
钱永刚	内蒙古自治区疾病预防控制中心	徐驷红	内蒙古自治区疾病预防控制中心
梁革平	包头市青山区疾病预防控制中心	幸 园	包头市青山区疾病预防控制中心

王凌飞　通辽市奈曼旗疾病预防控制中心　　张宝彦　鄂尔多斯达拉特旗疾病预防控制中心

迟富利　内蒙古自治区卫生计生委　　王　颖　包头市疾病预防控制中心

赵　丽　通辽市疾病预防控制中心　　陆　芳　内蒙古自治区疾病预防控制中心

省级流调队

徐驷红　内蒙古自治区疾病预防控制中心　　刘景龙　呼和浩特市回民区医院

钱永刚　内蒙古自治区疾病预防控制中心　　肖泓毅　通辽市疾病预防控制中心慢性非传染性疾病预防控制科

张宫知恩　包头市新城卫生院　　常铁林　包头市中心医院

李小东　内蒙古医科大学　　席云峰　内蒙古自治区疾病预防控制中心

王　鼎　通辽市奈曼旗疾病预防控制中心　　韩　珂　包头医学院

黄　倩　包头医学院

宁夏回族自治区

省级领导组

田丰年　宁夏回族自治区卫生计生委　　孙　吾　宁夏回族自治区卫生计生委

陈　勇　宁夏回族自治区卫生计生委　　袁静琴　宁夏回族自治区卫生计生委

田永华　宁夏回族自治区卫生计生委　　邹业君　银川市口腔医院

赵建华　宁夏疾病预防控制中心　　李志菊　固原市卫生计生局

张吉奎　中卫市卫生计生局

省级技术组

高　军　银川市口腔医院　　王建华　银川市口腔医院

张　馨　银川市口腔医院　　吴欣星　银川市口腔医院

李俊慧　银川市口腔医院　　唐　卫　银川市口腔医院

蔡艳华　银川市口腔医院

省级项目办

邹业君　银川市口腔医院　　王建华　银川市口腔医院

张　馨　银川市口腔医院　　李瑞颖　宁夏回族自治区卫生计生委

雷萍萍　宁夏疾病预防控制中心　　徐洪峰　银川市口腔医院

张小燕　银川市口腔医院　　鲁　娟　银川市口腔医院

秦　艳　银川市口腔医院　　吴亚楠　银川市口腔医院

刘丽君　银川市口腔医院

省级流调队

张　馨　银川市口腔医院　　吴欣星　银川市口腔医院

李俊慧　银川市口腔医院　　蔡艳华　银川市口腔医院

唐　卫　银川市口腔医院　　鲁　娟　银川市口腔医院

刘丽君　银川市口腔医院　　吴亚楠　银川市口腔医院

秦 燕 银川市口腔医院　　　　　　　　　　张小燕 银川市口腔医院

青海省

省级领导组

颉学辉 青海省卫生计生委　　　　　　　　牛建平 青海省卫生计生委

王 宏 青海省卫生计生委　　　　　　　　丁 伟 西宁市卫生计生委

达明山 海东市卫生计生委　　　　　　　　李砚明 青海省疾病预防控制中心

张 强 青海省人民医院　　　　　　　　　邓尔寿 青海省疾病预防控制中心

曹国庆 西宁市口腔医院

省级技术组

李子坤 青海省人民医院　　　　　　　　　岳建宁 青海省疾病预防控制中心

王 博 西宁市口腔医院　　　　　　　　　常群安 青海大学附属医院

马晨麟 青海省人民医院　　　　　　　　　冯秀娟 青海省人民医院

邓 俭 青海红十字医院　　　　　　　　　许雪静 青海省妇女儿童医院

省级项目办

岳建宁 青海省疾病预防控制中心　　　　　周敏茹 青海省疾病预防控制中心

许志华 青海省疾病预防控制中心　　　　　景 强 青海省疾病预防控制中心

石林飞 青海省疾病预防控制中心

省级流调队

冯秀娟 青海省人民医院　　　　　　　　　景 强 青海省疾病预防控制中心

钟 霞 西宁市口腔医院　　　　　　　　　杨莉娜 西宁市口腔医院

李 娟 西宁市口腔医院　　　　　　　　　杨英杰 西宁市第一人民医院

林茜茜 西宁市第一人民医院　　　　　　　刘俊杨 青海红十字医院

朱 楠 青海红十字医院　　　　　　　　　肖敬龙 青海大学附属医院

范顺治 西宁市城中区疾病预防控制中心　　年晓亮 西宁市城中区疾病预防控制中心

马沁武 西宁市城东区疾病预防控制中心　　莫力华 西宁市城东区疾病预防控制中心

曹发正 西宁市城东区疾病预防控制中心　　李 勇 西宁市大通县疾病预防控制中心

刁存寿 西宁市大通县疾病预防控制中心　　马玉英 西宁市大通县疾病预防控制中心

陈海俊 海东市民和县疾病预防控制中心　　祁生海 海东市民和县疾病预防控制中心

邓福庆 海东市民和县疾病预防控制中心　　张小红 西宁市城中区社区卫生服务中心

王 玲 西宁市城中区社区卫生服务中心　　王 新 西宁市城中区社区卫生服务中心

王国娟 西宁市城中区总寨镇中心卫生院　　马晓妍 西宁市回族医院

马玉荣 西宁城东区八一路社区卫生服务中心　韩雪梅 西宁城东区中庄社区卫生服务中心

李金香 西宁市大通县人民医院　　　　　　钱俊斌 西宁市大通县人民医院

史玉英 西宁市大通县人民医院　　　　　　王桂英 海东市民和县人民医院

李 祥 海东市民和县中医院　　　　　　　思春莲 海东市民和县人民医院

山东省

省级领导组

仇冰玉 山东省卫生计生委	郭建磊 山东省教育厅
葛永宏 山东省卫生计生委	徐爱强 山东省疾病预防控制中心
徐 欣 山东省口腔医院	熊世江 山东省口腔医院
于 波 山东省教育厅	郭晓雷 山东省疾病预防控制中心
黄 颖 临沂市卫生计生委	鞠立民 威海市卫生计生委
王志峰 山东省口腔医院	王广森 山东省教育厅

省级技术组

王志峰 山东省口腔医院	郭晓雷 山东省疾病预防控制中心
梁 伟 山东省口腔医院	刘海燕 山东省疾病预防控制中心
李传花 山东省口腔医院	刘海伟 山东省口腔医院
季 新 山东省口腔医院	陈 丹 山东省口腔医院

省级项目办

熊世江 山东省口腔医院	王志峰 山东省口腔医院
刘海燕 山东省疾病预防控制中心	梁 伟 山东省口腔医院
刘海伟 山东省口腔医院	李 君 山东省卫生计生委
陈 丹 山东省口腔医院	李传花 山东省口腔医院
葛文兴 临沂市河东区疾病预防控制中心	杜传德 临沂市河东区疾病预防控制中心
杨美璟 临沂市河东区疾病预防控制中心	杨建坤 临沂市平邑县疾病预防控制中心
相龙伟 临沂市平邑县疾病预防控制中心	张士民 威海市卫生计生委
曲文勇 威海市疾病预防控制中心	刘 珍 威海市环翠区疾病预防控制中心
杨录华 潍坊市寿光市疾病预防控制中心	郭 昊 潍坊市寿光市疾病预防控制中心

省级流调队

王志峰 山东省口腔医院	刘海燕 山东省疾病预防控制中心
梁 伟 山东省口腔医院	孙 敏 山东广播电视台
李传花 山东省口腔医院	刘海伟 山东省口腔医院
陈 丹 山东省口腔医院	季 新 山东省口腔医院
杨彬杰 山东省口腔医院	王大铭 山东省口腔医院
徐巾诏 山东省口腔医院	杨 婧 山东省口腔医院
董 瑞 山东省口腔医院	王 苹 山东省口腔医院
葛堂娜 山东省口腔医院	付水霆 山东省口腔医院
王存伟 山东省口腔医院	孟庆宽 山东省口腔医院

山西省

省级领导组

刘中雨	山西省卫生计生委	冯 智	山西省卫生计生委
侯天慧	山西省卫生计生委	柴志凯	山西省疾控中心
赵 彬	山西医科大学口腔医院	彭 江	大同市卫生计生委
郭献荣	忻州市卫生计生委	李清学	运城市卫生计生委
霍卫平	晋中市卫生计生委		

省级技术组

任秀云	山西医科大学口腔医院	宋 方	山西省儿童医院
王翔宇	山西医科大学口腔医院	孙克勤	山西医科大学口腔医院
葛学军	山西医科大学口腔医院	李 霞	山西医科大学口腔医院
任泽萍	山西省疾病预防控制中心	姚社玲	太原市第一人民医院
杜晋文	太原市第二人民医院		

省级项目办

赵 彬	山西医科大学口腔医院	任泽萍	山西省疾病预防控制中心
王翔宇	山西医科大学口腔医院	张美枝	山西医科大学口腔医院
王 君	山西医科大学口腔医院	田志强	山西医科大学口腔医院
宋 莉	山西医科大学口腔医院	侯如霞	山西医科大学口腔医院
王丽洁	山西省疾病预防控制中心	郝光原	山西省疾病预防控制中心

省级流调队

王翔宇	山西医科大学口腔医院	任泽萍	山西省疾病预防控制中心
田志强	山西医科大学口腔医院	石学雪	山西医科大学口腔医院
宋 莉	山西医科大学口腔医院	曹 荟	山西医科大学口腔医院
李葆祚	山西医科大学口腔医院	王 华	山西医科大学口腔医院
刘佳佳	山西医科大学口腔医院	周晓晴	山西医科大学口腔医院
李晓平	山西医科大学口腔医院	王 君	山西医科大学口腔医院
苏伟喆	山西医科大学口腔医院	郭伟强	山西医科大学口腔医院

陕西省

省级领导组

陈 昭	陕西省卫生计生委	张继卯	陕西省卫生计生委
杨保利	陕西省卫生计生委	黄 斌	陕西省卫生计生委
张宝弟	陕西省卫生计生委	黄瑞哲	西安交通大学口腔医院
刘 峰	陕西省疾病预防控制中心		

省级技术组

庄贵华	西安交通大学公共卫生学院	黄瑞哲	西安交通大学口腔医院

李　刚　空军军医大学(第四军医大学)第三附属医院(口腔医院)

刘　峰　陕西省疾病预防控制中心

马金刚　陕西省疾病预防控制中心

田剑刚　西安交通大学口腔医院

王全利　西安交通大学公共卫生学院

飒日娜　陕西省疾病预防控制中心

省级项目办

田剑刚　西安交通大学口腔医院

杨　杨　西安交通大学口腔医院

贾明玉　西安交通大学口腔医院

省级流调队

田剑刚　西安交通大学口腔医院

樊晓宇　西安交通大学口腔医院

李克祥　陕西师范大学学府医院

杨　旭　武警陕西省总队医院

贾明玉　西安交通大学口腔医院

王婷婷　西安交通大学口腔医院

杨　杨　西安交通大学口腔医院

魏文静　陕西师范大学学府医院

王春燕　西安市中心医院

上海市

省级领导组

蔡　淳　上海市卫生计生委

刘月华　上海市口腔医院

冯希平　上海交通大学医学院附属第九人民医院

张　颖　上海市口腔医院

周晓伟　上海市卫生计生委

金莉萍　闵行区卫生计生委

高　山　浦东新区卫生计生委

张建敏　虹口区卫生计生委

邓海巨　普陀区卫生计生委

曹新明　上海市口腔医院

省级技术组

张　颖　上海市口腔医院

叶　玮　上海交通大学医学院附属第九人民医院

王　艳　上海市口腔医院

陶丹英　上海交通大学医学院附属第九人民医院

陈　曦　上海交通大学医学院附属第九人民医院

陆海霞　上海交通大学医学院附属第九人民医院

省级项目办

王　艳　上海市口腔医院

陈　栋　上海市口腔医院

余庆洁　上海市口腔医院

杨　立　普陀区眼病牙病防治所

徐晓明　闵行区牙病防治所

周　伟　浦东新区眼病牙病防治所

顾　晴　虹口区牙病防治所

江一巍　上海市口腔医院

省级流调队

王　艳　上海市口腔医院

郭　卿　上海市口腔医院

董　华　嘉定区牙病防治所

华　敏　黄浦区牙病防治所

毛艳敏　上海市口腔医院

由江涛　普陀区眼病牙病防治所

朱人杰　闵行区牙病防治所

江一巍　上海市口腔医院

陈琦雯　静安区牙病防治所

王　薇　闵行区牙病防治所

吴振刚　浦东新区眼病牙病防治所　　　　　　　　朱思强　虹口区牙病防治所

四川省

省级领导组

周学东　四川大学华西口腔医院　　　　　　　　　方晓明　四川省卫生计生委

王　刚　四川省卫生计生委　　　　　　　　　　　邓　颖　四川省疾病预防控制中心

祁凌云　四川省卫生计生委　　　　　　　　　　　胡　涛　四川大学华西口腔医院

胡德瑜　四川大学华西口腔医院　　　　　　　　　聂敏海　西南医科大学口腔医学院附属口腔医院

米方林　川北医学院　　　　　　　　　　　　　　房宏志　成都市第三人民医院口腔科

费　伟　四川省人民医院口腔科

省级技术组

周学东　四川大学华西口腔医院　　　　　　　　　石　冰　四川大学华西口腔医院

林　梅　四川大学华西口腔医院　　　　　　　　　丁　一　四川大学华西口腔医院

万乾炳　四川大学华西口腔医院　　　　　　　　　邹　静　四川大学华西口腔医院

李　雪　四川大学华西口腔医院　　　　　　　　　尹　伟　四川大学华西口腔医院

王　卓　四川省疾病预防控制中心

省级项目办

胡　涛　四川大学华西口腔医院　　　　　　　　　方晓明　四川省卫生计生委

王　刚　四川省卫生计生委　　　　　　　　　　　邓　颖　四川省疾病预防控制中心

尹　伟　四川大学华西口腔医院　　　　　　　　　古　敏　四川大学华西口腔医院

王　卓　四川省疾病预防控制中心　　　　　　　　祁凌云　四川省卫生计生委

省级流调队

尹　伟　四川大学华西口腔医院　　　　　　　　　李　雪　四川大学华西口腔医院

杨英明　四川大学华西口腔医院　　　　　　　　　尹秋丹　四川大学华西口腔医院

钟亦思　四川大学华西口腔医院　　　　　　　　　程　然　四川大学华西口腔医院

程　立　四川大学华西口腔医院　　　　　　　　　张曦木　四川大学华西口腔医院

王国松　四川大学华西口腔医院　　　　　　　　　魏建华　四川大学华西口腔医院

西藏自治区

省级领导组

辛建平　西藏自治区卫生计生委　　　　　　　　　马　庆　西藏自治区卫生计生委

李　斌　西藏自治区疾病预防控制中心　　　　　　卓　嘎　西藏自治区卫生计生委

白国霞　西藏自治区疾病预防控制中心　　　　　　张　进　西藏自治区卫生计生委

王胜朝　空军军医大学(第四军医大学)第三附属医
　　　　院(口腔医院)

省级技术组

王胜朝	空军军医大学(第四军医大学)第三附属医院(口腔医院)		李 刚	空军军医大学(第四军医大学)第三附属医院(口腔医院)
胡 轶	空军军医大学(第四军医大学)第三附属医院(口腔医院)		郭 静	空军军医大学(第四军医大学)第三附属医院(口腔医院)

省级项目办

国 胜	西藏自治区疾病预防控制中心		平措卓玛	西藏自治区疾病预防控制中心
胡 轶	空军军医大学(第四军医大学)第三附属医院(口腔医院)		嘎玛仑决	西藏自治区疾病预防控制中心
郭 静	空军军医大学(第四军医大学)第三附属医院(口腔医院)		杨文晔	空军军医大学(第四军医大学)第三附属医院(口腔医院)

省级流调队

王胜朝	空军军医大学(第四军医大学)第三附属医院(口腔医院)		胡 轶	空军军医大学(第四军医大学)第三附属医院(口腔医院)
郭 静	空军军医大学(第四军医大学)第三附属医院(口腔医院)		童 娟	空军军医大学(第四军医大学)第三附属医院(口腔医院)
班晶浩	空军军医大学(第四军医大学)第三附属医院(口腔医院)		刘文静	空军军医大学(第四军医大学)第三附属医院(口腔医院)
周 游	空军军医大学(第四军医大学)第三附属医院(口腔医院)		杨文晔	空军军医大学(第四军医大学)第三附属医院(口腔医院)
刘 芸	空军军医大学(第四军医大学)第三附属医院(口腔医院)		李 丹	空军军医大学(第四军医大学)第三附属医院(口腔医院)
孙艳青	空军军医大学(第四军医大学)第三附属医院(口腔医院)		关玲霞	空军军医大学(第四军医大学)第三附属医院(口腔医院)
董 华	上海市嘉定区牙病防治所		李民冬	广西壮族自治区人民医院
薛普孝	空军军医大学(第四军医大学)第三附属医院(口腔医院)		传爱云	空军军医大学(第四军医大学)第三附属医院(口腔医院)
冯 娟	空军军医大学(第四军医大学)第三附属医院(口腔医院)		李晓鹏	空军军医大学(第四军医大学)第三附属医院(口腔医院)
姜 涛	空军军医大学(第四军医大学)第三附属医院(口腔医院)		姚博文	西藏军区门诊部口腔科

新疆维吾尔自治区

省级领导组

李新华	新疆维吾尔自治区卫生计生委		马明辉	新疆维吾尔自治区卫生计生委
刘来新	新疆维吾尔自治区疾病预防控制中心		聂 彬	乌鲁木齐市口腔医院
毕洪波	新疆维吾尔自治区卫生计生委		者 炜	新疆维吾尔自治区疾病预防控制中心
葛少文	乌鲁木齐市天山区卫生计生委		帕孜力克热木	喀什市卫生计生委

哈依拉提　沙湾县卫生计生委　　　　　　　姬长海　石河子市卫生计生委

省级技术组

聂　彬　乌鲁木齐市口腔医院　　　　　　　马金兰　乌鲁木齐市口腔医院

赵春萍　喀什地区第一人民医院　　　　　　徐　江　石河子大学医学院第一附属医院

伏　勇　沙湾县人民医院

省级项目办

聂　彬　乌鲁木齐市口腔医院　　　　　　　马金兰　乌鲁木齐市口腔医院

者　炜　新疆维吾尔自治区疾病预防控制中心　　刘　娜　乌鲁木齐市口腔医院

帕孜来提·乌鲁木齐市口腔医院
居来提

省级流调队

马金兰　乌鲁木齐市口腔医院　　　　　　　刘高成　乌鲁木齐市口腔医院

刘　娜　乌鲁木齐市口腔医院　　　　　　　帕孜来提·乌鲁木齐市口腔医院
　　　　　　　　　　　　　　　　　　　　居来提

吴杰超　乌鲁木齐市口腔医院　　　　　　　李阳乐　乌鲁木齐市口腔医院

哈尼克孜·乌鲁木齐市口腔医院　　　　　　刘　毅　乌鲁木齐市口腔医院
伊力哈木

宋北京　乌鲁木齐市口腔医院　　　　　　　牛建鹏　乌鲁木齐市口腔医院

李　荣　乌鲁木齐市口腔医院　　　　　　　麻秀芳　乌鲁木齐市口腔医院

天津市

省级领导组

王栩冬　天津市卫生计生委　　　　　　　　韩金艳　天津市卫生计生委

江国虹　天津市疾病预防控制中心　　　　　高　辉　天津市卫生计生委

张华泉　天津市教育委员会　　　　　　　　刘　浩　南开大学口腔医院(天津市口腔医院)

戴艳梅　南开大学口腔医院(天津市口腔医院)　吴　畏　北辰区卫生计生委

杨绪娟　红桥区卫生计生委　　　　　　　　纪明章　南开区卫生计生委

张春生　蓟州区卫生计生委

省级技术组

冯昭飞　南开大学口腔医院(天津市口腔医院)　王德征　天津市疾病预防控制中心慢性非传染性
　　　　　　　　　　　　　　　　　　　　　　　疾病预防控制所

田宗蕊　南开大学口腔医院(天津市口腔医院)　胡　静　南开大学口腔医院(天津市口腔医院)

省级项目办

戴艳梅　南开大学口腔医院(天津市口腔医院)　冯昭飞　南开大学口腔医院(天津市口腔医院)

张　磊　天津市卫生计生委　　　　　　　　田宗蕊　南开大学口腔医院(天津市口腔医院)

胡　静　南开大学口腔医院(天津市口腔医院)　聂　帅　南开大学口腔医院(天津市口腔医院)

李翠翠 南开大学口腔医院(天津市口腔医院) 梁金杰 南开大学口腔医院(天津市口腔医院)

程淑玲 南开大学口腔医院(天津市口腔医院) 吴 圣 南开大学口腔医院(天津市口腔医院)

张 梁 南开大学口腔医院(天津市口腔医院)

省级流调队

戴艳梅 南开大学口腔医院(天津市口腔医院) 冯昭飞 南开大学口腔医院(天津市口腔医院)

张 磊 天津市卫生计生委 田宗蕊 南开大学口腔医院(天津市口腔医院)

胡 静 南开大学口腔医院(天津市口腔医院) 聂 帅 南开大学口腔医院(天津市口腔医院)

李翠翠 南开大学口腔医院(天津市口腔医院) 梁金杰 南开大学口腔医院(天津市口腔医院)

程淑玲 南开大学口腔医院(天津市口腔医院) 刘珍杰 南开大学口腔医院(天津市口腔医院)

张 梁 南开大学口腔医院(天津市口腔医院) 任 洁 南开大学口腔医院(天津市口腔医院)

张宏宁 南开大学口腔医院(天津市口腔医院) 刘 宇 南开大学口腔医院(天津市口腔医院)

高彬彬 南开大学口腔医院(天津市口腔医院)

云南省

省级领导组

杨海彬 云南省卫生计生委 李长青 云南省卫生计生委

韦 嘉 云南省第二人民医院 查 瞬 云南省疾病预防控制中心

车学继 云南省第二人民医院 凌 斌 云南省第二人民医院

省级技术组

范 群 云南省第二人民医院 王 冰 云南省第二人民医院

许 雯 云南省疾病预防控制中心 陈 涌 云南省第二人民医院

杨 扬 云南省第二人民医院 刘晓君 云南省第二人民医院

曾 莲 云南省第二人民医院 林一楠 云南省第二人民医院

省级项目办

凌 斌 云南省第二人民医院 朵 林 云南省第二人民医院

秦明芳 云南省疾病预防控制中心 王 冰 云南省第二人民医院

崔永玲 云南省第二人民医院

省级流调队

王 冰 云南省第二人民医院 者丽萍 云南省第二人民医院

郝丽霞 云南省第二人民医院 王志璐 云南省第二人民医院

郭艳旭 云南省第二人民医院 施利霞 云南省第二人民医院

杨少玉 云南省第二人民医院 戈 弋 蓝橙齿科

糟丽艳 云南省第二人民医院 王惠云 云南省第二人民医院

王 睿 云南省第二人民医院 赵 沛 云南省第二人民医院

张 毅 云南省第二人民医院 张一诺 云南省第二人民医院

储 雯 云南省第二人民医院 陈付林 云南省第二人民医院

张慧林 云南省第二人民医院

浙江省

省级领导组

徐润龙 浙江省卫生计生委   沈堂彪 浙江省卫生计生委

严德华 浙江省卫生计生委   夏时畅 浙江省疾控中心

王慧明 浙江大学医学院附属口腔医院(浙江省口腔医院)   金 芳 浙江省卫生计生委

俞 敏 浙江省疾病预防控制中心   傅柏平 浙江大学医学院附属口腔医院(浙江省口腔医院)

陈 晖 浙江大学医学院附属口腔医院(浙江省口腔医院)

省级技术组

陈 晖 浙江大学医学院附属口腔医院(浙江省口腔医院)   陈向宇 浙江省疾控中心

朱海华 浙江大学医学院附属口腔医院(浙江省口腔医院)   方达峰 杭州职业病防治院

应彬彬 宁波第一人民医院   朱北兰 金华口腔医院

施更生 台州医院   江银华 丽水市口腔医院

省级项目办

傅柏平 浙江大学医学院附属口腔医院(浙江省口腔医院)   钟节鸣 浙江省疾控中心

朱赴东 浙江大学医学院附属口腔医院(浙江省口腔医院)   徐烨云 浙江大学医学院附属口腔医院(浙江省口腔医院)

周 娜 浙江大学医学院附属口腔医院(浙江省口腔医院)   周志纯 杭州市江干区卫生计生局

鲁建忠 余姚市卫生计生局   汤敦华 武义县卫生计生局

叶云国 台州市路桥区卫生计生局   林绣程 温岭市卫生计生局

杨娇云 丽水市莲都区卫生计生局   刘 怡 浙江省卫生计生委

谭永忠 浙江省卫生计生委

省级流调队

陈 晖 浙江大学医学院附属口腔医院(浙江省口腔医院)   周 娜 浙江大学医学院附属口腔医院(浙江省口腔医院)

方 乐 浙江省疾控中心   陈 悦 浙江大学医学院附属口腔医院(浙江省口腔医院)

陈亚栋 浙江大学医学院附属口腔医院(浙江省口腔医院)   江 闻 浙江大学医学院附属口腔医院(浙江省口腔医院)

施琼玲 浙江大学医学院附属口腔医院(浙江省口
腔医院)

林小龙 浙江大学医学院附属口腔医院(浙江省口
腔医院)

廖晓辉 浙江大学医学院附属口腔医院(浙江省口
腔医院)

重庆市

省级领导组

黄 莹 重庆市卫生计生委

丁国富 重庆市卫生计生委

季 平 重庆医科大学附属口腔医院

申玉珍 沙坪坝区卫生计生委

唐红梅 大足区卫生计生委

李志丹 重庆市卫生计生委

林居红 重庆医科大学附属口腔医院

金克力 重庆市卫生计生委

周 颖 重庆市卫生计生委

唐文革 重庆市疾病预防控制中心

周禄友 渝北区卫生计生委

郑 炜 涪陵区卫生计生委

丁贤彬 重庆市疾病预防控制中心

省级技术组

林居红 重庆医科大学附属口腔医院

周 智 重庆医科大学口腔医学院

黄 中 渝北区疾病预防控制中心

王爱民 大足区疾病预防控制中心

丁贤彬 重庆市疾病预防控制中心

吕晓燕 重庆市委疾病预防控制中心

刘虹宏 沙坪坝区疾病预防控制中心

曹 勇 涪陵区疾病预防控制中心

省级项目办

季 平 重庆医科大学附属口腔医院

周 智 重庆医科大学附属口腔医院

罗 俊 重庆医科大学附属口腔医院

王金华 重庆医科大学附属口腔医院

李月恒 重庆医科大学附属口腔医院

丁贤彬 重庆市疾病预防控制中心

吕晓燕 重庆市委疾病预防控制中心

蒋 琳 重庆医科大学附属口腔医院

包蜜蜜 重庆医科大学附属口腔医院

省级流调队

周 智 重庆医科大学附属口腔医院

刘建忠 重庆医科大学附属口腔医院

唐 悦 重庆医科大学附属口腔医院

胡 琴 重庆医科大学附属口腔医院

蒋 琳 重庆医科大学附属口腔医院

何松霖 重庆医科大学附属口腔医院

邓 珈 重庆医科大学附属口腔医院

李月恒 重庆医科大学附属口腔医院

支持单位

中国疾病预防控制中心慢性非传染性疾病预防控制中心

李志新

王春晓

阳 扬

王临虹

张 麒

王丽敏

张 梅   李镒冲

北京大学口腔医院

郑树国   王伟健

司 燕   荣文笙

刘雪楠   袁 超

上海交通大学医学院附属第九人民医院

叶 玮   陶丹英

陈 曦   陆海霞

杨雯洁   张 羽

何 梅

中山大学附属口腔医院

林焕彩   支清惠

周 燕   陶 冶

附录8　第四次全国口腔健康流行病学调查大事记

1. 2014年3月11日,原国家卫生计生委科教司发出申报通知。

2. 2014年3月12日,中华口腔医学会完成在原国家卫生计生委科教司科技项目管理系统的申报单位注册登记。

3. 2014年3月15日,中华口腔医学会口腔预防医学专业专委会召开项目申报通报会,并组织相关专家召开讨论会(上海)。

4. 2014年3月17—21日,中华口腔医学会口腔预防医学专业专委会召开会议讨论并编写项目计划书初稿(上海)。

5. 2014年3月25—26日,邀请财务专家进行科研专项项目预算的培训,并组织专家做出项目预算(北京)。

6. 2014年3月27日,向原国家卫生计生委疾控局主管领导汇报项目方案和预算(北京)。

7. 2014年4月8日,原国家卫生计生委疾控局慢病处组织专家论证会议,出具用于申报的"专家论证意见"。

8. 2014年4月11日,完成网上填报工作。

9. 2014年4月18日,完成纸质项目申报文件的提交工作。

10. 2014年4月22日,参加原国家卫生计生委科教司组织的专家论证视频答辩会议,并完成答辩(上海)。

11. 2014年4月28日,召开计划书修改会议,原国家卫生计生委科教司领导出席并指定项目负责人须为申报单位的法人(北京)。

12. 2014年5月3日,中华口腔医学会口腔预防医学专业专委会组织专家召开方案修订会(北京)。

13. 2014年5月4日,原国家卫生计生委疾控局慢病处组织第二次专家讨论会(北京)。

14. 2014年5月4日,网上提交项目计划书修改稿。

15. 2014年5月14日,时任中华口腔医学会会长王兴作为项目负责人完成第二次专家论证答辩(北京)。

16. 2014年5月15日,反馈第二轮专家组论证意见。

17. 2014年5月20日,网上提交项目计划书第二轮修改稿。

18. 2014年6月6日,提交修改后的项目计划书。

19. 2014年6月18—19日,召开实施方案讨论会(北京)。

20. 2014年7月9日,召开项目伦理审查会议,通过伦理审查(北京)。

21. 2014年8月8日,根据原国家卫生计生委的审核意见修改项目预算,提交预算书。

22. 2014年8月15日,根据原国家卫生计生委的伦理审核意见补充伦理审查材料。

23. 2014年8月18日,向原国家卫生计生委科教司重新提交伦理审查报告。

24. 2014年9月1日,完成在国家财政部"公益性行业科研专项经费预算管理系统"的网上填报工作,并提交预算书。

25. 2014年9月26日,举办第四次全国口腔健康流行病学调查(以下简称"四次流调")技术讨论会,讨论针对项目的科研产出计划(上海)。

26. 2015年3月24日,项目负责人和技术组组长向原国家卫生计生委科教司汇报四次流调筹备情况(北京)。

27. 2015年6月5日,原国家卫生计生委科教司通知项目正式立项,提交项目任务书电子版。

28. 2015年7月24日,参加原国家卫生计生委科教司2015年度卫生计生公益性行业科研专项项目启动会议(北京)。

29. 2015年8月3—9日,开展预调查,完善实施方案(湖北)。

30. 2015年8月27日,中国疾病预防控制中心慢性非传染性疾病预防控制中心(以下简称"中国疾控中心慢病中心")组织召开四次流调抽样培训会(北京)。

31. 2015年8月27日,原国家卫生计生委办公厅发文《国家卫生计生委办公厅关于请协助开展公益性行业科研专项"第四次全国口腔健康流行病学调查"项目的函》。

32. 2015年9月9日,国家项目办发文请各省市自治区参照国家项目组组建工作组和流调队。

33. 2015年9月14—16日,举办四次流调全国启动培训会(北京)。

34. 2015年10月9—20日,国家项目组分六大片区举办口腔检查培训会(河北、上海、哈尔滨、上海、重庆、宁夏)。

35. 2015年10月19日,河南省第一个开始现场调查工作。

36. 2015年10月25—27日,国家督导组对现场调查进行第一次国家级督导(河南)。

37. 2015年11月11日,项目第一年经费到账,划拨各合作单位。

38. 2016年1月6日,国家项目办制定了关于项目经费使用管理的规定。

39. 2016年2月17日,召开四次流调现场调查中期项目技术组专家讨论会(北京)。

40. 2016年3月10日,向科教司提交项目业务自查报告和财务自查报告。

41. 2016年3月16日,国家项目办发文《关于落实第四次全国口腔健康流行病学调查项目流调人员奖金待遇的函》。

42. 2016年5月19日,国家项目办发文《关于提高第四次全国口腔健康流行病学调查项目经费结算执行率的函》,促进各省市自治区提高预算执行率。

43. 2016年7月20—22日,召开四次流调数据分析与政策建议研讨会(上海)。

44. 2016年9月20日,西藏自治区最后一个项目点——日喀则市现场调查完成,项目现场调查任务全部结束。

45. 2016年9月25日,召开四次流调结果分析统计表讨论会(上海)。

46. 2016年10月8日,召开四次流调数据处理和统计方法专家咨询会(北京)。

47. 2016年10月14日,召开四次流调结果分析统计表讨论会(广州)。

48. 2016年11月25日,召开四次流调统计表讨论会(北京)。

49. 2017年1月12日,召开四次流调数据清理及统计分析讨论会(武汉)。

50. 2017年4月16日,召开四次流调统计结果分析讨论会(上海),会后发布《关于四次流调数据各省市自治区数据库利用和发表论文注意事项的通知》。

51. 2017年5月7日,召开四次流调新闻发布稿讨论会(北京)。

52. 2017年7月26日,在原国家国家卫生计生委参加了四次流调结果汇报讨论会(北京)。

53. 2017年8月4日,召开四次流调调查报告和论文撰写讨论会(广州)。

54. 2017年8月24日,在原国家国家卫生计生委参加四次流调新闻发布协调会(北京)。

55. 2017年9月19日,原国家卫生计生委召开四次流调结果新闻发布会(北京)。

56. 2017年9月20日,项目负责人在中华口腔医学会第五届理事会第二次会议上做报告,介绍四次流调各项工作情况(上海)。

附录 9 口腔检查图谱

口腔黏膜检查图谱

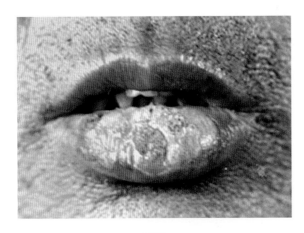 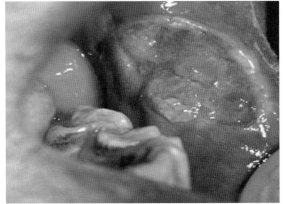

唇癌 颊癌

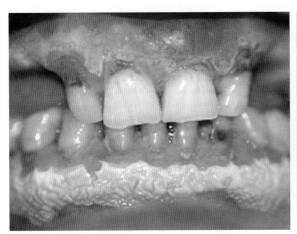 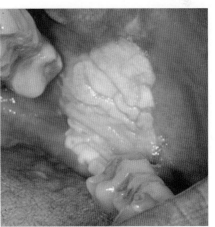

口腔黏膜白斑

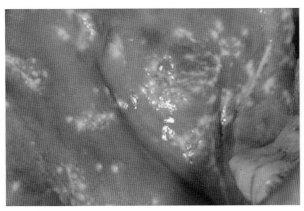 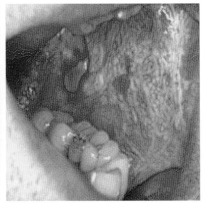

扁平苔藓

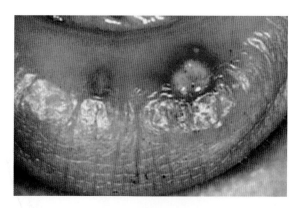

轻型复发性阿弗他溃疡

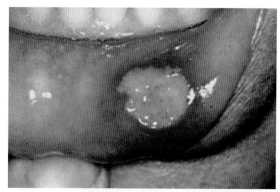

重型复发性阿弗他溃疡

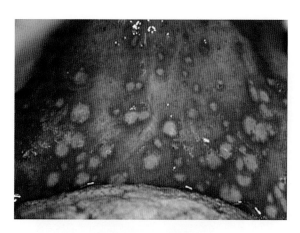

疱疹型复发性阿弗他溃疡

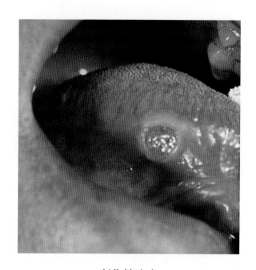

创伤性溃疡

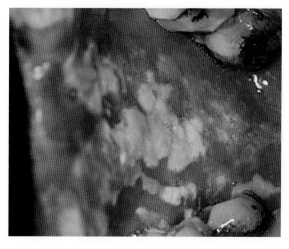

艾滋病患者的假膜型念珠菌病

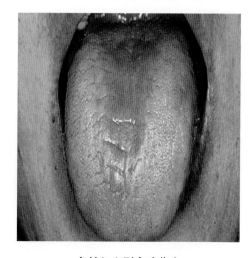

急性红斑型念珠菌病

氟牙症检查图谱

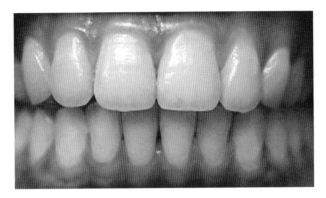

上中切牙 -DI 正常（代码 0）

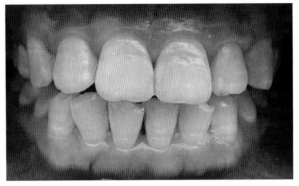

上中切牙 -DI 可疑（代码 1）

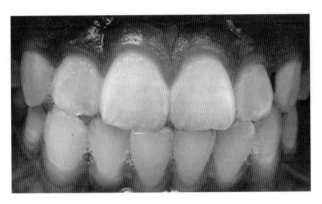

上中切牙 -DI 很轻（代码 2）

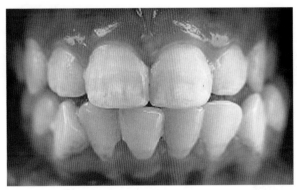

上中切牙 -DI 轻度（代码 3）

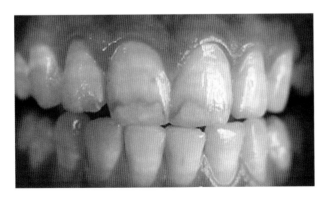

上中切牙 -DI 中度（代码 4）

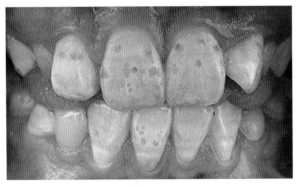

上中切牙 -DI 重度（代码 5）

附录 10　抽样点分布图

第四次全国口腔健康流行病学调查点分布图

城市
农村